脊柱内镜外科学

Endoscopic Spinal Surgery

主　编　**Kai-Uwe Lewandrowski**（美）

　　　　Sang-Ho Lee（韩）

　　　　Menno Iprenburg（荷兰）

主　译　马　辉　付　强

主　审　周　跃　姜建元

上海科学技术出版社

图书在版编目（CIP）数据

脊柱内镜外科学 /（美）莱万多夫斯基，（韩）李尚镐，（荷）艾彼尔伯格主编；马辉，付强主译 . —上海：上海科学技术出版社，2014.9（2016.11 重印）

ISBN 978−7−5478−2265−4

Ⅰ. ①脊⋯　Ⅱ. ①莱⋯　②李⋯　③艾⋯　④马⋯　Ⅲ. ①内窥镜－应用－脊柱－外科手术　Ⅳ. ① R681.5

中国版本图书馆 CIP 数据核字（2014）第 123748 号

脊柱内镜外科学

主　编　Kai-Uwe Lewandrowski［美］　Sang-Ho Lee［韩］　Menno Iprenburg［荷兰］

主　译　马　辉　付　强

主　审　周　跃　姜建元

上海世纪出版股份有限公司
上海科学技术出版社　出版
（上海钦州南路 71 号　邮政编码 200235）

上海世纪出版股份有限公司发行中心发行

200001　上海福建中路 193 号　www.ewen.co

浙江新华印刷技术有限公司印刷

开本 889×1194　1/16　印张 14.5　插页 4

字数：320 千

2014 年 9 月第 1 版　2016 年 11 月第 2 次印刷

ISBN 978−7−5478−2265−4/R · 747

定价：168.00 元

内容提要

　　《脊柱内镜外科学》的原著由国际著名权威专家撰写，全面系统地阐述了脊柱内镜技术，提供了一个最新、全面、可行的关于颈椎、胸椎、腰椎等所有脊柱外科内镜治疗技术的总结与回顾。本书在总论中详细介绍了手术仪器、相关神经解剖学、麻醉学等相关专业知识，后设单独章节系统介绍了各种脊柱内镜手术方法与技巧，包括适应证、手术具体操作与并发症处理等，对脊柱疾病的微创内镜技术给予了全范围的专业指导。本书图片精美，文字翻译得当，从脊柱内镜手术的角度对骨科尤其是脊柱外科医生、矫形外科医生、神经外科医生等进行了明确的技术指导，因此，本书对这些领域的医师提高专业技能可提供较大的帮助。

译者名单

主　　译	马　辉	上海市第一康复医院
	付　强	第二军医大学附属长海医院
副 主 译	李振宙	解放军总医院第一附属医院（304 医院）
	叶　斌	上海市第一康复医院
	毛宁方	第二军医大学附属长海医院
主　　审	周　跃	第三军医大学附属新桥医院
	姜建元	复旦大学附属华山医院
学术顾问	侯树勋	解放军总医院第一附属医院
主译助理	谢　伟　李　双　夏晓伟	
审校人员	（以姓氏拼音排序）	
	白一冰	中国人民解放军第 309 医院
	邓忠良	重庆医科大学附属第二医院
	樊碧发	北京中日友好医院
	菅凤增	首都医科大学附属北京宣武医院
	孔清泉	四川大学附属华西医院
	卢振和	广州医科大学第二附属医院
	芮　钢	厦门大学附属第一医院
	戎利民	中山大学附属第三医院
	宋兴华	新疆医科大学第一附属医院
	王文军	湖南南华大学附属第一医院
	王祥瑞	上海交通大学医学院附属仁济医院
	韦　峰	北京大学第三医院
	肖　丹	广东省人民医院
	谢幼专	上海交通大学医学院附属第九人民医院
	许　华	第二军医大学附属长海医院
	杨立强	首都医科大学附属宣武医院
	杨　群	大连医科大学附属第一医院
	叶晓健	第二军医大学附属长征医院
	张　弛	上海市第一康复医院
	张西峰	中国人民解放军总医院
	赵　杰	上海交通大学医学院附属第九人民医院
	曾建成	四川大学华西医院

翻译人员 （以姓氏拼音排序）

　　陈　誉　　陈家瑜　　陈肇辉　　范建平　　洪方业　　胡冬根　　黄朝辉

　　金根洋　　李　波　　李　超　　李　诚　　李　军　　李　双　　李幼德

　　李忠海　　刘彦斌　　陆阳洋　　毛宁方　　石国栋　　孙　伟　　孙建忠

　　汤梦伟　　王　聪　　吴晓东　　谢　伟　　徐大波　　徐海栋　　余克辉

　　张　凯　　张海林　　张海龙　　赵长青

作者名单

主　编

Kai-Uwe Lewandrowski MD

Orthopaedic Surgeon
Center for Advanced Spinal Surgery of Southern Arizona
Tucson, Arizona
USA

Sang-Ho Lee MD, PhD

Chairman of Seoul Wooridul Spine Hospital
Department of Neurosurgery
Wooridul Spine Hospital
Seoul
Korea

Menno Iprenburg MD

Orthopaedic Surgeon
Spine Clinic Iprenburg
Veenhuizen, Drenthe
The Netherlands

参编人员

Yong Ahn, MD, PhD
Department of Neurosurgery
Seoul Wooridul Spine Hospital
Seoul
Korea

Gun Choi, MD, PhD
Department of Neurosurgery
Seoul Gimpo Airport Wooridul Spine
Hospital
Seoul
Korea

Won-Chul Choi, MD
Department of Neurosurgery
Seoul Gangbuk Wooridul Spine
Hospital
Seoul
Korea

Álvaro Dowling, MD
Orthopedic Surgeon/Spine Surgeon
Member of SCHOT (Chilean Society of
Orthopaedic Surgeons)
Member of SICCMI (Interamerican
Society of Minimal Invasive Spine
Surgery)
Head, Director of Endoscopic Spine
Clinic
Santiago
Chile

J. N. Alastair Gibson, MD, FRCSEd,
FRCS(Tr & Orth)
Consultant Spinal Surgeon
Department of Orthopaedic Surgery
The Royal Infirmary and University of
Edinburgh
Edinburgh
UK

Alexander Godschalx, MD
Anesthesiologist/Pain Specialist
Wilhelmina Hospital Assen
Spine Clinic Iprenburg
Veenhuizen Drenthe
The Netherlands

Sang Hoon Jang, MD
Department of Neurosurgery
Seoul Gangbuk Wooridul Spine
Hospital
Seoul
Korea

Sang Hyeop Jeon, MD
Department of Cardiothoracic
Surgery
Seoul Gimpo Airport Wooridul Spine
Hospital
Seoul
Korea

Ho-Yeong Kang, MD
Department of Interventional
Radiology
Busan Dongrae Wooridul Spine
Hospital
Busan
Korea

Abhishek Kashyap, MS
Assistant Professor of Orthopaedics
Central Institute Of Orthopaedics
VMMC and Safdarjung Hospital
New Delhi
India

Jin-Sung Kim, MD, PhD
Associate Professor of Neurosurgery
Department of Neurosurgery
Seoul St. Mary's Hospital
The Catholic University of Korea
Seoul
Korea

Ho-Yeon Lee, MD, PhD
Department of Neurosurgery
Seoul Gangbuk Wooridul Spine
Hospital
Seoul
Korea

June Ho Lee, MD
Department of Neurosurgery
Seoul Wooridul Spine Hospital
Seoul
Korea

Marion R. McMillan, MD
Director, Spinal Medicine and
Endoscopic Spinal Surgery
Synergy Spine Center
Seneca, South Carolina
USA

Dae Hyeon Maeng, MD
Department of Thoracic and
Cardiovascular Surgery
Seoul Wooridul Spine Hospital
Seoul
Korea

Guilherme P. C. Meyer, MD
Orthopaedic and Spine Surgery
Orthopaedic Department
Hospital Israelita Albert Einstein
São Paulo
Brazil

Christian Morgenstern, MD, PhD
Orthopaedic Resident
Charité – Universitätsmedizin Berlin
Centrum für Muskuloskeletale
Chirurgie
Berlin
Germany

Rudolf Morgenstern, MD, PhD
Orthopaedic Spine Surgeon
Morgenstern Spine Institute
Centro Médico Teknon
Barcelona
Spain

Michael Schubert, MD
Orthopaedic Surgeon/Spine
Specialist
Apex Spine Center
Munich
Germany

Chan-Shik Shim, MD, PhD
Medical Director
Wooridul Spine Center
Dubai
UAE

Ralf Wagner, MD
Orthopaedic Specialist/Spinal
Surgeon
Ligamenta Spine Centre
Frankfurt
Germany

中文版序

近 10 年来，微创作为脊柱外科发展最为迅猛的领域之一，得到了越来越多的患者和脊柱外科医师的认可，国内脊柱外科医师们的国际视野和学习新技术的热情让人印象深刻。目前，我欣慰地看到，经历这么多年的发展，我们国内脊柱外科的前沿热点终于和国际最新潮流产生共振，从单纯追求脊柱减压融合跨越到了保留最大功能和结构的微创阶段。

本书编译者均为临床一线医生，他们以战略性的眼光，已在脊柱微创与内镜技术等脊柱外科最前沿、发展最为迅速的领域开展了工作。脊柱内镜作为一种新的脊柱微创手术理念和技术，有许多概念需要理解和探讨，国际先行者的经验和教训需要学习和借鉴，为此本书译者选择了由数十位国外著名脊柱微创专家编写的最新脊柱内镜专著——《脊柱内镜外科学》（*Endoscopic Spinal surgery*）翻译出版。本书在国外也刚刚出版发行，内容新颖、资料翔实、图文并茂，详细阐述了脊柱内镜技术的最新理论和临床技术，全面反映了脊柱内镜技术的发展现状和趋势，翻译此书恰逢其时。这是一本适合脊柱外科医师和相关研究人员阅读的参考书。

经过几代人的努力，我国脊柱微创外科医师的专业水准不断提高。我相信，随着新技术、新方法的积极应用以及诊疗设备和手术器械的不断革新，脊柱微创手术治疗在国际上必将出现来自中国医生的创新性成果。我认为，脊柱内镜这一领域正是我国脊柱外科医师最有可能产生突破的窗口。希望本书的出版能对中国脊柱微创外科事业的发展起到一定的促进作用。

周跃

2014 年 6 月 10 日

中文版前言

近年来国际上脊柱微创专业发展迅速，脊柱内镜这一领域更是其中的热点之一。由于学习曲线陡峭，国内对这一领域的研究和普及程度不高，目前尚缺乏较为系统的适用参考图书。由美国 Kai-Uwe Lewandrowski 教授等众多国际权威专家撰写的最新脊柱内镜专著——*Endoscopic Spinal Surgery* 一书详细阐述了当前正在使用的最有效的脊柱内镜技术，包括适应证、手术方法、并发症、治疗结果等，内容新颖、资料翔实、图文并茂，在国际上有较高认同度，是一本较好的脊柱内镜参考书。为推动脊柱内镜技术在我国的普及，我们特邀国内该领域部分著名专家协作将该书翻译成中文出版，以满足我国相关专业医师对该领域知识的需求。

全书共分 24 章，全面系统介绍了最新脊柱内镜技术。在总论中，详细介绍了仪器设备、神经解剖、麻醉学等相关专业知识。在其他章节中，分别对颈椎、胸椎、腰椎的微创内镜技术给予了全面的专业介绍，包括适应证、手术方法、并发症、治疗结果等。另有单独章节阐述分类编码问题。因此，该书特别适合相关专科医生提高专业技术。

希望本书能为国内的同道们提供一条全面了解脊柱内镜技术的途径，在理解和掌握这些新理论、新技术的基础上，能促进该领域的发展，提高我国脊柱内镜技术的应用水平，这将带给译者最大的欣慰。

译者在翻译过程中，深感自己业务水平有限。脊柱内镜技术涉及仪器设备、神经解剖学、手术学、影像学、麻醉学等诸多领域，译者对某些问题的理解恐怕仍有偏颇，故待有识之士的指点。

马辉　付强

2014 年 6 月于上海

英文版前言

    毫无疑问，在已过去的 5 ~ 10 年内，脊柱内镜外科出现了翻天覆地的变化。这样的结果似乎和以下几个原因有关：一是患者对微创手术兴趣的增加；二是医生提升自身竞争力的压力增加；三是与纳税人寻求性价比更高的脊椎保健与临床诊疗结果有关。因此，经皮脊柱内镜手术和发生在其他领域的内镜手术一样，如普外科腹腔镜下胆囊切除术、骨科的关节镜下半月板切除术、泌尿外科腹腔镜下前列腺切除术、妇科腹腔镜下卵巢切除术等，已经从非主流发展成主流手术，这一点不足为奇。简单地说，越来越多的患者能接受使用内镜下的手术替代传统开放的脊柱手术，其副作用也已被医生和患者共同接受。

    这种脊柱外科手术向微创化发展的趋势得益于当代不断发展的内镜、冲洗灌注系统、高清晰视频和计算机设备、射频热凝组件和许多内镜下使用器械的生产技术的进步。随着技术的不断进步，镜下器械被设计用来处理特定的临床问题，例如通过使用高速打磨钻头、骨刀和凿子治疗椎管狭窄症。这些更新、更先进的工具可以用于去除大量的骨与软组织，从而为更有意义和更有效地治疗相关临床疾病铺平道路，所以，在临床结局上，内镜下的手术至少等同于开放性脊柱手术。

    《脊柱内镜外科学》这部著作，试图为读者介绍当代经皮治疗颈椎、胸椎和腰椎疾病的先进仪器和技术的使用程序与简况。此外，通过阐述脊柱内镜手术的历史背景、临床相关方面的应用、物理和光学特点、麻醉、适应证、患者的选择、预期的临床结局等，为读者提供脊柱内镜外科基础知识概要。我们希望这部新的著作能使读者对脊柱内镜外科学产生浓厚兴趣。

Kai-Uwe Lewandrowski
Sang-Ho Lee
Menno Iprenburg

目　录

第1章

脊柱内镜学的发展史
Spinal endoscopy: historical perspectives

Kai-Uwe Lewandrowski

介　绍

不管采用哪种技术，通过手术对神经进行松解并固定失稳的脊柱运动节段已成为脊柱手术的主要目标。但这经常需要广泛的暴露和剥离软组织，从而导致相关组织失活和结构退变，而脊柱运动节段的完整性对于维持脊柱的健康是最重要的。众所周知，传统脊柱开放手术所带来的一些问题，如后路椎板切除术导致的术后脊柱失稳以及硬膜外纤维化等问题已逐渐被大家所认识[1-3]。另外，其他问题还包括：因血供破坏和椎旁肌肉退变导致躯干肌力减少以及因部分手术切口较大引起的慢性疼痛综合征等[4]。

据报道，近10年颈椎和腰椎融合术后邻近节段发病率高达25%，而这些运动节段在融合术前都是正常的。这是一个相当高的发病率，该问题促使外科医生不断寻找其他治疗方法，从而最终达到脊柱外科手术的两个根本目标：即神经减压和失稳节段的固定[5-8]。

从患者角度来看，他们越来越认为手术时间短、出血量少、恢复快、能尽快重返工作是脊柱内镜手术的优点。随着互联网、社会媒体中心、博客的出现以及教育信息的共享，患者的医学知识越来越多，问的问题也越来越多，有时他们会自己做出评判，从而希望在更小的创伤下解决他们的具体问题。对外科医生而言，上述这些优点很重要，因为可以促使患者涌向自己的诊室。目前，这些临床方面的优势易被患者、家庭、医院、保险公司、第三方赔付机构和医学会议接受和交流。然而，是否手术切口越小越好，长期临床随访结果又如何等，这些都需要经受时间检验，至少需要一次长期的随访记录。因此，该领域尚存争议。

本章作者客观地总结了脊柱内镜技术最新的进展，包括从单纯的椎间盘摘除术到全高清视野、电脑自动化冲洗吸收系统、结实耐用的内镜设备产品及其他医疗领域的技术，如与射频消融和激光整合在一起的一系列复杂而经证实可行的方法。

腰椎内镜外科手术史

1934年，世界上第一台治疗椎间盘源性神经根性疼痛的微创椎间盘切除手术由 Mixter 和 Barr 完成，他们报道了 19 例椎板切除术患者[9]。Hult 首次介绍了微创减压手术，他在 1951 年开展了经腹膜外入路行髓核摘除手术[10]。20 世纪 60 年代，Lyman 和 Smith 发现经皮注射木瓜凝乳蛋白酶水解突出的髓核可治疗椎间盘源性坐骨神经痛，此后，化学髓核溶解术开始流行[11]。

1973 年，Parvis Kambin 介绍了在非可视下经椎间孔入路的方法，该法采用经皮从 Craig 套管行微创椎间盘切除[12]。1975 年，Hiikata 报道在非可视下后外侧入路经皮髓核摘除[13]。1983 年，William Friedman 介绍了经皮外侧入路髓核摘除术，但同时报道了该手术有很高的小肠损伤发生率[14]。同年，Forst 和 Hausman 首次报道了可视化的微创椎板切除术，他们采用经特殊改良的关节镜进入椎间盘[15]。1985 年 Onik 报道了动力刨刀的附加装置，它能经皮自动摘除髓核[16]。

1988 年，Kambin 提出了他的第一个椎间盘内镜的观点，随之强调了硬脊膜外可视化的重要性[17]。一年后，Schreiber 描述了注射靛蓝染料到椎间盘内来染色不正常的髓核突出物和纤维环裂隙[18]。

1990 年，Kambin 首次描述了安全三角或称三角形工作区，其外侧边是神经根，下边为下位椎体的上关节突和终板，内侧边是神经行走根（图 1.1）[19]。理解安全三角能为更好利用更大的工作套管和更复杂的设备和内镜奠定基础（图 1.2）[20]。1993 年，Schreiber 介绍了有角度的内镜，该设备能从环形撕裂的背侧进行观察[18]。由于认识到侧隐窝狭窄能够阻碍手术进行，Kambin 和 Zhou 阐述了使用 30° 角内镜的技术。1996 年，他们发明了椎间孔成形术，该手术在内镜下使用特别的钳子和环锯对突出的骨面、骨赘进行环形切除[20, 21]。在 1998 ~ 1999 年，Foley、Mathes 和 Ditsworth 对脊柱内镜经椎间孔入路进行了深入研究[22-24]。1999 年，Yeung 介绍了 YESS 内镜系统，该系统采用多通道广角内镜[25]。2001 年，Knight 等报道在脊柱内镜椎间孔成形术中用钬激光神经减压，疗效确切[26]。钬激光的出现激发了电热纤维环成形术的研究，2002 年 Tsou 和 Yeung 等将其用于治疗下腰痛[27]。

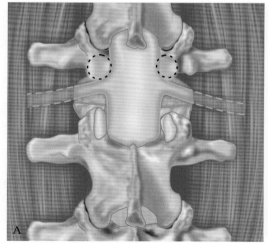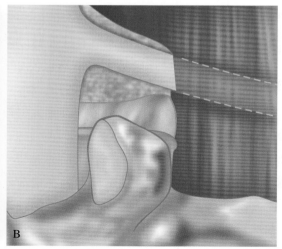

图 1.1 安全区的外科解剖。安全区的外侧边是神经出口根，内侧是神经行走根或硬膜囊，下界是下位椎体的上关节突背侧和终板。安全区位于出口根和行走根之间的区域（源于 Robert F. Mclain in: Lewandrowski K-U, Yeung CA, Spoonamore MJ, Mclain RF (eds), Minimally Invasive Spinal Fusion Techniques. 2008, Summit Communications 的图片重绘）。

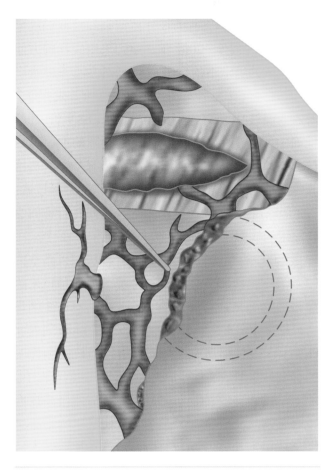

图 1.2　通过切除下位椎体的部分上关节突进入安全区行椎间孔成形术（源于 Robert F. Mclain in: Lewandrowski K-U,Yeung CA,Spoonamore MJ,Mclain RF (eds), Minimally Invasive Spinal Fusion Techniques. 2008, Summit Communications 的图片重绘）。

2003 年，随着 YESS 技术的开展，Antony Yeung 发明了更多的现代化椎间孔内镜系统，这些设备都是围绕椎间盘内和硬膜外入路设计的[28]。Yeung 等介绍了术中椎间盘造影、椎间盘热凝成形术、纤维环成形术以及使用磨钻、环锯和激光进行环形切除行椎间孔成形术。Tsou 介绍了使用双极电凝来治疗慢性椎间盘源性下腰痛的纤维环热凝成形术。该项技术能在直视下定位椎间盘髓核和纤维环组织[29]。

Ruetten 等取得了另一个比较大的飞跃，他们使用单通道椎间孔内镜经普通后外侧入路解

决了硬膜外间隙视野狭小的问题[30]。2005 年，Hoogland 和 Schubert 采用另外一种方法处理了这个问题，即使用环钻行椎间孔成形术[31]，这项技术更容易到达距离椎间隙较远的突出的椎间盘碎片。2006 年，Lee 进一步研究分析发现患有严重的椎管和侧隐窝狭窄的患者在切除椎间盘时由于手术风险高，常常导致不能完全摘除椎间盘而引起持续临床不适[32]。

Lee 等根据椎间突出的位置首次提出椎间盘突出的分区，该系统将椎间盘突出为髓核轻度移位（2区和3区）和髓核向上突出（1区）或髓核向下突出（4区）[33]。根据自己的临床经验，作者认为影像在分类系统中具有非常重要的作用。影像分类系统在椎间孔和侧隐窝狭窄中的使用将在本书第22章中详述，该分类系统有助于显示椎间孔入口区、中间区和出口区，借此可为每个患者选择合适的适应证。

颈椎内镜外科手术史

1989 年，Tajima 等[34]首次报道了经皮颈椎间盘切除术。1993 年，Gastambide[35]报道了在影像学引导下切除颈椎间盘的中央部分，但没有切除后纵韧带，该手术为间接减压。同年，Algara 等开展了自动经皮颈椎间盘切除术[36]。一年后，Herman 也报道了一个非内镜下的自动椎间盘切除术[37]。1991年 Bonati[38]、1993 年 Sieber[39]、1994 年 Hellinger[40]等均报道了使用激光设备的颈椎间盘切除术。1993年 Lee 等介绍了经皮手工联合激光的椎间盘切除术，随后激光辅助下的脊椎内镜手术得到普及[41]。这个系统利用钬激光热切原理，通过一个直径 3 mm 的可弯曲的光缆将激光输入。1994 年，Zweifel 发表了一个关于激光椎间盘手术的试验报告，明确指

出钬激光对于软组织消融是最安全，最有效的，可最大程度降低周围软组织的热损害。木瓜凝乳蛋白酶曾在上世纪90年代中期使用，但随后被淘汰，主要原因为是其灾难性的临床并发症[42]。

另外一个技术上的突破是0°角、直径4mm带1.9mm工作管道的内镜（图1.3）。韩国首尔Wooridul脊柱外科医院的医生使用改良的可视化内镜和大的工作套管[43]。Ahn等报道，111例经皮前路颈椎间盘切除术的患者经平均49.9个月的随访，其中88.3%的症状得到改善。随后在一个经皮前路颈椎间盘切除术的36例小样本分析中发现，平均椎间盘高度丢失仅有11.2%，表明该手术能良好维持脊柱的矢状位序列，没有发生术后节段不稳或自发性融合的情况[44]。

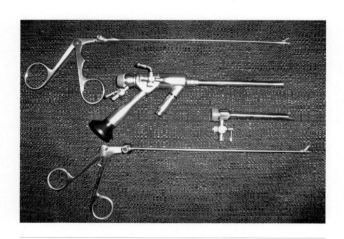

图1.3　前路20°角颈椎内镜系统装置（asap Endosystems GmbH,Umkirch,Germany）。

临床研究结果概述

到目前为止，关于传统开放手术和内镜下微创腰椎间盘摘除术的随机前瞻性对比研究还没有。但是，较早的研究结果已取得了不错的疗效，如

Choi等报道他们施行的极外侧型椎间盘突摘除术成功率高达92%。2007年，他们采用同样的方法在更偏内的通道下治疗了41个极外侧型椎间盘突出[45]。同年，Lee等取得了很高的临床效果：向下游离的髓核91.8%，向上游离的髓核88.9%，邻近椎间隙的髓核97%，但对远离椎间隙的突出髓核结果不甚理想，仅为78.9%[32, 33]。很显然，远离椎间隙的突出髓核最难达到，需要熟练的外科技术。Ruetten等报道了463例内镜下经椎间孔行椎间盘切除术的病例[47]。

2009年，Ruetten等报道了经椎板间入路全内镜下治疗腰椎侧隐窝狭窄和传统微创外科技术治疗腰椎侧隐窝狭窄的结果。这两组共有161例患者，均采用北美脊柱外科学会组的German问卷和Oswestry腰背部功能调查问卷进行随机前瞻性对照研究，结果显示两种术式有相似的临床结果[48]。

在颈椎方面，Chiu报道了200例采用经皮内镜联合钬激光进行微创颈椎间盘切除术的临床结果，在平均25个月的随访中，成功率为94.5%，且未出现临床并发症[49]。

腰椎微创椎间盘切除术的演变

对外科医生来说，激光应用于微创手术深受鼓舞，原因在于激光能够将一个巨大的能量通过一个小的纤维传递到一个非常集中的小区域。该技术由Peter Ascher首次发现，他在X线透视下，将Nd:YAG激光通过一个18号可定量穿刺针导入到椎间盘[50]，然后采用短脉冲消融破裂的椎间盘组织，这种方法可避免加热邻近组织，使气化组织从通道中溢出。该手术可在门诊进行，患者无需住院，穿刺针拔除后在伤口上覆盖一块小的敷料即可。

随后许多作者阐述了不同类型激光的使用：包括 Quigley 在 1991 年进行的钬激光与 Nd:YAG 激光之间的临床比较研究[51]，该实验表明在当时钬激光的吸收效率和光纤传递的便利性达到了最佳匹配。1990 年，Davis 等报道了采用钾钛磷激光（KTP-532 激光）对 40 例患者行椎间盘切除术，成功率为 85%[52]，其中有 6 个患者因残留临床症状需要再次行开放手术切除椎间盘。1995 年，Casper 等报道了侧烧钬激光技术[53]，随后这一技术被 Yeung 等所采用[54]。Casper 等报道了在 1 年的随访结果，成功率为 84%。同年，Siebert 等报道了使用 Nd:YAG 激光治疗 100 例患者的 17 个月的随访结果，成功率为 78%[55]。

Mayer 等首次推荐使用内镜引导联合激光消融技术。大量临床试验随访结果均支持采用激光治疗椎间盘突出症[56]。1999 年，Hellinger 等报道，在 13 年中他们采用 Ascher 技术治疗超过 2 500 例患者[57]，

成功率超过 80%。一年后，Yeung 等报道采用 KTP 激光治疗了 500 例患者，成功率为 84%[54]。

射频消融

高频射频消融（RF）已在神经外科、脊柱内镜外科、骨科和疼痛治疗中得到应用。高频低温射频消融已经被用于软组织切除（单极）和电凝（单极和双极）。在脊柱内镜领域，Trigger-Flex 双极系统（Elliquence, New York, USA）已经发展到了准确定位和精确的组织消融（图 1.4）。这个 Trigger-Flex 双极系统能够与所有的内镜工作通道兼容，用于止血，收缩或消融软组织，使之从突出的椎间盘上分离。

软组织射频消融（RF）在修复外科、口腔颌

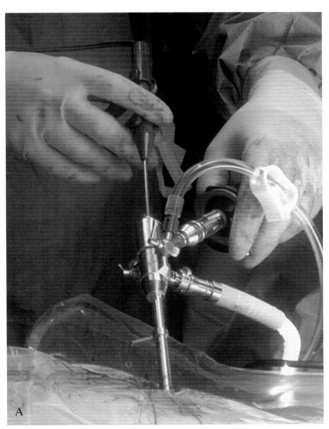

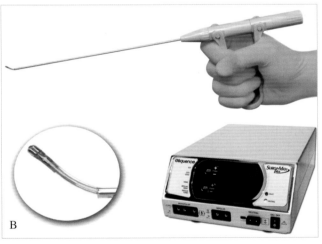

图 1.4　A. Trigger-Flex 双极系统（Elliquence, NY, USA）通过中央工作道行软组织消融；B. 挤压手柄能使末端弯曲；探头连接到发生器。

面外科、牙科手术等领域已被临床医师较好地接受。由于这些设备对椎间盘组织具有热消融作用而被用于脊柱外科。随着设备的进一步小型化和缩减医疗费用需求，作为激光的一个替代技术，射频具有非常诱人的前景。因为激光对于患者、外科医生和厂家来说更昂贵、更笨重，同时也存在某些安全性问题。

至少有一项关于使用高频低温射频进行软组织消融的临床研究。2004 年，Tsou 等回顾性分析了113 例椎间盘源性腰痛使用射频消融治疗的患者，术后最少随访 2 年[29]。

采用外科方法进行评估，17 例（15%）为优，32 例（28.3%）为良，34 例（30.1%）为一般，30 例（26.5%）为差。在 30 例效果差的一组中，有12 例症状没有改善或恶化，并拒绝接受进一步外科治疗；另外 18 例患者，8 例行脊柱融合手术，3 例行椎板切除术，7 例行脊柱内镜手术。尽管在113 例患者中仅有 73.5% 为有效问卷，但在每一个类型中，问卷调查的结果很相似。该组患者没有发生手术终止、意料之外的出血、设备相关并发症、神经损伤、围手术期死亡或迟发性脊柱不稳等并发症。

作者得出结论：治疗阻断了所谓环形缺损的痛觉敏化过程。

现在，高频低温软组织射频消融已经成为脊柱内镜手术的一个重要组成部分，它在控制出血、收缩组织方面的作用对帮助减压最为有效。

参考文献

1. Papagelopoulos PJ, Peterson HA, Ebersold MJ, Emmanuel PR, Choudhury SN, Quast LM. Spinal column deformity and instability after lumbar or thoracolumbar laminectomy for intraspinal tumors in children and young adults. *Spine* 1997;22:442–51.

2. Mullin BB, Rea GL, Irsik R, Catton M, Miner ME. The effect of postlaminectomy spinal instability on the outcome of lumbar spinal stenosis patients. *J Spinal Disord* 1996;9:107–16.

3. Alkalay RN, Kim DH, Urry DW, Xu J, Parker TM, Glazer PA. Prevention of postlaminectomy epidural fibrosis using bioelastic materials. *Spine* 2003;28:1659–65.

4. Keller A, Brox JI, Reikerås O. Predictors of change in trunk muscle strength for patients with chronic low back pain randomized to lumbar fusion or cognitive intervention and exercises. *Pain Med* 2008;9:680–7.

5. Harrop JS, Youssef JA, Maltenfort M, et al. Lumbar adjacent segment degeneration and disease after arthrodesis and total disc arthroplasty. *Spine* 2008;33:1701–7.

6. Hilibrand AS, Carlson GD, Palumbo MA, Jones PK, Bohlman HH. Radiculopathy and myelopathy at segments adjacent to the site of a previous anterior cervical arthrodesis. *J Bone Joint Surg Am* 1999;81:519–28.

7. Rihn JA, Lawrence J, Gates C, Harris E, Hilibrand AS. Adjacent segment disease after cervical spine fusion. *Instr Course Lect* 2009;58:747–56.

8. Kepler CK, Hilibrand AS. Management of adjacent segment disease after cervical spinal fusion. *Orthop Clin North Am* 2012;43:53–62, viii.

9. Mixter WJ, Barr J. Rupture of the intervertebral disc with involvement of the spinal canal. *N Engl J Med* 1934;211:210–15.

10. Hult L. Retroperitoneal disc fenestration and low back pain and sciatica. *Acta Orthop Scand* 1951;20:342–8.

11. Smith L. Enzyme dissolution of the nucleus pulposus in humans. *JAMA* 1964;187:137–40.

12. Kambin P, ed. *Arthroscopic Microdiscectomy: Minimal intervention spinal surgery*. Baltimore, MD: Urban & Schwarenburg, 1990.

13. Hijikata S, Yamagishi M, Nakayma T. Percutaneous discectomy. *J Todenhosp* 1975;5:5–13.

14. Friedman WA. Percutaneous discectomy: an alternative to chemonucleolysis? *Neurosurgery* 1983;13:542–7.

15. Forst-R, Hausmann B. Nucleoscopy–a new examination technique. *Arch Orthop Trauma Surg* 1983;13:542–7.

16. Onik G, Helms CA, Ginsberg L, Hoaglund FT, Morris J. Percutaneous lumbar discectomy using a new aspiration probe: porcine and cadaver model. *Radiology* 1985;155:251–2.

17. Kambin P, Nixon JE, Chait A, Schaffer JL. Annular protrusion: pathophysiology and roentgenographic appearance. *Spine* 1988;13:671–5.

18. Schreiber A, Suezawa Y, Leu H. Does percutaneous nucleotomy with discoscopy replace conventional discectomy? Eight years of experience and results in treatment of herniated disc. *Clin Orthop Relat Res* 1989;238:35–42.

19. Kambin P, Zhou L. History and current status of percutaneous arthroscopic disc surgery. *Spine* 1996;21 (24 suppl):57S-61S.

20. Kambin P, Schaffer JL. Percutaneous lumbar discectomy. Review of 100 patients and current practice. *Clin Orthop Relat Res* 1989;238:24–34.

21. Kambin P, O'Brien E, Zhou L, Schaffer JL. Arthroscopic microdiscectomy and selective fragmentectomy. *Clin Orthop Relat Res* 1998;347:150–67.

22. Foley KT, Smith MM, Rampersaud YR. Microendoscopic approach to far-lateral lumbar disc herniation. *Neurosurg Focus* 1999;7:e5.

23. Mathews HH. Transforaminal endoscopic lumbar microdiscectomy. *Neurosurg Clin North Am* 1996;7: 59–63.

24. Ditsworth DA. Endoscopic transforaminal lumbar discectomy and reconfiguration: a postero-lateral approach into the spinal canal. *Surg Neurol* 1998;49: 588–97.

25. Yeung AT. Minimally invasive disc surgery with the Yeung Endoscopic Spine System (YESS). *Surg Technol Int* 1999;8:267–77.

26. Knight MT, Ellison DR, Goswami A, Hillier VF. Review of safety in endoscopic laser foraminoplasty for the management of back pain. *J Clin Laser Med Surg* 2001;19:147–57.

27. Yeung AT, Tsou PM. Posterolateral endoscopic excision for lumbar disc herniation: surgical technique, outcome, and complications in 307 consecutive cases. *Spine* 2002;27:722–31.

28. Yeung AT, Yeung CA. Advances in endoscopic disc and spine surgery: foraminal approach. *Surg Technol Int* 2003;11:255–63.

29. Tsou PM, Alan Yeung C, Yeung AT. Posterolateral transforaminal selective endoscopic discectomy and thermal annuloplasty for chronic lumbar discogenic pain: a minimal access visualized intradiscal surgical procedure. *Spine J* 2004;4:564–73.

30. Ruetten S, Komp M, Godolias G. An extreme lateral access for the surgery of lumbar disc herniations inside the spinal canal using the full-endoscopic uniportal transforaminal approach-technique and prospective results of 463 patients. *Spine* 2005;30:2570–8.

31. Schubert M, Hoogland T. Endoscopic transforaminal nucleotomy with foraminoplasty for lumbar disk herniation. *Oper Orthop Traumatol* 2005;17:641–61.

32. Lee SH, Kang BU, Ahn Y, et al. Operative failure of percutaneous endoscopic lumbar discectomy: a radiologic analysis of 55 cases. *Spine* 2006;31:E285–90.

33. Lee S, Kim SK, Lee SH, et al. Percutaneous endoscopic lumbar discectomy for migrated disc herniation: classification of disc migration and surgical approaches. *Eur Spine J* 2007;16:431–7.

34. Tajima T, Sakamoto H, Yamakawa H. Diskectomy cervical percutanee. *Revue Med Orthoped* 1989;17:7–10.

35. Gastambide D. Percutaneous Cervical Discectomy Non-automatized. Seoul, South Korea: SICOT, ISMISS, 1993.

36. Algara M. Automated percutaneous cervical discectomy. In: Fourth Annual Meeting of the European Spine Society, 1993.

37. Herman S, Nizard RSm Witvoet J. La discectomie percutanée au rachis cervical: rachis cervical degeneratif et traumatique. *Exp Sci [Fr]* 1994:160–6.

38. Bonati AO. Percutaneous cervical laser discectomy. International Meeting of Laser Surgery, San Francisco, CA, 1991.

39. Siebert W. Percutaneous laser discectomy of cervical discs: preliminary clinical results. *J Clin Laser Med Surg* 1995;13:205–7.

40. Hellinger J. Non endoscopic percutaneous 1064 Nd:YAG laser decompression. Third Symposium on Laser-Assisted Endoscopic and Arthroscopic Intervention in Orthopaedics; Balgrist, Zurich, Switzerland, 1994.

41. Lee SH. Percutaneous cervical discectomy with forceps and endoscopic HO: YAG laser. In: Gerber BE, Knight M, Siebert WE (eds), *Lasers in the Musculoskeletal System*. New York: Springer Verlag, 2000: 292–303.

42. Zweifel K. Laser tissue interactions: practical approach and real-time-MRI analysis of energy effects. Third Symposium on Laser-Assisted Endoscopic and Arthroscopic Intervention in Orthopaedics, Zurich, Switzerland, 1994.

43. Anh Y, Lee SH, Shin SW. Percutaneous endoscopic cervical discectomy: clinical outcome and radiographic changes. *Photomed Laser Surg* 2005;23:362–8.

44. Anh Y, Lee SH, Lee SC, Shin SW, Chung SE. Factors predicting excellent outcome of percutaneous cervical discectomy: analysis of 111 consecutive cases. *Neuroradiology* 2004;46:378–84.

45. Choi G, Lee SH, Bhanot A, Raiturker PP, Chae YS. Percutaneous endoscopic discectomy for extraforaminal lumbar disc herniations: extraforaminal targeted fragmentectomy technique using working channel endoscope. *Spine* 2007;32:E93–9.

46. Choi G, Lee SH, Raiturker PP, LeeS, Chae YS. Percutaneous endoscopic interlaminar discectomy for intracanalicular disc herniations at L5-S1 using a rigid working channel endoscope. *Neurosurgery* 2006; 58(1, suppl): ONS59–68.

47. Ruetten S, Komp M, Godolias G. An extreme lateral access for the surgery of lumbar disc herniations inside the spinal canal using the full-endoscopic uniportal transforaminal approach-technique and prospective results of 463 patients. *Spine* 2005;30:2570–8.

48. Ruetten S, Komp M, Merk H, Godolias G. Surgical treatment for lumbar lateral recess stenosis with the full-endoscopic interlaminar approach versus conventional microsurgical technique: a prospective, randomized, controlled study. *J Neurosurg Spine* 2009;10:476–85.

49. Chiu JC. Endoscopic assisted microdecompression of cervical disc and foramen. *Surg Technol Int* 2008;17: 269–79.

50. Ascher PW. Status quo and new horizons of laser therapy in neuro-surgery. *Lasers Surg Med* 1985;5:499–506.

51. Quigley MR, Maroon JC, Shih T, et al. Laser discectomy: comparison of systems. *Spine* 1994;19:319–22.

52. Davis JK. Percutaneous discectomy improved with KTP laser. *Clin Laser Mon* 1990;8:105–6.

53. Casper GD, Hartman VL, Mullins LL. Percutaneous laser disc decompression with the holmium: YAG laser. *J Clin Laser Med Surg* 1995;13:195–203.

54. Yeung AT. The evolution of percutaneous spinal endoscopy and discectomy: state of the art. *Mt Sinai J Med* 2000;67:327–32.

55. Siebert WE. Percutaneous laser discectomy, state of the art reviews. *Spine* 1993;7:129–30.

56. Mayer HM, Brock M, Berlien HP, Weber B. Percutaneous endoscopic laser discectomy (PELD). A new surgical technique for non-sequestrated lumbar discs. *Acta Neurochir Suppl (Wien)* 1992;54:53–8.

57. Hellinger J. Technical aspects of the percutaneous cervical and lumbar laser-disc-decompression and nucleotomy. *Neurol Res* 1999;21:99–102.

（李　双译，马　辉校）

第2章

脊柱内镜器械
Instruments for spinal endoscopy

Kai-Uwe Lewandrowski

引 言

脊柱手术内镜系统和关节镜或腹腔镜手术系统并没有本质的区别。核心组成包括内镜、视频摄像机、光纤及光源、视频处理单元、视频显示器、视频和图片记录装置。大部分脊柱内镜配有硬质杆型镜头连接于体部，体部有用于冲洗、吸引和视频录像的附件。视频录像使用通用镜头，可与不同厂家的视频摄像机匹配，或针对特定摄像系统配备特定附件设备。不同厂家的设计不同，并出现一批专利系统。

本章中，作者讨论了脊柱内镜若干方面的技术，涉及内镜基本原理和脊柱内镜手术专用器械。本章仅尝试从外科医生的视角进行综述，初步探讨脊柱减压手术中与特定操作相关的特殊技术和设计理念。

同：照明和放大。相比较而言，脊柱内镜可以被直接放置在人体深部操作，并提供一个顺畅和良好聚焦的手术视野。

脊柱内镜的独特优势在于具有多个通道，包括一个细的灌洗通道、一个吸引通道和一个中央工作通道。与关节镜的不同之处在于中央工作通道用于实施手术。早期的设计为内径 3.5 mm 的工作通道。现在，由于椎间孔镜采用经椎间孔进行手术，更多工作通道的内径设计为 4.1 mm，这样就允许使用绝大部分外径为 4.0 mm 的标准神经外科器械。经改良设计出一种椭圆形外套，这种设计改善了装入圆形通道套管时的冲洗条件。镜头通常具有 20°～30° 的倾斜角；颈椎使用 0° 角内镜，以保证显露突出椎间盘时提供正面视角。倾斜视角可以清晰呈现更大视野，包括每个角落，但需要逐渐适应其操作、定向、视角和定位。

脊柱内镜的基本组成

脊柱内镜的用途和其他部位微型内镜并无不

脊柱内镜的手术器械

原则上，脊柱内镜手术器械的设计应和开放

手术使用的器械大致相同。但它们需要足够的长度，以确保其通过中央工作通道到达病变部位和清洁装配在内镜远端的视屏摄像机。因此，腰椎内镜标准器械长度为 280 ~ 300 mm，颈椎器械长度约 200 mm。有些器械的设计带有深度标记，大部分器械都带有固定的铰链式尖端，可以到达与器械中心线成一定角度区域的组织。标准髓核钳尖端的长度为 3 ~ 10 mm，从而可以评估抓取的组织量以及到达中线以远的距离。一些器械设计带有弧形尖端，以便通过更短距离到达角落部位。目前，咬骨钳类器械的手柄部位设计带有转换点，以分解成角顶端的载荷，防止铰链栓损坏，这样可以保证器械从患者体内完整取出。如果手柄设计不带转换点，在通道内操作时可能导致咬骨钳铰链尖端脱落分离，此种小片金属异物很难取出，除非另行开放手术。当外科医生施行切除组织和减压时，尽管也很依赖视觉显示，但在钳夹握持组织时较长的器械可能会降低手部的感觉反馈。很好的 3D 解剖学理解对于安全完成手术操作至关重要。很显然，这对于初学者来说需要付出很多努力。

通常来说，脊柱内镜器械可以分为 5 类：

（1）软组织抓取器械：如硬质器械、钳子、髓核钳。

（2）骨质切除器械：如铰刀、环锯、骨凿。

（3）软组织消融器械：如用于止血、组织热处理或收缩的射频针。

（4）动力器械：如高速磨钻。

（5）软组织切除激光：如钬激光，即钬：钇－铝－石榴石（Ho:YAG）。

本章中，作者重点介绍腰椎内镜手术器械。

内镜系统

脊柱内镜最基础的设计包括：带管状套件的棒状镜头、光纤通道、工作通道、冲洗通道、引流通道以及目镜载体（图 2.1）。后者还包括管线电缆、冲洗管和吸引管以及视屏摄像机。几家生产厂家之间的设计存在巨大差别，腰椎内镜设计差异的一些示例如表 2.1 所示。

内镜置入器械

内镜的可靠置入器械是 16、18 或 20 号导针、不锈钢或镍钛合金导丝、序列扩张套管和工作套管（图 2.2）。

当导针到达满意位置后，用导丝（图 2.3）替换导针，并沿导丝置入口径较大的空心导杆（图 2.4）。然后沿导杆从小到大顺序置入逐级扩张套管，连续扩张用于放置工作套管的通道（图 2.5、2.6、2.7）。当强行置入扩张套管或遇到阻力时，使用镍钛合金导丝可以避免导丝的扭转。扩张套管的尖端设计成尖锐型或钝圆型，这种特征性的锥形便于扩张软组织。工作套管是一种圆形或椭圆形牵开器，被放置于最后一级扩张套管的外侧。然后移除工作套管内芯，置入内镜获得脊柱和神经结构的直接影像。腰椎内镜的内外径标准为 7 ~ 8 mm。工作套管末端设计有多种形式，大多数采用斜角设计，弯曲有孔的设计便于牵开神经组织、硬膜外脂肪和血管。

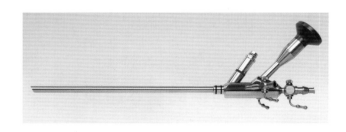

图 2.1　腰椎椎间孔镜，工作通道内径 4.1 mm，制造商 asap Endosystems GmbH (Umkirch Germany)。

表 2.1　几家公司的腰椎内镜设计列表

	YESS	Vertebris	asap
内镜尺寸	5.8 mm × 5.0 mm 配置：工作通道、棒状镜头系统、双冲洗通道	5.9 mm × 5.0 mm, 6.9 mm × 5.6 mm 配置：更大的工作通道、小纤维光学系统、单冲洗通道	6.9 mm × 6.1 mm
工作长度	205 mm	椎间孔途经：205 mm 椎板间途经：165 mm	177 mm
工作通道直径	2.7 mm	3.1 mm 4.1 mm	4.1 mm
光学角度	205°	255°	15°, 205° or 305°
工作套管外径	6.9 mm	8 mm	8 mm
工作套管内径			7.1 mm

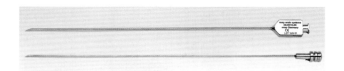

图 2.2　16 号脊柱穿刺导针，用于术中置入导丝和实施局麻或椎间盘造影。

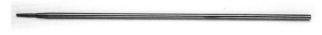

图 2.5　尖头管状导针，内径 1.7 mm，外径 7.0 mm，长 250 mm（asap Endosystems GmbH）。

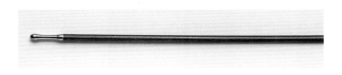

图 2.3　镍钛合金导丝，外径 1.65 mm，长 400 mm（asap Endosystems GmbH）。

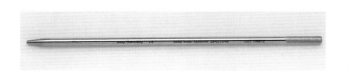

图 2.4　尖头管状导杆，内径 1.7 mm，外径 7.0 mm，长 250 mm（asap Endosystems GmbH）。

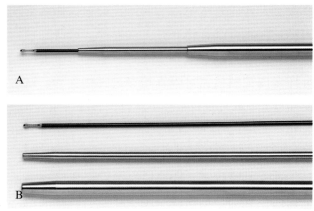

图 2.6　A. 管状扩张器套于镍钛合金导丝外。B. 管状扩张器和镍钛合金导丝分开视图（asap Endosystems GmbH）。

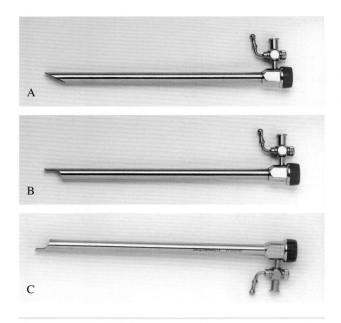

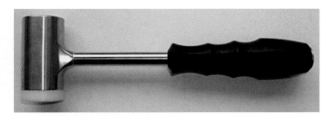

图 2.8　内镜手锤，配有无弹性塑料头。

图 2.7　工作套管内径 7.1 mm，外径 8 mm；A ~ C. 分别为尖端斜面型、弯曲型、有孔型。

工作套管可以手工置入，或使用小锤子（图 2.8）或打入器（图 2.9）敲入。

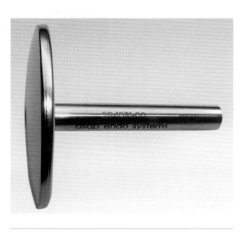

图 2.9　打入器，用于置入内镜工作套管。

椎间盘切除器械

内镜髓核钳和咬骨钳可以用于椎间盘切除的操作。大直径髓核钳由于其外径大于工作套管的内径，因此可以直接通过工作套管。这些髓核钳和咬骨钳是可以被 X 线穿透的，直径 5 ~ 6 mm。有许多内镜髓核钳可以直接穿过工作套管，这可使外科医生在可视化条件下施行椎间盘切除术（图 2.10 ~ 2.14），这些器械的外径 2.5 ~ 3.785 mm，常受制于内镜中央工作通道的内径。

带关节髓核钳（图 2.15）一般用于椎间盘向上或向下突出，远离椎间隙者，多为技术熟练的术者使用。

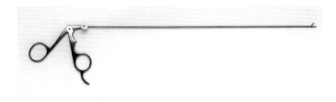

图 2.10　微型勺式内镜抓取钳，外径 3.0 mm。

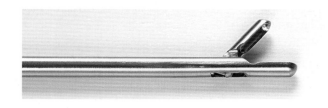

图 2.11　微型勺式内镜抓取钳尖端放大图。

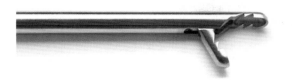

图 2.12 下咬式内镜抓取钳尖端放大图。

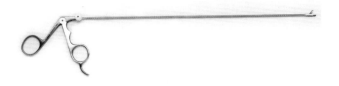

图 2.13 微型勺式内镜抓取钳，外径 3.5 mm。

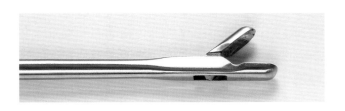

图 2.14 微型勺式内镜抓取钳尖端放大图，外径 3.5 mm。

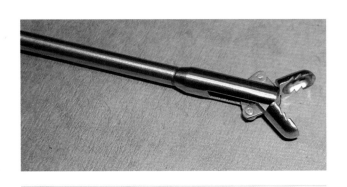

图 2.15 带关节髓核钳尖端放大图，外径 3.0 mm。

解剖分离器械包括硬质探针和柔性探针，以及平头电极，这些器械可以帮助将椎间盘从关节囊韧带、椎间孔周围韧带、硬膜外组织和血管等周围组织中解剖分离出来（图 2.16、2.17）。

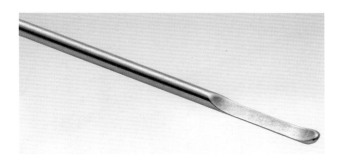

图 2.16 顶端固定式剥离工具放大图，外径 3.0 mm。

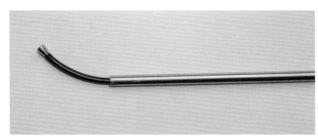

图 2.17 柔性铰链式剥离工具顶端放大图，外径 3.0 mm。

骨切除器械

骨切除器械可用于腰椎内镜术中切除骨质，包括骨凿、骨锉、骨钻、铰刀、环锯（图 2.18、2.19）。这些器械常用于经椎间孔入路椎间孔成形术，或用于椎板间入路外侧深部减压。骨钻和骨锉可配合手柄手动操作，也可以动力辅助。一些公司拥有特殊设计的专利系统。例如具有铰刀作用的骨钻。大部分辅助动力减压工具具有外套设计，并且是一次性使用的。带套设计可以最大程度地降低减压工具的气蚀作用，但由于内工作通道几乎占据了整个操作空间，有套设计降低了从手术区排出组织碎片的能力。无外套设计的骨钻或骨锉由于带有更大的切削头，可以产生更大的摩擦力，使快速减压成为可能。但由于该器械在操作过程

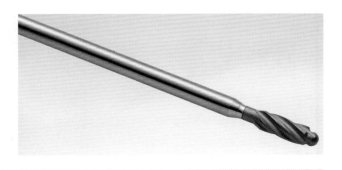

图 2.18　钝性侧方切除锉刀顶端放大图，外径 5.0 mm。

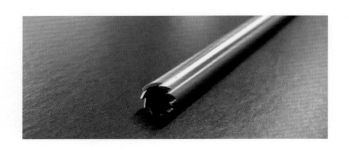

图 2.19　环踞末端放大图，外径 5.0 mm。

中无外套保护，该设计适合技术熟练的外科医生。近来出现的具有软性尖端的骨钻或刮刀，允许 90° 旋转角减压。同样，这些器械的运用需要充足的经验和对腰椎解剖的深刻理解。

视频设备

大部分内镜设备都被集中放置于设备架上，包括光源、视频或数码视频记录系统（DVR）、影像采集系统等。一些内镜具有专用摄像机，但大部分内镜采用标准 CCD 摄像机镜头。镜头可以围绕内镜旋转，这样可以调整所需要显露的区域视野。三芯片摄像机拥有最高图像解析度和光敏感性，同时也最为昂贵。来自 CCD 的图像或视频信号经过处理，最优化对比度和清晰度后，传输到视频显示器。图像或视频信号同样可以被 DVR 记录下来。有些系统带打印功能，可以在相纸上打印出静止图片。更先进的系统可以记录声音注释，提供整合文件系统，生成受外科医生好评的图像或视频记录。光源和视频显示器的选择同样重要，推荐使用氙光源和高清晰度彩色视频显示器。显示器尺寸至少 20 英寸（约 51 cm），理想的位置位于和手术者眼睛同一水平。

冲洗设备

脊柱内镜手术是在持续冲洗中进行的。这需要储水池、进水管、出水管。液体灌入依靠重力或加压泵，后者可以提供更为精准的冲洗水流和压力设定。进水管通过内镜灌流通道，出水通道通过外套管和工作通道。常用的冲洗液为 3 L 装生理盐水。一些外科医生将抗生素或肾上腺素加入到冲洗液中，使术后感染风险和术中出血量降至最低。本文作者采用不添加任何药物的生理盐水作为冲洗液，并认为压力控制系统能更好地控制术中出血。因此，采用液体外漏最小、能进行进出流量控制的冲洗系统是较为适合的。应当避免高流量状态，因为冲洗液可以灌流到距离手术部位较远的位置，少数病例可能产生脊髓性疼痛。

内镜工作台

在使用内镜套件进行多种不同的外科操作时，特定内镜工作台手推车最为合适。使用专用手推车，可以十分方便地移动内镜设备，使设备或组件连接失败的风险的降至最低。标准设备工作台如图 2.20 所示。

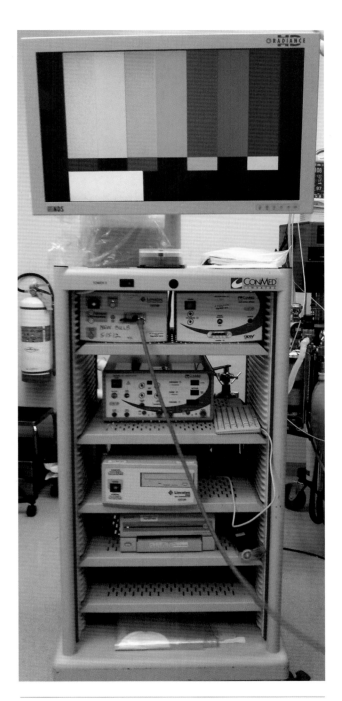

图 2.20　内镜工作台，配有高清视频处理单元和显示器、光源、录制单元和打印机。

推荐阅读

1. Kim DH, Choi G, Lee S-H. *Endoscopic Spine Procedures*. New York: Thieme, 2011; chapter 2.
2. Kim DH, Fessler R, Regan J. *Endoscopic Spine Surgery and Instrumentation*. New York: Thieme, 2004; chapter 2.

（陈家瑜 译，卢振和 校）

第3章

腰椎运动节段的相关神经解剖
Relevant neuroanatomy of the lumbar motion segment

J. N. Alastair Gibson

介 绍

在过去的 20 年里，改进的医疗器械和更加良好的光学照明设备使外科医生已经能够通过微创技术来处理脊柱外科手术。目前，许多外科医生已经将前路（经腹膜或腹膜后）、后路及后外侧（经椎间孔）入路作为腰椎间盘的常规手术路径。每种手术入路都是基于对脊柱解剖的清晰认识，特别是要明确椎间盘与走行神经根之间的相互关系。在这一章节里将对人群的发育解剖学和解剖学变化做一概述，力求外科操作的安全，尽可能地减少潜在的结构性破坏和神经根损伤。

脊柱解剖

最常见的腰骶椎结构是由 5 个腰椎和 5 个骶椎节段组成，这样的结构在子宫内很早就已形成。在妊娠第 3 周时，可以观察到中胚层变厚，在中央轴或脊索周围形成了"近轴"中胚层。这部分中胚层分化形成成对的体节，随后将分化成腹内侧骨节（脊椎和肋骨）、肌节和皮节。每个骨节的致密尾端形成了椎弓、椎弓根和肋骨，并与形成椎体和纤维环基底的骨节的前半部结合[1]。

软骨化中心出现在胚胎发育的第 6 周，每个椎体和椎弓的骨化中心则出现在胚胎发育的第 10 周。在 3 ～ 5 岁，椎弓中央部的骨化中心发生融合，并且在 6 岁时椎弓与椎体发生融合。次级骨化中心出现在整个幼年时期（棘突尖端、横突尖部、椎体两个环形骨突的边缘），一般在 25 岁融合[2]。脊索残留的部分形成髓核，但是，有时由于细胞聚集形成脊索瘤，它可以发生在轴索神经轴的任何部位，最常见在骶骨体部。

在腰椎，5 个椎体上下边界的大小并没有明显的差别。同样地，除了 L1 椎体前壁和 L5 椎体后壁高度略小外，其余椎体前后壁高度也基本相同。这样的椎体特点产生了轻微的楔形结构，符合胸腰段和腰骶结合部的自然曲度。腰椎前凸的解剖形态并不是继发于椎体的结构形态。在保持直立姿势时，施加在脊柱上的压力使得椎间盘呈前高后低的楔形结构，腰椎的前凸很大程度上取决于这种椎间盘形态。由于较弱的股后肌群和紧张的腰大肌，这样继发性的曲度在儿童显得尤为突出。

椎板的下缘大致对应着所在节段的椎间盘。但是，在伴有发育不良的 L5 椎体时必须谨慎，其椎间盘可能在更高的水平，给外科手术带来困难。L5 神经根后方的巨大髓核脱出需要术者再选择额外的入路进入 L4-L5 椎间隙。

从 L1 至 L5 椎体，椎弓根的宽度逐渐增加（在 35 岁的男性人群中平均从 9.6 mm 增加至 13.7 mm[3]），椎弓根在冠状面上的投射角以每节 5°的增量递增，大致从 L1 的 5°增加到 S1 的 30°。根据患者的体型不同，椎弓根的长度亦有所不同。在一个普通成年人中，通常需要 40 ～ 55 mm 长度的椎弓根螺钉，以便穿过椎弓根，并且可以抵达 50% 的椎体深度。

棘突位于矢状平面上，并带有向下的倾斜角。但是，当成为隐性脊柱裂的一部分时，10% 的 L5 棘突［和（或）S1］是分离的。棘突的长度从 L1 至 L3 逐渐增加，随后从 L3 至 L5 逐渐减小。相比之下，横突则是水平方向并带有轻微向后的倾角，其尖端弯向近侧。横突上附着的横突间韧带合并为腰背筋膜。在横突基底部可见一小的附突，它可以作为椎弓根螺钉的入钉点标志。腰椎椎管的轮廓存在着很大的变异，某种程度上这种变异取决于椎弓根的长度。相对短的椎弓根会造成更为近似于三角形的椎管，同时，导致矢状面上的椎间孔更为狭窄。

确保手术节段的准确性在任何外科手术中都是非常重要的。由于准确定位有一定困难，那么就需要将获得的扫描影像学图像与术中解剖结构仔细对比。Wigh 和 Anthony[4] 规定了包括颈椎、胸椎和腰椎在内的 23 ～ 25 个脊椎节段的概念。实际上，这将意味着在 5 个标准腰椎节段的基础上可能出现多一个椎体或者是少一个椎体的情况。这种现象带来了一个概念——"移行椎"。在一系列的研究中发现，这种最远端节段的"腰椎化"或

"骶骨化"的"移行椎"现象存在于 10% ～ 37% 的人群当中。根据 Castellvi[5] 等的分类，唯一对外科医生有实际重要意义的可能就是第 II 型，在这一类型中，近端椎体的横突和骶椎之间的一侧或双侧出现关节。在这样的情况下，在移行的节段可能会发生椎间盘突出，同时增加了上方椎间盘突出的概率。

每个腰椎与邻近的椎体通过双侧的关节突形成关节连接。这些关节的连接由头端椎体下关节突的外侧面与尾端椎体上关节突的内侧面相互接触构成（图 3.1）。由于腰椎关节突的接触面是矢状位，所以一个运动节段的旋转活动度被限制在 3°左右[6]。非对称的关节突确有存在，Boden[7] 等研究指出，在 L4-L5 平面这种非对称的结构与椎间盘突出之间可能存在着关联。然而，在 L5-S1 节段却未发现这样的相关性，研究表明，这是由于髂腰韧带通过连接 L5 横突顶端与髂嵴后方，使得远端节段具有良好稳定性（图 3.2）。虽然在任何一个节段关节突的非对称性与椎间盘退变都不存在着相关性，但是发现在 L4-L5 节段发生的退变型滑脱患者中，关节突方向更倾向于矢状位。这样的关节突方向更像是本身具有的原发现象，而非继发于脊柱滑脱，因为在滑脱患者中，邻近滑脱的关节突显现了同样的排列方向。

正常的腰骶角大约是 140°（115°～ 165°）。从椎管开始锥形向下 6 cm 达骶管裂孔（平均宽度 22 mm）。40% 患者的硬膜囊终止在 S2 椎体中部[8]。这样的结构大小非常重要，对于大多数患者而言，有充足的空间允许硬膜外内镜经骶管裂孔进入椎管。

韧带结构

前纵韧带和后纵韧带分别固定于脊柱椎体的前

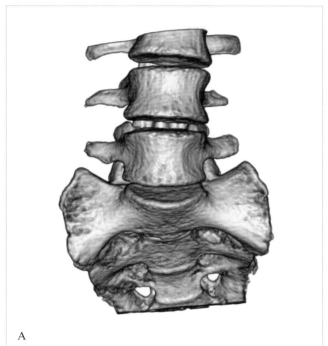

A

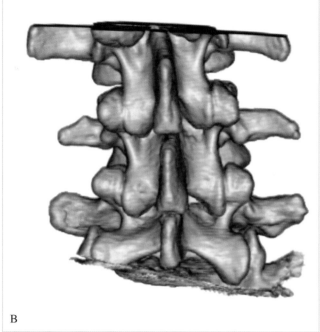

B

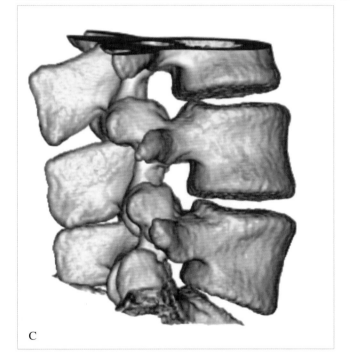

C

图 3.1　患者女性，16 岁，腰椎 CT 三维重建：A. 前面观；B. 后面观；C. 侧面观。

方和后方，各自抵抗脊柱的后伸和屈曲运动。其中的胶原纤维在低张力下可以适度的伸展，但是在高张力拉紧的情况下又表现得非常僵硬。即使部分韧带组织有所损伤，韧带在伸展到原来长度的 4 倍之

前仍可限制载荷力[9]。同样，附着于椎板之间的黄韧带由密集的弹性蛋白纤维组成，在屈曲位时也可伸展。由于黄韧带的位置相对于后纵韧带更加远离运动旋转中心，所以具有更大的伸展长度。

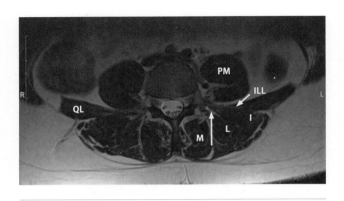

图 3.2　L5 轴位 MR 扫描显示肌肉群：I，髂肋肌；L，最长肌；M，多裂肌；ILL，髂腰韧带；PM，腰大肌；QL，腰方肌。长箭头表示 Wiltse 入路。

相对于黄韧带中的纤维来说，棘突间韧带的胶原纤维在屈曲时并不伸展。它的主要功能是传导来自胸腰筋膜的压力，并保持后方结构的稳定性，增强竖脊肌的效力[10]。在伴有退变性椎间盘疾病的同时又发生棘突间韧带损伤的情况常常表示着腰椎稳定性的丢失[11]，往往需要借助棘突间撑开装置来加强后方结构的稳定性[12]。棘上韧带几乎没有沿着腰椎全长伸展的能力，它以疏松的脂肪组织提供最小的抗拉强度，可能仅仅具有保护的性质[9]。

肌肉组织

腰椎周围维持姿势的肌肉组织提供了"中心的稳定性"。在前方，由发自椎体上方椎间盘、椎体边缘和横突前内侧面的两侧腰大肌覆盖腰椎椎体，并且主要的神经支配来自 L2 和 L3 神经根前支。与之相对的，腰椎后方受节段性分布的竖脊肌和深层肌肉组织所支撑：包括横突棘肌（包括多裂肌）和棘间肌（成对的肌肉束紧贴棘突间韧带的两侧）。这些肌肉组织的形态学对于脊柱外科医生显得尤为重要。多裂肌位于内侧，主要从棘突下缘和邻近椎板边缘向外辐射状分布至尾端两个节段的上关节突（或骶椎）。但是，经常被解剖学家认为，少数更深层次的节间纤维（回旋肌）也应包括在内，它们主要分布在横突到各自上位椎板的下边缘。与之相对的是，竖脊肌（骶棘肌）位于侧方，充填于棘突与肋角之间的沟内，并以两条纤维束在以下解剖部位形成了明显的分隔：①骶骨的后方和横突边缘（最长肌）；②髂嵴的边界和肋脊角（髂肋肌）。

在常用的脊柱后正中入路中，多裂肌被从棘突上剥离下来，并横向牵开。这种方法如同后外侧椎弓根螺钉固定融合的传统手术，肌肉既没有被切开也没有从关节突上分离下来，避免了由于神经血管可能受到的损伤导致的关节活性丧失[13]。同样为了避免这种情况，Wiltse[14] 等提出经骶嵴肌入路。随后，这种后外侧方入路方法又被 Vialle[15] 等提出的经多裂肌和最长肌之间入路所改进（图 3.2），后者损伤更小，在他们的病历报告中，其中 88% 仅仅是纤维分离。他们发现，肌间隙与中线的平均距离是 4.04 cm（2.4 ～ 7.0 cm），并指出在这种固有的分离界面中的小动静脉对识别间隙是有帮助的。在上位腰椎，肌间隔更加靠近中线，为了准确地置入椎弓根螺钉，通常有必要通过最长肌肌束进入关节突附近的肌间隙[13]。

为使进入椎管和椎间隙的微创入路更靠近内侧，并尽量减少肌肉损伤和让套管撑开器顺利插入，需要一个不同入路，这种入路要区别于传统的将内侧肌肉从棘间韧带上向外牵开。由于多裂肌的每条肌束都有唯一的神经血管供给，应将牵开器小心地横向牵开跨越该节段、起自邻近棘突的肌束。这种方法唯一存在的问题在于虽然可以通过"工作通道"接近棘突、椎板和下关节突，但是，除非采取多个分离的入路，否则外科医生将被限制在一个节段内操作[13]。

经肌肉入路也可以应用于脊柱外科，如向侧方分离髂肋肌的肌纤维[16]。最初这种入路方式是用于极外侧腰椎间盘突出，由于大部分的椎间盘碎片可以经过椎间孔入路摘除，因而这种入路方式现在已经很少应用了。

神经根管的解剖

1981 年，Crock[17] 借助当时的影像学技术，描述了关于正常和病理状态下腰椎神经根管的解剖结构。这些可利用的影像学技术包括脊髓造影术、计算机断层扫描（CT）、超声波检查法和硬膜外静脉造影术。他指出腰椎的神经发自硬膜囊侧方，并斜向下方走行，与邻近椎弓根的内下面紧密贴行（图3.3）。从硬膜囊内观察，运动和感觉神经根合并为脊神经的结合处呈漏斗形，在此处，硬膜包裹着神经从椎间孔穿出。

在上腰椎，神经根的走行与硬膜囊几乎保持着 90° 的夹角，但是在下腰椎，却形成锐角（达 45° 角）。S1 神经根与 L5 椎弓根在相同高度从硬膜囊发出，自上而下依次经过 L5 神经根的内侧、L5-S1 椎间孔的内侧和 S1 椎弓根的内侧。由于 S1 神经根隐藏在侧隐窝突起部分下方，所以在手术中重要的一点就是不要将 S2 神经根误认为是 S1 神经根。

实际上，神经根管位于两个椎弓根之间。它的底部从上到下依次是对应节段的上位椎体的后下缘、椎间盘、下位椎体的后上缘。而神经根管的顶部相对更复杂，包括黄韧带的游离边缘、上关节突、下位椎体的峡部。椎间孔的边缘位于侧方。

椎间孔本身大小有很大的差别。骨组织的过度生长可以使年轻人的椭圆形椎间孔变成退变脊柱中的三角形椎间孔（图 3.4）。由于受椎弓根边缘和曲度的限制，在椎间孔切开术中通过切除下关节

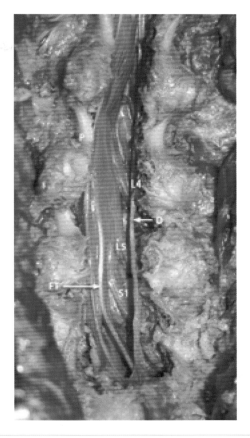

图 3.3　腰椎的冠状面显示马尾神经（后面观）马尾被推向左侧以显示右侧出行的 L4-S1 神经根。D，硬膜囊边缘；P，峡部；FT，终丝靠在右侧 S2 神经管上（尸体标本由英国爱丁堡大学解剖教研室的 Dr Gordon Findlater 提供）。

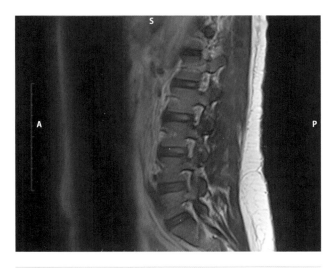

图 3.4　MR 矢状面扫描显示椎间孔的形状。图为一个 40 岁女性的正常脊柱。

突可以更加容易地增加椎间孔的宽度，而椎间孔的高度则由对应节段椎间盘的高度所决定。

在椎管狭窄的患者当中，神经根管或"侧隐窝"的顶点常常受到侵犯。实际上，由于病椎上关节突内侧面的过度生长，引起椎管外上方边缘的压迫。潜行减压常用来描述这种由椎管内入路的角度进行内侧关节突切除术。

Crock[17]也突出强调了4个影响神经根位置的主要病理过程。这样的变化与两个低位椎间隙尤为相关，如L5-S1椎间盘，伴随着椎间盘吸收，外层纤维环和后纵韧带将突入S1神经根管的底部，S1关节突向上方L5椎弓根的方向移位，同时上方黄韧带常常肥厚，所以S1神经根受到压迫。L5椎体峡部裂会压迫L5神经根管的上方，其中致压物来源于软组织。任何原因引起关节突增生肥大（先天性的或骨关节炎的）都会产生同样的结果。

神经根被三层膜所包裹。实际上，神经外膜与硬脑膜[18]融合，脑脊液（CSF）可以通过蛛网膜进入神经内膜（软脑膜）的内部和周围。在术中，如果误将神经根鞘撕裂，会观察到明显的脑脊液漏。

椎间盘的解剖

由于椎间盘会随着年龄的增长发生着显著的变化，所以从外科手术的角度来讲，了解椎间盘的组成结构显得尤为重要[19]。虽然传统的观点将椎间盘的结构分为外层纤维环和内层髓核组织两个独立的实体，但是已经有研究表明将椎间盘分为4个连续的同心环层结构可以更好地从形态学和生物学方面来了解椎间盘的结构特点[20]。

髓核组织由脊索分化而来。在出生时和婴儿期，软骨前体细胞产生ⅡA型胶原（而不是成熟细胞产生的ⅡB型胶原）和硫酸软骨素蛋白多糖。随后，这些细胞可能由来自内层纤维环和终板的细胞所替代，并继续合成蛋白多糖、胶原、弹性蛋白和纤维蛋白[21]。蛋白多糖具有高度的亲水活性，同时与水化的髓核组织结合可以产生抵抗轴向负荷的膨胀压力。

纤维环由来自脊索周围的间质分化而来，这些间质成分在胚胎的5～6周时开始分段。与髓核组织不同，纤维环由环行排列的Ⅰ型板层胶原纤维构成。这些纤维组织相互之间平行走行，与垂直方向呈65°，并沿着骨板层的方向交替前行。这样的结构可以抵抗扭转应力，但是，在椎间盘的后外侧有50%是不完整的。这是发生椎间盘突出最常见的部位，也是椎间盘后方与内环境紊乱相关的HIZ最常出现的部位[22]。纤维环内层的纤维更加弥漫性分布，与髓核周围的第3层或是过度的薄层纤维组织相融合。

椎间盘与前纵韧带、后纵韧带及终板边缘紧密结合，并且伴有神经支配和血液供应。椎间盘的表面由软骨终板覆盖，它由椎间盘侧的纤维软骨和靠近椎体的透明软骨形成一种半渗透结构。其透明软骨相对较薄，并依附于软骨下骨，易于撕裂。在MRI上显示特征性的椎体后缘骨折征象[23]。

运动节段的神经分布

只有神经通路的联络关系被充分认识后，才能完全理解背部疼痛患者呈现的特性表现。

马尾神经是由T11水平以远的脊髓圆锥发出的神经束直接组成的（图3.3）。在颈椎和上胸椎则未见到这样的神经束[24]。腰椎神经根经过对应节段椎弓根的内侧面进入神经根管。神经根的大小从头端至尾端依次增大，然而腰椎椎间孔的直径却逐渐减小，这就造成下位神经根更容易受到压迫。背根神经节位于后根，起源于神经嵴细胞，这种细胞只有一个轴突从胞体向近端和远端伸展，动作电位可能通过在相邻细胞的轴突绕过胞体进行传递。

脊神经前支有一根返支命名为"窦椎神经"。这根神经分布在椎间盘的后方（纤维环第 3 层和后纵韧带）和关节突的外侧面，通过灰交通支与交感神经系统连接（图 3.5）[25]。它可以将来自后纵韧带和椎间盘的疼痛刺激传递到对应节段的背根神经节，或是通过交感干向上传递，最远达 L2 水平。神经冲动通过灰交通支传至 L2 椎间孔和背根神经节，这样也解释了一些经历腰椎疾病的患者有时会伴有腹股沟区的疼痛。另外，自主神经纤维支配硬膜外血管。

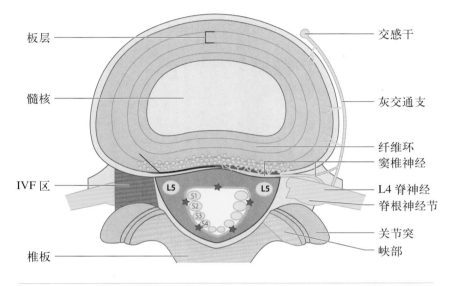

图 3.5　L4-5 椎间孔水平的横切面显示神经分布。 IVF：椎间孔（经过 D Gillard 允许后进行了再绘制，©2007，ChiroGeek.com ）。

运动节段的血供

4 个分段式的动脉分支围绕在 L1-L4 椎体的周围，供应椎体的中央、前方及侧方血供。后方的血管在终板处进入软骨下方，在此处将营养成分仅供给内层纤维环和髓核组织。纤维环的外层由毛细血管直接供应（图 3.6）。主要的动脉进入椎间孔，在那里再发出分支。前侧的分支经过腰大肌的后方，后侧的分支进入椎板外侧、关节间的峡部、关节突和棘突[26]。在关节间的分支尤为重要，它沿峡部外侧缘走行，在侧块融合时经常被离断（图 3.7）。

位于节段动脉的肌支之间的是中央脊髓丛，它供应椎管壁的血供。有三个主要分支：

（1）进入黄韧带的中后分支。

（2）随前后根进入神经根或马尾的分支。

（3）进入椎体后方的后正中分支。

这些血管分支与供应胸髓之上的前方节段动脉和后外侧主干吻合构成了血管网状结构。腰椎神经根具有双重血供，近端来源于纵向血管，远端来源于由腰动脉在椎间孔处发出的分支。这些血管分支中的血液具有双向流动的能力，这种特性可能提高了神经根在受到压迫时抵御缺血的能

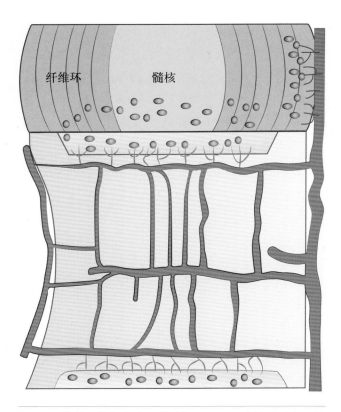

纤维环　髓核

图 3.6　椎体及椎间盘的血供（经 DGillard 允许后进行了再绘制，©2007，ChiroGeek.com）。

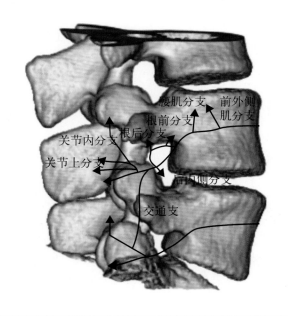

腰肌分支　前外侧肌分支
根前分支
根后分支
关节内分支
关节上分支
后内侧分支
交通支

图 3.7　腰椎节段的血管丛。

力[27]。L5 椎体的血供来自主动脉的分支骶正中动脉和髂腰动脉发出的细小动脉。

虽然腰椎有更多的血管丛，但是它的静脉回流具有相似的形式，由在骨髓腔内、硬膜表面（硬膜外）和在椎旁软组织中组成三个半独立系统。但是，相对于壁厚的根动脉而言，神经根的静脉壁较薄。压迫会造成水肿，常见于肿胀的神经根[28]。

腰椎前路手术

在许多教科书中，已经对腰椎的前路手术进行了详尽的描述，如 Dick[29]。虽然所有的腰椎节段可以经腹膜或腹膜后入路来暴露，但是目前最常应用的还是通过暴露 L5-S1 椎间隙来进行内植物或假体的植入。在这一节段，明确髂血管、骶正中动脉和输尿管之间的位置关系十分重要。椎间盘镜可以经前外侧的腹膜外入路行椎间盘切除术。虽然这种方法可以将髓核组织完全摘除，但是无法切除侧隐窝和后方骨赘，在没有可弯曲器械的情况下也无法摘除脱出的椎间盘组织[30]。

腰椎后路手术

椎板间入路

传统的微创椎间盘切除术和内镜辅助下椎间盘切除术的标准入路都经过黄韧带。从椎板间隙的下方进入椎管是更为简单的外科入路，因为黄韧带连接着上位椎板的前面和下位椎板的后方和上方表面。黄韧带的长度（一般在 14 ~ 22 mm）随着体型和椎间盘的高度的变化各有不同，但是大致与它的宽度成正比（下方宽度 11 ~ 23 mm），厚度在 3.5 ~ 6 mm。切除或牵开黄韧带会显露硬膜囊，其外被一层脂肪组织所保护，在一些肥胖的人群、接受外源性类固醇治疗的人群和一些少部分药物治好后继发的硬膜外脂肪过多症（如在艾滋病患者中用到的蛋白酶抑制剂）的人群中脂肪沉积较为明显。

经椎间孔入路

在腰椎后外侧的神经根的下方有一个三角形区域，是内镜技术主要的安全工作区，被称为"Kambin 三角"[31]，由尾端椎体的上缘、硬膜囊或行走神经根的外缘和出口神经根内缘组成（图 3.8）。

借助椎间盘内镜技术通过椎间孔入路进入腰椎间盘，一定要将椎间盘在矢状面上的倾斜角度考虑在内。这个角度当然随着腰椎前凸角的变化而各有不同，但是在 L4-L5 节段一般保持中立位。相对于冠状面的进入角度主要由患者在手术床的位置决定。由于腹内器官组织的下降，在俯卧位或是侧卧位的入路角度相对于仰卧位的角度更加接近水平[32]。

对于 TLIF 和 PLIF 手术来说，同样有一个位于出口神经根下方的"安全区"，并以硬膜囊及走行的神经根为边界。在开放性手术中，磨除上位椎体的下关节突尖端可能是暴露出行神经根的最安全的方法。通过切除远端椎的上关节突内侧缘可以将中间走形的神经根向内侧牵开，并且清楚地显示椎间盘（图 3.9）。通过内镜技术实施的 TLIF 手术需要通过特殊设计的器械设备用以协助可膨胀性椎间融合器和狭窄空间的操作。扩大椎间孔成形术需要切除上关节突以扩大神经孔，只有这样才能避免神经根在融合器置入时受到损害[33]。

了解神经根的形态学对于外科手术中避免神经根的损伤非常重要。Hasegawa[34] 等通过 MRI 观察了 20 名男性受试者的神经根的形态学。他们证实了远端的神经根起源于更加靠近头端的位置，

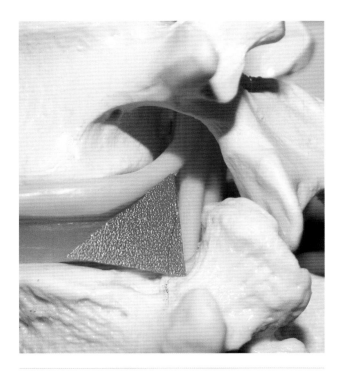

图 3.8　Kambin 三角。

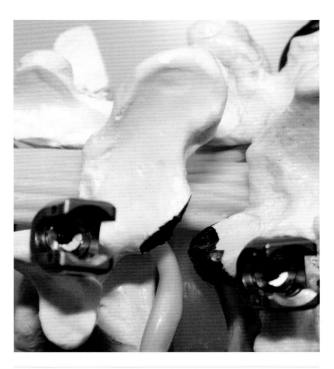

图 3.9　TLIF 术式的显露。切除 L4 的下关节突来显露神经根，切除 L5 上关节突的内侧缘来显露椎间盘（黑色）。

发现其中 10% 受试者的 L5 神经根发自椎弓根水平位置之上，48% 的受试者发自椎弓根的上 1/3 水平位置，42% 的受试者发自椎弓根的中间水平位置。所以可以看到从 L1 至 L5 逐渐减小的神经根出射角（平均从 L1 的 41°至 S1 的 18°）。除 S1 神经根比 L5 神经根略短外，从上到下神经根逐渐变长 [L1 的 (6.5±1.7) mm 至 S1 的 (11.2±2.8) mm]。他们同时也指出，背根神经节的位置和大小在各个节段也不尽相同。在上位腰椎，多数背根神经节位于椎间孔内，但是在观察的 38 个背根神经节中有 30 个 S1 背根神经节在椎管内，这或许解释了 S1 神经根略短于 L5 神经根的原因。很少有背根神经节位于椎间孔之外。背根神经节的大小逐渐增大，至 S1 达到最大，宽为 (6.2±0.4) mm，长为 (11.2±1.7) mm。同样，背根神经节高度与椎间孔高度的比率从 L1 的 25% 增加到 S1 的 50%。

解剖学变化与衰老

人们已经认识到随着步入老年，会出现骨基质普遍性丢失（骨质疏松）。但是，椎体内骨量丢失又不尽相同。

在年轻人中，根据承受应力的矢量，明确地定义了骨小梁（0.1 ～ 0.25 mm）方向。垂直方向的骨小梁主要占据了椎体的前 2/3 部分，水平方向的骨小梁则在椎体的后部分。水平方向的骨小梁扮演着增强性的"交叉带"。在骨质疏松的脊柱中观察到，水平方向的骨小梁数目减少，垂直方向的骨小梁发生骨折。这种现象产生深刻的影响，

尤其是在承受最大压力的椎体中央的位置，可以使椎体呈双凹的形态及整体高度降低。

随着年龄的增长，椎间盘内的蛋白多糖合成减少，这种变化使得髓核内的渗透压下降，因此改变了氧分和营养成分的扩散，随之变化的是胶原含量增加和非胶原蛋白的分解产物的增加，导致结缔组织发生特征性的布朗变色。在伴有腰椎退变性椎间盘疾病的患者中椎间盘内的蛋白多糖含量下降，所以存在着一些遗传学说来解释这样的变化[35]。随着椎间盘脱水，椎间隙的高度也随之变得狭窄。这样变化带来了主要两方面的影响：第一，纵向韧带的张力将会消失；第二，关节突的对位将出现改变。两方面变化因素的结合，将改变关节表面应力分布，从而易于导致小关节的骨关节炎。

在年轻的患者中，马尾的神经具有一定程度的张力，在椎间盘突出占据椎管空间时，这样的张力显著增加。完全摘除突出的椎间盘是十分必要的。相反，在老年患者中，由于椎间盘退变造成椎间隙变窄使得马尾的神经相对延长，所以有一定的松弛度。也许只有在后者才需要将后方的压迫去除[36]。

结　论

理解腰椎外科学的解剖对确保手术的安全性是十分必要的。有关年龄、种族和体格等因素带来的解剖差异应该牢记在心，因为这些情况迫使我们考虑不同的外科入路和内固定系统。

参考文献

1. Scheuer L, Black S. The vertebral column. In: *Developmental Juvenile Osteology*. Amsterdam: Elsevier, 2000:171–219.

2. Dick EM, Copel JW. The ring apophysis of the human vertebra. Contribution to human osteogeny II. *J Bone Joint Surg* 1951;33A:783–7.

3. Amonoo-Kuofi HS. Age related variations in the horizontal and vertical diameters of the pedicles of the lumbar spine. *J Anat* 1995;186:321–8.

4. Wigh RE, Anthony HF. Transitional lumbosacral discs. *Spine* 1981;6:168–71.

5. Castellvi AE, Goldstein LA, Chan DPK. Lumbosacral transitional vertebrae and their relationship with lumbar extradural defects. *Spine* 1984;9:493–5.

6. Adams MA, Hutton WC. The relevance of torsion to the mechanical derangement of the lumbar spine. *Spine* 1981;6:241–8.

7. Boden SDs, Riew KD, Yamaguchi K, Branch TP, Schellinger D, Wiesel SW. Orientation of the lumbar facet joints: association with degenerative disc disease. *J Bone Joint Surg* 1996;78B:403–11.

8. Mourgela S, Sakellaropoulos A, Anagnostopoulou S, Warnke JP. The dimensions of the sacral spinal canal in thecaloscopy: a morphometric MRI study. *Neuroanatomy* 2008;8:1–3.

9. Hukins SWL, Meakin JR. Relationship between structure and mechanical function of the tissues of the intervertebral joint. *Am Zool* 2000;40:42–52.

10. Hukins, DWL, Kirby MC, Sikoryn TA, Aspden RM, Cox AJ. Comparison of structure, mechanical properties and functions of lumbar spinal ligaments. *Spine* 1990;15:787–95.

11. Fujiwara A, Tamai K, An HS, Shimizu K, Yoshida H, Saotome K. The interspinous ligament of the lumbar spine. Magnetic resonance images and their clinical significance. *Spine* 2000;25:358–63.

12. Wilke H-J, Drumm J, Häussler K, Mack C, Steudel W-I, Kettler A. Biomechanical effect of different lumbar interspinous implants on flexibility and intradiscal pressure. *Eur Spine J* 2008;17:1049–56.

13. Ho DJ, Wang MY, Ritland SL. Anatomic features of the paramedian muscle-splitting approaches to the lumbar spine. *Neurosurgery* 2010;66(ONS suppl 1):13–25.

14. Wiltse LL, Bateman JG, Hutchinson RH, Nelson WE. The paraspinal sacrospinalis-splitting approach to the lumbar spine. *J Bone Joint Surg* 1968;50A:919–26.

15. Vialle R, Wicart P, Drain O, Dubousset J. Court C. The Wiltse paraspinal approach to the lumbar spine revisited: an anatomic study. *Clin Orthop Relat Res* 2006;445:175–80.

16. O'Brien MF, Peterson D, Crockard HA. A posterolateral microsurgical approach to extreme-lateral lumbar disc herniation. *J Neurosurg* 1995;83:636–40.

17. Crock HV. Normal and pathological anatomy of the lumbar spinal nerve root canals. *J Bone Joint Surg* 1981;63B:487–90.

18. Gamble HJ. Comparative electron microscopic observations on the connective tissues of a peripheral nerve and a spinal nerve root in the rat. *J Anat* 1964;98:17–25.

19. Cassinelli EH, Hall RA, Kang JD. Biochemistry of intervertebral disc degeneration and the potential for gene therapy applications. *Spine J* 2001;1:205–14.

20. Beattie P. Current understanding of lumbar intervertebral disc degeneration: a review with ephasis upon etiology, pathophysiology, and lumbar magnetic resonance findings. *J Orthop Sports Phys Therapy* 2008;38:329–40.

21. Urban JPG, Robertss S, Ralphs JR. The nucleus of the intervertebral disc from development to degeneration. *Am Zool* 2000;40:53–61.

22. Park K-W, Song K-S, Chung JY, et al. High intensity zone on L-spine MRI: clinical relevance and association with trauma history. *Asian Spine* J 2007;1:38–42.

23. Beggs I, Addison J. Posterior vertebral rim fractures. *Br J Radiol* 1998;71:567–72.

24. Rauschning W. Anatomy and pathology of the lumbar spine. In: Frymoyer JW (ed.), *The Adult Spine*. New York: Raven Press Ltd. 1991:1465–86.

25. Bogduk N. The innervation of the lumbar spine. *Spine* 1983;8:286–93.

26. Macnab I, Dall D. The blood supply of the lumbar spine and its application to the technique of intertransverse lumbar fusion. *J Bone Joint Surg* 1971;53B:628–38.

27. Gilchrist RV, Slipman CW, Isaac Z, Lenrow DA, Chou LH. Vascular supply to the lumbar spine: an intimate

look at the lumbosacral nerve roots. *Pain Physician* 2002;5:288–93.

28. Kobayashi S, Yoshizawa H, Haxhiya Y, et al. Vasogenic edema induced by compression injury to the spinal nerve root. *Spine* 1993;18:1410–24.

29. Dick W. Fusion of the lumbar spine. In: Bauer R, Kerschbaumer F, Poisel S (eds), *Atlas of Spinal Operations*. Stuttgart: Thième, 1993:269–78.

30. Tsuji J. Extraperitoneal anterolateral discectomy. In: *Lumbar Spine Surgery*. St Louis, MO: Mosby, 1991: 182–97.

31. Kambin P, Gellman H. Percutaneous lateral discectomy of lumbar spine, a preliminary report. *Clin Orthop* 1983;174:127–32.

32. Lee DH, Kim NH, Park JB, et al. CT scan assessment of the pathway of the true lateral approach for transforaminal endoscopic lumbar discectomy. *J Bone Joint Surg* 2011;93B:1395–9.

33. Morgenstern R. Full endoscopic transforaminal lumbar interbody fusion approach with percutaneous posterior transpedicular screw fixation in a case of spondylolisthesis grade I with L4–5 central stenosis. *J Crit Spine Cases* 2010;*3*:115–19.

34. Hasegawa T, Mikawa Y, Watanbe R, An HS. Morphometric analysis of the lumbosacral nerve roots and dorsal root ganglia by magnetic resonance imaging. *Spine* 1996;21:1005–9.

35. Pearce RH, Grimmer BJ, Adams ME. Degeneration and the chemical composition of the human lumbar intervertebral disc. *J Orthop Res* 1987;5:198–205.

36. Tsuji J. Decompressive laminotomy (interlaminar fenestration) and posterior discectomy. In: *Lumbar Spine Surgery*. St Louis, MO: Mosby, 1991:72–5.

（王　聪 译，肖　丹 校）

第4章

脊柱内镜外科手术的麻醉
Anesthetic consideration for endoscopic spinal surgery

Alexander Godschalx

随着药物输注技术的进步及新的短效药物的不断面世，内镜手术过程中实施镇静和镇痛的需求越来越多。镇静与局麻或区域阻滞相结合可提高患者的舒适性、安全性和满意度。麻醉医生具有丰富的镇静－镇痛知识和技能，需经常为行脊柱内镜手术患者提供咨询和服务。本章主要论述经椎间孔内镜手术（TES）的麻醉及术中监护，包括相关的辅助用药，如镇静催眠药、抗焦虑药及镇痛药等[1]。

定　义

目前大家普遍接受的镇静镇痛的定义是由美国麻醉医生协会（ASA）制定的[2]，临床称为麻醉监护（MAC），是指由麻醉医生为某些手术和人群提供的特定的麻醉服务，尤其与接受局部麻醉的患者相关。麻醉监护的目的是最大程度提高安全性并使接受局部麻醉患者的不适感降到最低，如 TES 手术患者。ASA 规定，实施 MAC 的麻醉专业人员必须提供与全麻及区域麻醉一样标准的服务[3]，ASA

强调，实施 MAC 必须选择合适的患者，进行全面的医学评估，有合格的专业人员及仪器饮食合理监测、授权同意书、个体化的术后镇静指南。

优　点

TES 是在局部麻醉和充分的镇痛镇静即 MAC 下实施的，这需要手术室具有一定的条件和氛围让患者安静，不要存在无益的或娱乐性的谈话，术者必须经过培训能够给处于镇静或麻醉状态的患者实施 TES。外科操作必须轻柔，注重保护组织。如果能考虑到以上因素，实施 MAC 对患者和外科医师的好处是很多的（框 4.1、4.2）。

镇　静

TES 手术实施 MAC 的首要目的是最大程度的提高安全性、舒适性和满意度。局部麻醉时保持

框 4.1　镇静镇痛对患者的好处

- 减少患者的焦虑（增加舒适性和满意度）
- 减少局部麻醉开始时穿刺注射的疼痛
- 减少术中深部牵拉痛
- 极大的提高患者对长时间手术过程的耐受（保持手术体位）
- 避免全麻和腰麻相关的风险
- 对手术过程产生遗忘
- 改进恢复过程，更快的让患者出院
- 与全麻和腰麻相比，术后并发症更少

框 4.2　镇静镇痛对外科医师的好处

- 患者更合作，外科医师更容易与患者沟通
- 合作能减少手术时间
- 患者的疼痛反馈机制存在

充分的镇静以消除患者在外科准备及手术室中的焦虑、恐惧是非常有意义的，研究显示，与单纯局麻相比，患者更愿意选择同时实施镇静的局部麻醉[4]，这样可以减轻 TES 实施时的不适感，小剂量的镇静剂可以获得轻度镇静，让患者放松、镇静并保持持续语言交流的可能。给予镇静药物后，患者出现困倦、深睡眠，进而会迅速进入无意识或全麻状态。

TES 手术中要求的镇静水平是一种清醒镇静或镇静与镇痛，这是一种感知处于一定的抑制的状态，在该状态下，保护性反射仍然存在，患者有能力独立维持气道和呼吸，并能对一定的物理刺激或指令如"睁开你的眼睛"[5, 6]等存在反应。Scamman[7] 总结认为清醒镇静的目的包括以下几个方面：

- 减轻焦虑和遗忘。经过良好的术前沟通和教育可以达到，手术室中的低水平的视觉和听觉刺激，保持患者体温并给予良好的覆盖以及充分的药物选择。

- 为了减轻疼痛，阿片类镇痛药常作为局麻药的补充。

- 为达到充分镇静且风险最小，镇静药物不能干扰患者的口头交流能力，必须具备常规监测设备和急救系统。

患者对镇静药物的反应的差异性必须考虑。因此应用和保证全麻安全性一样的监测设备是非常重要的。麻醉医生和患者的密切接触是必须的。可接受的安全镇静是包括 3 级镇静水平及以上，在这种情况下，患者的眼睛是闭着的，但他们对指令是有反应的且可以睁眼[8]（框 4.3）。

框 4.3　镇静分级

(1) 清醒
(2) 昏睡欲睡
(3) 眼睛闭上但对语言指令有反应
(4) 眼睛闭上但对轻度躯体刺激有反应
(5) 眼睛闭上且对轻度躯体刺激无反应

评　估

对拟行 MAC 的 TES 患者进行合理的术前评估的重要性与拟行全麻的患者一样重要。在手术前，患者必须接受有关 MAC 安全方面的书面信息。应用影像资料对手术日的情况及麻醉的选择进行宣教也是有用的。评估过程可以用健康问卷的形式，不仅可以使评估更方便，而且简化、规范。

一个术前得到充分解释和告知的患者在手术日的术前焦虑会非常轻，会使患者、外科医生和麻醉医生的配合更加和谐，也有助于患者签署知情同意书。

术前访视应由当日实施麻醉的麻醉医师完成，麻醉医生必须评估患者是否适合实施 MAC。对不

合作的患者，尤其是那些特别焦虑的、有显著的心理问题及严重的认知障碍的患者，镇静是非常困难的。麻醉医生对患者是否处于正常或非正常的状态的认识非常重要，通过与患者的接触，设计术中与患者对话的话题等都非常必要。当日让患者与麻醉医生熟悉并建立起工作关系也很重要。这样的准备使患者在整个手术过程中能得到最理想的医学和心理关怀。Pasquet 引入的"有声麻醉"的概念，完美阐述了麻醉医生和患者之间好的对话交流的重要性[9]。

在术前访视中，必须特别关注以下问题：
- 侧卧位要求
- 镇静水平
- 长时间的侧卧
- 体温
- 手术中发生 2～3 次剧烈疼痛的可能性

麻醉医生要根据患者的信息做全面的准备，并能对患者可能出现的任何不适进行处理。必须让患者明白，如果他们感觉有问题，必须告诉麻醉医生且麻醉医生会尽力解决。

麻醉医生必须考虑患者的需求和镇静的选择，术前评估能让麻醉医生根据患者的特点来确定合适的镇静药物和技术，同时，患者对相关的问题也能得到肯定的答复。需要对每一个患者进行个体化的评估。

作者的经验（基于 1 200 多个患者）认为，在 TES 手术中，患者必须得到镇静，对手术本身不知晓，没有恐惧，有良好的镇痛，躺在床上不能活动。通过应用一些技术和药物来主动的控制这些指标，我们的目标是创造一个理想的手术条件：患者术中没有害怕，能够合作，遵从语言指令，中度镇静，没有疼痛，气道反应得以维持，血流动力学稳定。

在术前访视中，麻醉医生必须向患者清楚的解释：在 TES 手术中，患者不会处于睡眠中，当患者感到下肢疼痛时必须能提醒外科医师。利用患者的疼痛反馈机制，当外科医师操作接近神经根时能得到及时的提醒，如果患者被过度镇静，则失去了疼痛反馈机制。

镇静与镇痛药物

为了达到充分的镇静与镇痛，常常应用两种药物，丙泊酚（一种镇静药）和瑞芬太尼（一种阿片类药物）。药物的应用必须个体化，根据患者的不适及过去的用药史进行调整。这两种药物都是强效与起效迅速的，有较陡峭的剂量－反应曲线，必须小心的滴定出不同的持续给药速度[10, 11]。

丙泊酚具有用于 TES 手术 MAC 非常好的作用特点：在围手术期它能产生显著的剂量依赖的抗焦虑、镇静和遗忘的作用，代谢产物没有活性，恢复迅速。

经静脉给丙泊酚、仔细滴定达到期望作用的给药剂量，可以使不小心过量给药产生的副作用降到最低。但是，患者对丙泊酚的敏感性是不同的，丙泊酚作用于 GABA，强化抑制神经传导。丙泊酚的剂型特点容易导致细菌生长，所以抽药准备及给药等环节必须严格消毒，注意无菌，术后患者出现脓毒症及相关死亡与丙泊酚污染是有关系的。

应用镇静药物来抗焦虑和产生遗忘外，加用阿片类镇痛药物如瑞芬太尼来控制 TES 术中的疼痛是有用的，瑞芬太尼可以减轻长时间侧卧位引起的背部疼痛、消除局麻注射时的疼痛、预防术中操作引起的疼痛。在 TES 手术中有两个关键操作会让患者感到剧烈疼痛：
（1）在放置导针后用圆形套管扩张软组织时。
（2）小关节钻孔成形时。

瑞芬太尼是 TES 手术中阿片镇痛首选药物，该药非常特别，作用时效超短（3～5 min），是芬太尼家族新成员，其快速起效和代谢的作用特点更容易达到理想的麻醉深度[12, 13]。瑞芬太尼持续输注必须谨慎滴定，避免出现过度的呼吸抑制，特别是联合中枢作用药物如丙泊酚时更易发生。瑞芬太尼血药浓度较高时，也会产生镇静作用并强化丙泊酚的作用，仔细的管理两种药物的用量对避免呼吸抑制、气道梗阻和窒息是非常必要的[14, 15]。

ASA 关于术中基础监测的标准特别指出，MAC 的监测标准与全麻一样，主要包括患者的氧合、通气、循环和体温[16]。它同时要求必须是有资质的麻醉人员来实施 MAC。必须指出，监测是体格检查的扩展，保持与患者的密切接触（搭脉、观察呼吸、观察外科术野、评估镇静深度）在 TES 手术中是非常重要的，也是必需的，不仅能提高 MAC 的安全性，通过与轻度镇静患者的沟通与接触（检查脉搏或握住患者的手），我们可以与患者靠得更近，如需尝试改进或调整 MAC，患者会提供最重要的反馈意见。

术 中

术前 1 日晚给予 1.5 mg 地西泮抗焦虑，在麻醉开始前 45 min 给予 7.5 mg 咪达唑仑口服（镇静、遗忘）。为了达到超前镇痛目的，可以联合给予对乙酰氨基酚或双氯芬酸钠。静脉通道建立在非手术侧的上肢，并给予头孢菌素。尽可能地让患者获得舒服的侧卧体位后盖上保温毯，患者的健侧在下，腰部垫薄枕。作者强烈推荐首选侧卧体位，尽管选择俯卧位也是可能的。患者的腿弯曲使腰椎向前弯曲，两腿之间垫薄枕。在膝盖处用约束带固定患者体位。患者经鼻导管给予流量不低于 4 L/min

的氧气并持续监测 CO_2，CO_2 监测可以清楚看到患者的呼吸频率图像，这是非常有价值的麻醉安全监测方法。丙泊酚和瑞芬太尼会导致显著的呼吸抑制。当把患者与监护仪器连接好之后，开始持续给予瑞芬太尼和丙泊酚，至少在皮肤穿刺局麻之前 2 min 开始，此时阿片药物产生镇痛及镇静作用，患者对镇静与遗忘的需求不同，有些患者只需较低程度的镇静就很舒适，麻醉医生只要进行简单的观察就行，还可以和患者进行合理的交流。另外有一些患者需要较深的镇静，这就需要增加丙泊酚剂量。在手术过程中，镇静的水平会发生改变，麻醉医生必须根据手术刺激的变化来滴定药物。

麻醉医生还必须区别疼痛与焦虑，如果是疼痛则可以通过加大瑞芬太尼的输注剂量来控制，焦虑最好通过给予丙泊酚来治疗。

镇静中一个常见的缺陷是意识混乱状态，当需要长时间镇静，如果麻醉医生给予另外的镇静剂，会加重患者的定向障碍，如果不能正确区别烦躁和亢奋的常见原因，会导致不合理的治疗决策。麻醉医生必须具备丰富的镇静经验来认识"风险状态"，如果做得不好则会影响对患者的处理，因此具备丰富经验的麻醉医生来监测和维持患者于安全的镇静水平非常必要。麻醉医生必须能敏锐的判断患者的需求，并根据手术情况滴定合理的药物来减轻焦虑与疼痛。

像前文提到的一样，在 TES 手术中，存在两个特别的疼痛刺激操作：软组织扩张和小关节扩大钻孔。麻醉医生必须密切关注手术中疼痛产生的操作。前文提到瑞芬太尼的起效时间为 2 min，所以在患者感觉疼痛时增加瑞芬太尼泵注速度是无用的：必须提前 2 min 或更早。在 MAC 中麻醉医生和外科医师的密切交流与实施全麻时一样重要。

在 TES 不同的手术阶段瑞芬太尼的给予剂量见框 4.4，这些剂量不是固定不变的，而是要根据患者的实际需求进行调整。

框 4.4　TES 手术不同操作阶段瑞芬太尼的
给药剂量

阶段 1
　　切皮：0.1 μg/(kg·min)
阶段 2
　　局部注射：0.2 μg/(kg·min)
阶段 3
　　软组织扩张：0.3 μg/(kg·min)
阶段 4
　　小关节钻孔成型：0.3 μg/(kg·min)
阶段 5
　　移除纤维环：0 μg/(kg·min)
阶段 6
　　关闭切口：0 μg/(kg·min)

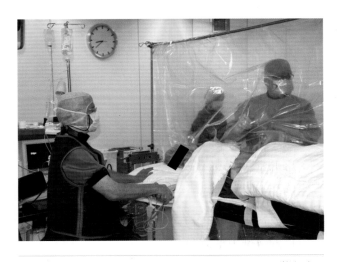

图 4.1　麻醉医生和患者之间进行密切的语言和视觉交流。

镇静水平不要超过 4 级（眼睛闭着但对轻度物理刺激有反应）。在整个手术过程中，当患者感到腿痛时必须能提醒外科医生。TES 手术的低并发症正是源于外科医生操作接近神经根时，能迅速得到患者的警示。在整个手术过程中，这种安全反馈机制一直存在。这也是密切监测镇静水平不超过 4 级的重要原因，这样也可以允许麻醉医生和患者存在语言和视觉的交流。

根据作者的经验，在整个手术过程中达到充分镇静的丙泊酚剂量为 5 ～ 10 ml/h（10 mg/ml），对老年患者起始剂量必须更低，因为丙泊酚对他们的认知能力影响更大，作者的原则是根据患者的疼痛情况，来滴定瑞芬太尼达到满意水平的镇静与镇痛。作者还注意到，在持续给予丙泊酚 10 min 后，如果能到达满意的镇静水平，则在手术过程中就不改变输注的速度。麻醉医师必须清楚，通过改变瑞芬太尼的输注速度，镇静水平也会发生改变。

特别在 L5-S1 手术时，置入外科器械时可能会碰撞到髂骨，这会导致下腰部强烈的疼痛，如果给予髂骨充分的局麻浸润则可避免这种疼痛，当小关节钻孔成形者感觉疼痛时，必须记住，任何疼痛的主诉均可能由刺激髂骨引起，也许并不是真正源于小关节。

术　后

术后恢复室监测的基本目的是评估术中药物的残余效应，并决定患者何时适合出院，恢复室的设置及出院标准应与全麻一样，实施 MAC 的 TES 手术患者会更容易更快地达到出室标准，TES 手术患者术后疼痛发生率较低，因而不需要太多的镇痛治疗。但是，术中采用瑞芬太尼镇痛出现的两种小的副作用即麻醉后寒颤与恶心呕吐已经被注意。

TES 术后寒颤一般持续时间不超过 30 min，可用小剂量的哌替啶治疗。恶心和呕吐是阿片类药物的常见并副作用，可用抗呕吐药物治疗。

TES 后恢复时间大约为 1.5 h，大部分患者的生命体征稳定，能达到推荐的出院标准。最后患者是否能出院应由麻醉医生和外科医生共同决定。

门诊手术患者出院必须严格遵守经过有效验证

的标准以保证患者安全。作者利用麻醉后出院评分系统（PADS）对门诊手术患者是否能出院进行评估[17]。PADS 从以下五个标准对患者的反应进行评估累积计分。

(1) 生命体征。

(2) 活动。

(3) 疼痛。

(4) 术后恶心呕吐。

(5) 外科出血情况。

如果患者得分达到 9 分或更高则被认为适合在有陪护的情况出院（框 4.5）

框 4.5　麻醉后患者出院评估系统

	评分
生命体征	
维持于术前基础值的 20% 以内	2
维持于术前基础值的 20% ~ 40%	1
维持于术前基础值的 40% 以上	0
活动水平	
步态稳定，无头昏眼花，与术前水平一致	2
需要辅助才能活动	1
不能活动或行走	0
恶心和呕吐	
轻度：症状很轻不需治疗	2
中度：治疗有效	1
严重：治疗无效	0
疼痛	
VAS = 0 ~ 3 出院前患者疼痛很轻或没有疼痛	2
VAS = 4 ~ 6 患者有中度疼痛	1
VAS = 7 ~ 10 患者有严重疼痛	0
外科出血情况	
极少：不需换药	2
中度：两次以上换药后不再出血	1
重度：换药三次或三次以上并持续出血	0

VAS，视觉模拟评分系统，最大为 10；患者总评分 ≥ 9 可以出院。

源于多伦多大学健康网络流动外科单元（Factors affecting recovery and discharge following ambulatory surgery.Can J Anesth, 2006;53:858-72）。

困难人群

在以下病例中实施 MAC 必须给予特别的处理：

老年患者　在 TES 手术中实施 MAC 时，某些时候会出现呼吸抑制，特别是联合使用镇静与镇痛药物时，呼吸抑制的风险增加，由于抑制食管和咽反射、上呼吸道梗阻和中枢对高 CO_2 及低氧通气反射的抑制则可能引起呼吸系统事件。通过缓慢给药、仔细滴定和对药物效果的仔细评估可以避免这些药物的副作用。密切的交流和仔细监测是非常必要的[18]。

呼吸睡眠暂停患者　阻塞性睡眠呼吸暂停患者是比较常见的。当应用镇静药物后，梗阻会变得更糟。麻醉医生必须明白，在达到一定深度镇静之前，早期气道梗阻就可能发生，因此密切监测非常必要。如果患者有自己的经鼻持续正压通气面罩，则必须带来并在围手术期应用[19]。

由 Federated 野战外科联合会的调查发现，局麻联合静脉镇静的并发症发生率较高，为 1∶106，而全麻为 1∶120，区域阻滞为 1∶277，单独局麻为 1∶268[20]，其原因可能与实施镇静处置的人员不具备麻醉技能有关。如果镇静由经验丰富的麻醉医生实施，通过滴定给药来维持安全镇静的水平，并进行密切监测，则并发症发生率会降到最低。

其他麻醉方法

在 TES 手术中，镇静联合充分的镇痛是首选。但是，在腰椎微创减压手术中，还经常应用另外两种麻醉方式：全麻和腰麻。Mclain 等[21] 研究认为这两种方式对微创椎间盘减压的患者是安全舒适的。与 MAC 相比主要的差别是在外科手术中对神经损伤的可能性监测不同，因为不能根据患者感觉追溯神经定位。在 MAC 中，患者是清醒的，当手术操作触及到神经时患者会提醒外科医师。当患者处于睡眠或采用腰麻时，这种由患者反应的神经监测反馈体系就不存在了。为了提高 TES 手术的安全性、避免神经损伤，在手术中对患者进行神经系统监测是非常重要的。手术中通过和患者的交流外科医师就能够评估功能状态，从而提高手术的安全性。当存在如何疑问时，患者的反应，如主诉疼痛是否存在或者活动脚或腿能够帮助外科医师避免损伤神经。

这三种不同的麻醉方式见表 4.1，正如前所述，其主要的区别在 MAC 的镇静镇痛中，可以不用神经监测仪器就可以实施神经学的监测。手术中外科医师、麻醉医生和患者的密切联系是非常重要

的。麻醉医生通过观察跟踪手术进展从而及时处理疼痛，与其他两种麻醉方式相比，麻醉医生更辛苦。直腿试验在清醒患者才能实施，能够对手术效果给予直接的评估。

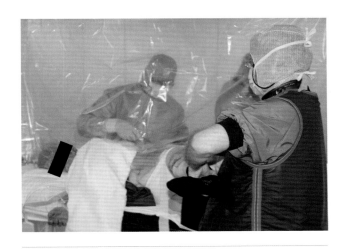

图 4.2　直腿抬高试验。

表 4.1　三种不同的麻醉方式比较

	椎管内麻醉	镇静/镇痛	全身麻醉
患者舒适度	++	++	++
安全性	++	++	++
术后恢复	+	++	+
神经功能监测	?	+++	?
直腿抬高试验	−	++	−

提高手术效果的新观点

脊柱手术后有一小部分患者会出现慢性疼痛，是手术的不成功的重要原因，并且能严重影响患者的工作、社会生活质量。在过去的 20 年里，我们对疼痛及伤害的理解更加深入全面。为了能更好地认识术后慢性疼痛的形成，需要确定与慢性疼痛形成相关的易感因子从而对患者慢性疼痛形

成的风险进行预测，并制定合理的预防措施。

Perkins 等[22] 发表了一篇关于术后慢性疼痛形成的预测因子的综述，要点如下：

- 术前存在疼痛
- 二次或反复手术
- 心理脆弱（焦虑，灾难化倾向）
- 术中神经损伤的风险
- 急性术后疼痛

其他文献中提到的预测因子包括年龄（越年

轻越易发生）[23]、女性等[24]。

神经损伤被认为是术后慢性疼痛形成的最重要的因素[25]。越来越多的证据显示，如果能有效治疗围手术期疼痛及痛觉过敏，则可部分预防慢性疼痛形成[26]。根据该理论，对实施 TES 手术的患者，重视预防处理围手术期疼痛和痛觉过敏是非常合理的，应用一些药物特别是那些治疗神经病理性疼痛的药物可以达到目的。在术前和术后对 TES 手术患者应用阿米替林或加巴喷丁（中枢抑制，外周敏化）对避免术后慢性疼痛形成是非常有用的[27]。目前建议在手术前应用氯胺酮可以预防和减轻痛觉过敏[28]。根据上面的讨论，丙泊酚能作用于 GABA 受体，进一步抑制神经传导，GABA 在抑制中枢敏化中具有重要意义，因此对术后慢性疼痛的形成可能也有抑制作用。

需要开展进一步的研究来评估麻醉处理中所提到的各种改变是否确实对提高手术效果具有意义。

结　论

镇静和镇痛是 TES 手术首选的麻醉方式，应用镇静剂和镇痛药物提高患者的舒适性，需要仔细滴定及充分的监测，这样才能在保证安全的前提下达到预期目的。有效地应用 MAC 技术能够提供较高水平的可接受的患者舒适度，同时优化手术条件。有效的局部麻醉和轻柔的操作也是 TES 手术中成功实施 MAC 的必要条件。

密切监测、供氧、备好的复苏设备是安全实施 MAC 的必要条件。

并且，TES 手术中实施 MAC 的费用低于全麻或区域阻滞麻醉，这样也提高了 TES 手术的性价比，因此更能促进这种新型手术的推广[29, 30]。

参考文献

1. Sá Rêgo MM, Watcha MF, White PF. The changing role of monitored anesthesia care in the ambulatory setting. *Anesth Analg* 1997;85:1020.

2. American Society of Anesthesiologists. *Position on Monitored Anesthesia Care. Directory of Members.* Park Ridge, IL: ASA, 1997:413.

3. American Society of Anesthesiologists. *Standard for Basic Anesthetic monitoring. Directory of Members.* Park Ridge, IL: ASA, 1997:394.

4. Lundgren S, Rosenquist JB. Amnesia, pain experience, and patient satisfaction after sedation with intravenous diazepam. *J Oral Maxillofac Surg* 1984;42:646.

5. Guidelines for monitoring and management of pediatric patients during and after sedation for diagnostic and therapeutic procedures. *Pediatrics* 1992;89:1110–14.

6. Practice guidelines for sedation and analgesia by non-anesthesiologist. *Anesthesiology* 1996;84:459–71.

7. Scamman FL, Klein SL, Choi WW. Conscious sedation for procedures under local or topical anesthesia. *Ann Otol Rhinol Laryngol* 1985;94:21.

8. Mackenzie N, Grant IS. Propofol for intravenous sedation. *Anaesthesia* 1987. 42:3–6.

9. Pasquet A. Combined regional and general anesthesia for craniotomy and cortical exploration. Part II: Anesthetic consideration. Reprint of a lecture given 1953. *Intern Anesthesiol Clin* 1986;24:1–11.

10. White PF, Vasconez LO, Mathes SA, et al. Comparison of midazolam and diazepam for sedation during plastic surgery. *J Plast Reconstr Surg* 1988;81:703.

11. Egan TD, Lemmens HJ, Fiset P, et al. The pharmacokinetics of the new short-acting opioid remifentanil (g187085B) in healthy adult male volunteers. *Anesthesiology* 1993;79:881.

12. Rosow C. Remifentanil: A unique opioid analgesic.

Anesthesiology 1993;79:875.

13. Bailey PL, Pace NL, Ashburn MA, et al. Frequent hypoxemia and apnea after sedation with midazolam and fentanyl. *Anesthesiology* 1990;3:826–30.

14. Westmoreland CL, Hoke JF, Sebel PS, et al. Pharmacokinetics of remifentanil and its major metabolite in patients undergoing elective inpatient surgery. *Anesthesiology* 1993;79:893–903.

15. Gold MI, Watkins WD, Sung YF, et al. Remifentanil versus remifentanil/midazolam for ambulatory surgery during monitored anesthesia care [clinical investigation]. *Anesthesiology* 1997;87:51–57.

16. American Society of Anesthesiologists. *Standard for Basic Anesthetic Monitoring. Directory of Members.* Park Ridge, IL: ASA, 1997:394.

17. Awad IT, Chung F. factors influencing recovery and discharge following ambulatory surgery. *Can J Anesth* 2006;53:858–72.

18. Solomon SA, Kajla VK, Banerjee AK. Can the elderly tolerate endoscopy without sedation? *J R Coll Phys Lond* 1994;28:407–10.

19. Davies RJ, Stradling JR. Acute effects of obstructive sleep apnoea. *Br J Anaesth* 1993;71:725–29.

20. Federated Ambulatory Anesthesia Association (FASA). *Special study I*, Number 520. FASA, 1986.

21. McLain, Tetzlaff JE, Bell GR. Microdiscectomy: spinal anesthesia offers optimal result in general patient population. *L Surg Orthop Adv* 2007;16:5–11.

22. Perkins FM, Kehlet, H. Chronic pain as an outcome of surgery. A review of predictive factors. Anesthesiology 2000;24:1123–33.

23. Aasvang EK, Brandsborg B, Christensen B, Jensen TS, Kehlet H. Neurophysiological characterisation of postherniotomie pain. *Pain* 2008;137:173–81.

24. Berkley KJ. Sex difference in pain. *Behav Brain Sci* 1997;20:371–80; discussion 435–513.

25. Kehlet H, Jensen TS, Woolf CJ. Persistent postsurgical pain: risk factors and prevention. *Lancet* 2006;367:1618–25.

26. Woolf CJ, Saler MW. Neuronal plasticity; increasing the gain in pain. *Science* 2000;288:1765–9.

27. Levine JD, Gordon NC, Smith R, Mcbride R. Deipramine enhances opiate postoperative analgesia. *Pain* 1986;27:45–9.

28. De Kock MF, Lavand'Homme PM. The clinical role of nmda receptor antagonist for the treatment of postoperative pain. *Best Ptract Res Clin Anesthesiol* 2007;21:85–98.

29. Watcha MF. Cost minimization, cost-benefit and cost-utility analyses. In: White PF (ed.), *Ambulatory Anesthesia and Surgery*. London: WB Saunders, 1997:648.

30. Birch BRP, Anson KM, Miller RA. Sedoanalgesia in urology: a safe, cost-effective alternative to general anesthesia. A review of 1020 cases. *Br J Urol* 1990;66:342–5.

（石国栋 译，许 华 校）

第5章

经皮前路颈椎间盘切除术
Anterior percutaneous cervical discectomy

Michael Schubert

概　述

颈椎间盘源性疼痛相当常见，是 50 岁以上人群获得性功能障碍的常见原因[1]。大约 80% 的病例选用镇痛药、按摩、物理治疗的保守治疗方式。仅在所有保守治疗至少 3 个月失败时，才会考虑手术治疗。颈椎前路椎间盘切除融合术（ACDF）仍被多数外科医生看作是治疗神经根型颈椎病的金标准。目前北美脊柱协会指南认为只行颈椎前路椎间盘切除而不进行融合 (ACD) 和置换，与 ACDF 是等效的[2]。运用自体骨移植术可以避免椎间盘塌陷，获得良好的颈椎前凸，但是骨移植也伴随较高的并发症[3]。目前为止，尚无证据表明某种技术相对其他技术而言具有绝对临床优势[2, 4]。最近一篇关于颈椎间盘突出的不同治疗方式的综述表明 ACD 不仅在短期内和 ACDF 临床等效，而且手术简单，减低了费用[5]。

ACD 的一般过程是切除整个椎间盘，打磨或者保留椎体软骨终板。单纯减压可以导致 50% ~ 70% 的病例形成自发骨融合[6, 7]。长期来看骨融合可引起邻近节段退变[8, 9]，近十年来开展了多种不同的技术方式。一方面包括人工椎间盘置换；另一方面包括运用激光、酶或消融技术部分切除，缩小椎间盘组织[7, 10-16]。

通常来说，微创手术具有重要价值，因为其与传统开放手术相比对组织损伤小，恢复时间短。目前的经皮髓核成形术得出与之相矛盾的结果[19]。失败的主要原因可能是压迫神经根的病变组织切除不完全，且选取的病例的适应证不合适[19]。

本章介绍一种新型经皮微创颈椎间盘髓核切除技术，结合椎间孔成形术，选择性切除突出的椎间盘组织。该术式可以在局部麻醉下进行，适用于伴有椎间孔狭窄的游离型椎间盘突出。

手术技术

手术时患者保持仰卧位，头部轻微伸展。仅采用局部麻醉，整个过程中由麻醉师在床旁给予镇静。该方法具有使患者更轻松，且使患者保持清醒的优点，有利于观察症状和体征的变化。这样可保证手术过程安全，因为当外科医生操作过度靠近神经结构时容易识别。该麻醉可以通过患者口头表达疼痛是否即刻缓解来确认在手术结束关闭切口时压迫组织是否完全切除。

周密的术前计划十分关键。通过 MRI 或者 CT 可以准确评估突出的位置，也可以发现骨性增生引起的椎间孔狭窄。

患者正确摆放在可透视手术床上后，通过前后位和侧位透视确定手术节段。并在皮肤上做好标记，在距离中线同侧 3 cm 进行皮下局部麻醉。并用示指和中指将气管和食管推向内侧，颈动脉

推向外侧。手指推向椎体前缘，直到触及需要治疗的椎间盘。在侧面可以触及颈动脉的搏动。在突出侧的前方椎间盘水平置入脊柱穿刺针（图 5.1）。根据 C 型臂透视机正侧位影像准确控制穿刺针的位置（图 5.2）。通过穿刺针将造影剂注入到椎间盘内，椎间盘造影可以证实患者的疼痛是否由椎间盘所致，以及椎间盘是否存在环形撕裂。如果纤维环破裂会出现造影剂泄露。椎间盘造影也可使位于硬膜外的突出髓核清晰可见，这有助于对其进行成功切除。

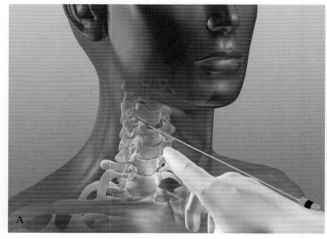
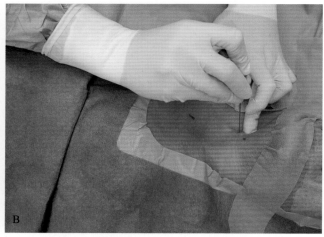

图 5.1　颈椎前路手术。在突出同侧前方相应椎间盘节段将脊柱穿刺针置入椎间盘突出的位置。A. 绘画图解；B. 手术图解。

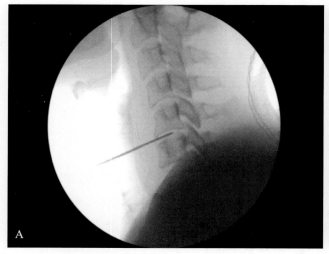
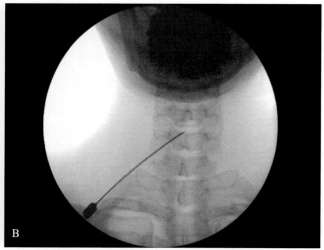

图 5.2　影像学证实脊柱穿刺针的正确位置。A. 侧位片；B. 前后位。

根据椎间盘突出的类型和大小，可以运用对髓核组织具有收缩作用的酶。即通过脊柱穿刺针将 500 U 的木瓜凝乳蛋白酶注射至椎间盘内。

通过穿刺针引入一根导丝，然后取出导针。在皮肤做一小切口，顺序扩大软组织使 3 mm 工作套管向前推进靠近钩椎关节（图 5.3）。

通过此套管可以进行椎间孔减压。用 2 mm 骨刀切除骨赘，然后用特别的钳子夹住并取出突出和游离的椎间盘组织（图 5.4），整个过程在透视下进行。尤其重要的是影像显示屏可以对钳子进行正确定位，这样可以准确找到在 MRI 上显示的椎间盘突出的位置。

当没有椎间盘组织可以抓取的时候取出器械，并做触觉实验验证周围椎间盘组织确实被摘除干净。最后用缝线闭合切口并覆盖纱布。

患者在复苏室观察 2 h，可以回家或到病房，不需要戴颈托。大部分患者可以在门诊进行。

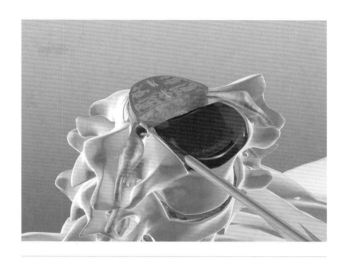

图 5.3　工作套管置入至椎间盘突出位置（绘画图解）。

优点

- 颈椎微创侵袭操作，仅需通过正常组织置入 3 mm 工作套管。
- 保留所有的稳定结构（肌肉、韧带、关节突关节、椎间盘）。
- 手术在局部麻醉下进行，可以降低患者血栓的风险。可以选用神经监测，但不是必需的，因为患者是清醒的，当触及神经时会有反应。
- 无须进行融合和人工椎间盘置换，因为仅切除了很少的组织（图 5.5）。
- 与开放手术相比恢复快、出血少、瘢痕小、感染率低。
- 术后不必戴颈托。

缺点

- 手术技术要求苛刻。

- 需要长期的学习曲线。
- 清醒的患者在手术过程中可能会抱怨，让不适应的外科医生困惑。
- 特定的麻醉方式不一定在每一个中心都开展。需要外科医生和麻醉医生密切沟通麻醉团队应对手术过程十分熟悉，根据每一步手术调整麻醉药物。
- 这项手术需要特殊的器械。（图 5.6）

手术指征

- MRI 或 CT 确诊的颈椎间盘游离或非游离型突出
- 临床及影像学有神经根压迫表现
- 肩部及上肢疼痛比颈部严重
- 上肢或手存在麻木或无力
- 保守治疗无效达 3 个月以上

禁忌证

- 中央型椎管狭窄
- 双侧神经根病变
- 脊髓型颈椎病

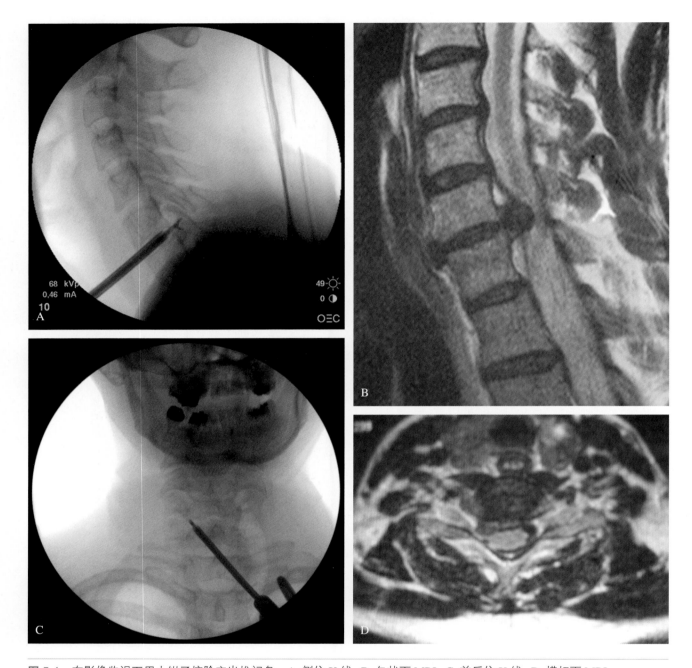

图 5.4　在影像监视下用小钳子摘除突出椎间盘。A. 侧位 X 线；B. 矢状面 MRI；C. 前后位 X 线；D. 横切面 MRI。

患者知情同意

据报道，颈椎间盘切除术会发生各种各样的并发症。一些轻度并发症相对常见，如吞咽困难；一些严重并发症相对少见，如四肢瘫痪。表 5.1 提供了文献中报道的并发症和发生率，患者要理解这些并发症的可能性。

- 神经和（或）脊髓损伤伴神经症状，包括神经根病、双上肢或四肢瘫痪、膀胱及肠道功能障碍
- 食管损伤
- 硬脊膜损伤引起脑脊液囊肿及漏管
- 颈动脉损伤引起大出血

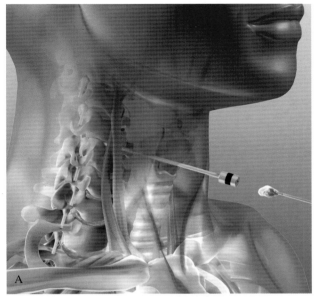

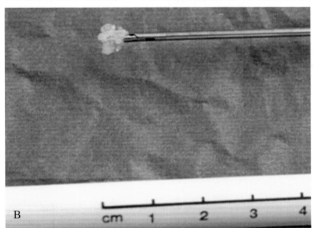

图 5.5 经皮颈椎间盘切除术仅切除少量组织。这样可以保留运动节段。不需要行融合和关节成形。A. 绘画图解；B. 典型椎间盘组织的切除。

- 脑膜炎或椎间盘炎等感染
- 节段不稳
- 术后声音嘶哑
- 局部血肿

临床经验

作者所在的中心已成功开展了 300 多例经皮颈椎间盘切除术，复发率大约 5%，并发症发生率

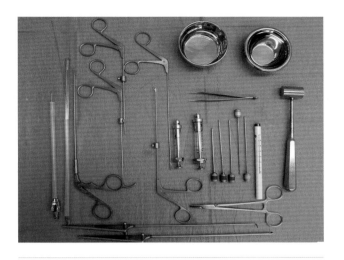

图 5.6 经皮椎间盘切除术的手术器械。

极低。无永久性瘫痪、感染和大出血发生。有个别病例出现术后声音嘶哑和局部血肿。

作者治疗的患者中临床效果很好，一项长期的回顾分析显示大约 85% 患者术后 2 年对治疗结果十分满意或者满意，90% 以上患者愿意再次选择这项手术。

结 论

对神经根造成损伤的主要病理变化是位于脊柱前方的椎间盘突出和骨刺。因此，包括本手术、ACD、ACDF 或者人工椎间盘植入术在内的前路手术，被北美脊柱协会作为治疗神经根型颈椎病的标准指南。

本章提出的经皮入路和传统开放手术类似，都是将神经血管鞘向外侧牵拉，将内脏鞘向操作套管的内侧牵拉。与传统技术不同的是，经皮入路椎间盘切除只有少量的椎间盘组织被切除，保留了功能单位，不需要进行融合和植入人工椎间盘。

通常腰椎的解剖结构相对固定，术前可以规划手术径路和危险结构，与此相反的是，在操作

中颈椎的气管和食管会经常移动，这使得在常规静态影像监视下如何确定穿刺针的安全角度和区域变得很困难。且患者的疼痛阈和状态也很重要，这可能是为什么经皮颈椎入路没有被广泛接受的原因，尽管一直报道该手术并发症发生率较低。2007年Lee等报道了一篇关于颈椎经皮入路的安全区范围[28]，他们认为远端节段（C5-C6和C6-C7）的安全区比近端节段（C3-C4和C4-C5）的安全区宽。他们得出结论，脊柱穿刺针最安全的入路点可能在气管推压点和颈动脉搏动点之间，其路径应当靠近椎间盘的中心。

与ACD和ACDF有关的并发症被报道。虽然大部分很轻微，例如短暂的吞咽困难和发声困难，也曾出现更严重的并发症。ACDF的一种严重并发症为移植骨脱位，发生率6%～71%[20]。长期的邻椎病也被讨论[8, 9]。

当前的经皮技术的并发症发生率明显低于ACD或者ACDF。

这项经皮技术尚未出现邻椎病，因为器械直径很小，可以保留大部分正常椎间盘组织。稳定结构没有被破坏，所有的肌肉、韧带和骨质均被保留，因此手术节段可保持良好的功能。虽然这组患者没有长期有效的随访MR图像，也没有椎间盘塌陷或狭窄影像证据。类似手术的结果报道椎间盘高度丢失大约11%。但是，对临床结果没有明显的不利影响。矢状面序列和阶段活动度均很好地保留。

根据持续分析，这种方法的临床结果很好，作者治疗的患者中80%以上的患者对2年后的结果表示很满意或满意，90%以上的患者表示可以再次选择这种手术。由于选择患者的标准、判定结果及医生经验的不同，很难比较单一手术的价值。然而，根据现有文献数据对推荐的标准术式（ACD/ACDF/人工椎间盘置换）及常见的微创技术进行评估，得出大量的临床结果。经皮颈椎间盘摘除的成功率为51%～91.4%[10, 11, 13, 19, 21-26]，ACD为66%～98%[4, 7]。Cuellar等最近报道经皮髓核消融术在亚组患者中可能导致退变加速[27]。这种经皮髓核消融术的应用是建立在椎间盘性疼痛是由髓核退变致纤维环内高压的基础上。椎间盘被看作一个封闭的系统，因此去除或破坏髓核组织降低压力可以缓解纤维环疼痛。但是，这项技术并没有直接去除破坏椎间盘组织。已经讨论去除正常的髓核组织是否导致椎间隙狭窄，并因此加速退变的进程[27]。另一个问题是经皮椎间盘切除术的适应证比较有限，只适用于没有骨赘的软性椎间盘突出。

相反，目前经皮颈椎间盘摘除的方法，可以治疗游离型突出和椎间孔狭窄，因此可以认为该技术是一项真正的可替代指南推荐的手术方法。经我们中心观察，有3个主要方面可以获得良好的临床结果：

（1）可以最大限度的保护正常组织：仅需要3 mm的操作通道，置入内镜需要双倍的直径。

（2）和普通的髓核消融术不同，突出的、包容的及游离的物质可以直接切除。

（3）用小的铰刀可以做椎间孔成形，因此引起神经根病的骨赘可以磨掉。

在需求增长的节约型环境中，除了传统手术的副作用，也应权衡临床效益。这种经皮技术有节约成本的重要潜力，手术时间短，住院时间少，恢复快，患者因此更快恢复工作。手术在局部麻醉下进行，普通麻醉引起的并发症和花费可以避免。术中保持患者清醒可以直接观察患者的症状和体征。这有助于避免神经损伤并发症，使神经功能监测可有可无。

参考文献

1. Fehlings MG, Arvin B. Surgical management of cervical degenerative disease: the evidence related to indications, impact, and outcome. *J Neurosurg Spine* 2009;11:97–100.

2. Bono CM, Ghiselli G, Gilbert TJ, et al. North American Spine Society. An evidence-based clinical guideline for the diagnosis and treatment of cervical radiculopathy from degenerative disorders. Spine J 2011;11:64–72.

3. Wirth FP, Dowd GC, Sanders HF et al. Cervical discectomy. A prospective analysis of three operative techniques. *Surg Neurol* 2000;53:340–8.

4. Matz PG, Ryken TC et al. Joint Section on Disorders of the Spine and Peripheral Nerves of the American Association of Neurological Surgeons and Congress of Neurological Surgeons. Techniques for anterior cervical decompression for radiculopathy. *J Neurosurg Spine* 2009;11:183–97.

5. Gebremariam L, Koes BW, Peul WC, Huisstede BM. Evaluation of treatment effectiveness for the herniated cervical disk: a systematic review. *Spine* 2012;37:E109–18.

6. Maurice-Williams RS, Elsmore A. Extended anterior cervical decompression without fusion: a long-term follow-up study. *Br J Neurosurg* 1999;13:474–9.

7. Rao PJ, Christie JG, Ghahreman A et al. Clinical and functional outcomes of anterior cervical discectomy without fusion. *J Clin Neurosci* 2008;15:1354–9.

8. Bartolomei JC, Theodore N, Sonntag VK. Adjacent level degeneration after anterior cervical fusion: a clinical review. *Neurosurg Clin N Am* 2005;16:575–87.

9. Maldonado CV, Paz RD, Martin CB. Adjacent-level degeneration after cervical disc arthroplasty versus fusion. *Eur Spine J* 2011;20(suppl 3):403–7.

10. Bonaldi G, Baruzzi F, Facchinetti A, et al. Plasma radio-frequency-based diskectomy for treatment of cervical herniated nucleus pulposus: feasibility, safety, and preliminary clinical results. AJNR *Am J Neuroradiol* 2006;27:2104–11.

11. Chiu JC, Clifford TJ, Greenspan M et al. Percutaneous microdecompressive endoscopic cervical discectomy with laser thermodiskoplasty. *Mt Sinai J Med* 2000;67:278–82.

12. Harada J, Dohi M, Fukuda K et al. CT-guided percutaneous laser disk decompression (PLDD) for cervical disk hernia. *Radiat Med* 2001;19:263–6.

13. Knight MT, Goswami A, Patko JT. Cervical percutaneous laser disc decompression: preliminary results of an ongoing prospective outcome study. *J Clin Laser Med Surg* 2001;19:3–8.

14. Krause D, Drape JL, Jambon F et al. Cervical nucleolysis: indications, technique, results. 190 patients. *J Neuroradiol* 1993;20:42–59.

15. Miccoli P, Berti P, Raffaelli M et al. Minimally invasive approach to the cervical spine: a proposal. J Laparoendosc *Adv Surg Tech A* 2001;11:89–92.

16. Siebert W. Percutaneous laser discectomy of cervical discs: preliminary clinical results. *J Clin Laser Med Surg* 1995;13:205–7.

17. Kim CW, Siemionow K, Anderson DG et al. The current state of minimally invasive spine surgery. *Instr Course Lect* 2011;60:353–70.

18. Schubert M, Hoogland T. Endoscopic transforaminal nucleotomy with foraminoplasty for lumbar disk herniation. *Oper Orthop Traumatol* 2005;17:641–61.

19. Ahn Y, Lee SH, Lee SC et al. Factors predicting excellent outcome of percutaneous cervical discectomy: analysis of 111 consecutive cases. *Neuroradiology* 2004;46:378–84.

20. Daniels AH, Riew KD, Yoo JU et al. Adverse events associated with anterior cervical spine surgery. *J Am Acad Orthop Surg* 2008;16:729–38.

21. Ahn Y, Lee SH, Shin SW. Percutaneous endoscopic cervical discectomy: clinical outcome and radiographic changes. *Photomed Laser Surg* 2005;23:362–8.

22. Choy DS. Percutaneous laser disc decompression (PLDD): twelve years' experience with 752 procedures in 518 patients. *J Clin Laser Med Surg* 1998;16:325–31.

23. Zhou YC, Zhou YQ, Wang CY. Percutaneous cervical discectomy for treating cervical disc herniation—a report of 12 cases. *J Tongji Med Univ* 1994;14:110–3.

24. Choy DS. Percutaneous laser disc decompression: a 17-year experience. *Photomed Laser Surg* 2004;22:407–10.

25. Lee SH, Lee JH, Choi WC, Jung B, Mehta R. Anterior minimally invasive approaches for the cervical spine. *Orthop Clin North Am* 2007;38:327–37.

26. Courtheoux F, Theron J. Automated percutaneous nucleotomy in the treatment of cervicobrachial neuralgia due to disc herniation. *J Neuroradiol* 1992;19:211–16.

27. Cuellar VG, Cuellar JM, Vaccaro AR et al. Accelerated degeneration after failed cervical and lumbar nucleoplasty. *J Spinal Disord Tech* 2010;23:521–4.

28. Sang-Hun Lee et al. The safety zone of percutaneous cervical approach: a dynamic computed tomographic study. *Spine* 2007;32:E569–74.

（范建平 译，樊碧发 校）

第6章

经皮内镜下颈椎椎间盘摘除及固定
Percutaneous endoscopic cervical discectomy and stabilization
Yong Ahn

概　述

经皮内镜下颈椎间盘切除术（PECD）是颈椎间盘突出手术治疗的一种新方法[1, 2]。在该手术方式中，通过经皮的前路手术方式，对突出的椎间盘组织进摘除，避免了大量软组织的切除。目前颈椎病前路手术方式治疗的金标准是颈椎前路颈椎间盘切除椎间融合术（ACDF）。但是，前路手术会造成各种并发症诸如喉返神经损伤后的声带麻痹，由于机械性损伤或食管自主神经损伤造成的吞咽和气道并发症，极少数患者出现气管变形、硬膜外血肿、神经损伤。并且术后的植入物及内固定相关性并发症并非少见。包括植骨块供区的并发症、假关节疼痛、植入骨块脱出、植入物失败、脊柱后凸畸形，以及植入物沉降等问题[3-5]。而且有研究表明，前路钢板固定放置在距离邻近节段椎间盘 5 mm 以内会造成前纵韧带骨化引起邻椎病[6]。如果采用前路经皮内镜下椎间盘切除术可以避免这些并发症的出现，因为其采用直视下微创操作、不需要骨性减压及大量软组织去除。尽管 PECD 手术相对开放手术是有效的选择方式，但是其应用也有一定的局限性。如果

存在节段性不稳或者颈椎的盘源性疼痛该技术是无效的。2002 年，Ahn 和 Lee[7] 报道了首例经皮内镜下颈椎内固定手术。采用特殊设计的扩张管道可以在椎间隙完成固定和融合等操作，较之开放手术其并发症的发生率下降。

适应证和禁忌证

PECD 的适应证
* CT 和 MRI 等检查证实有颈椎椎间盘软组织压迫神经根或脊髓
* 放射性疼痛症状与影像学检查吻合
* 颈椎的盘源性疼痛由颈椎椎间盘突出软性压迫所致
* 保守治疗 6 周无效的患者
PECD 的禁忌证
* 脊髓型颈椎病
* 椎间盘突出硬化或游离
* 伴有椎间隙狭窄的进性行颈椎病（<3 mm）
* 明确的节段性不稳

器械和设备

内镜下减压的器械包括 18 号脊柱穿刺针、细导丝、逐级扩张管、工作套管、环钻、髓核钳、侧发射激光器即钇铝石榴石激光器（钬激光）。可视下经皮操作装置包括透视设备及 WSH 颈椎内镜设备（Karl Storz 内镜公司，图 6.1）。WSH 颈椎扩张融合设备 B-Twin（以色列赫兹利亚市 Disc-O-Tech 医疗技术公司）可应用于颈椎椎间融合手术中（图 6.2）

手术过程

手术在严格的无菌条件下操作。术前预防性使用抗生素（头孢唑林 1 g）和镇静剂（咪达唑仑

3 mg 和芬太尼 50 ～ 100 mg）。患者仰卧于手术台上，颈椎适当后伸，采用局麻使患者保持适当清醒，并监测患者的症状或体征（图 6.3）。皮肤及皮下组织采用 1% 的盐酸利多卡因局部浸润麻醉。颈部的解剖结构非常适合于经皮的前路操作。颈椎椎体前的空间具有良好的延展性，颈前间隙包含的组织（甲状腺、气管、咽、喉及食管）被深筋膜所包裹，可将其轻易地移动到对侧 1 ～ 2 指宽度。颈椎前路可以解决同侧或对侧症状。

对于侧方的椎间盘突出患者，作者推荐采用对侧入路，因为该入路能提供较好的视野，可轻易摘除椎间盘。术者用示指将患者的喉和气管推向对侧，然后将示指滑到椎体前方直到触及要治疗的椎间盘前侧边缘。随后，术者用中指或其他手指触诊搏动的颈动脉，并将气管－食管推向内侧，颈动脉推向外侧。再次透视前后位像最终确认，将脊柱穿刺针轻柔的置入颈椎间盘前壁，然后在侧方透视监视下，将穿刺针逐渐推进到椎间盘组

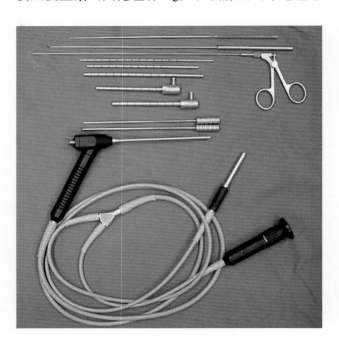

图 6.1 内镜及手术器械：能进行内镜下的减压包括 WSH 颈椎内镜设备（Karl Storz 内镜公司），侧孔钬激光发射器以及各种规格的髓核钳。

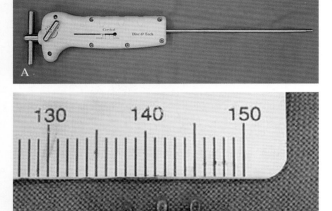

图 6.2 B-Twin 用于颈椎椎间融合的颈椎扩张器。A. 原始形状（直径 3.3mm）；B. 扩张形状（每个齿直径 5/7/7/6 mm）。

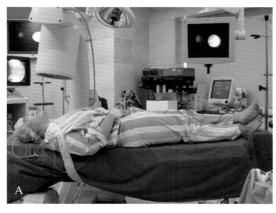
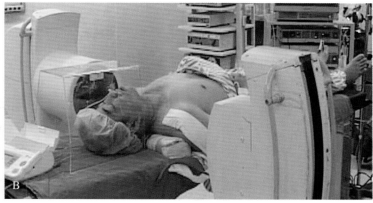

图 6.3　术前准备：手术在局部麻醉和影像透视监测下进行。患者的体位为颈椎适当仰伸位，术前建议使用抗生素（头孢唑林 1 g）和镇静剂（咪达唑仑 3 mg 和芬太尼 50 ～ 100 mg）。

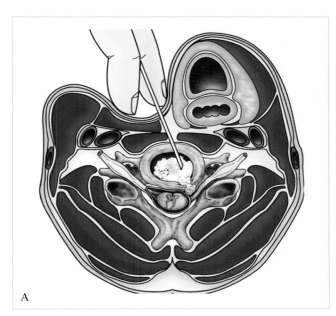
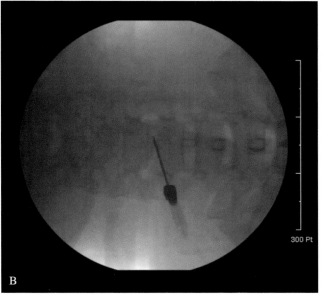

图 6.4　置入穿刺针。向内侧推开气管和食管，向外侧牵开颈动脉，影像透视最终确认，将穿刺针置入椎间盘的适当位置。

织内大约 5 mm（图 6.4）。术中进行椎间盘造影的目的在于染色突出的髓核并观察髓核突出的类型，通过注入 0.5 ml 靛胭脂和造影剂的混合物，使突出的髓核及纤维环在内镜视野下易从正常的椎间盘组织中辨认出来。将导丝通过穿刺针置入到髓核中，将皮肤做大约 3 mm 的切口，然后分别用直径为 1 mm、2 mm、3 mm 扩张套管顺序扩张，最

后置入直径稍大的工作套管。

这种顺序性的轻柔操作有两个好处：避免了软组织的损伤和减轻了相关疼痛刺激。通过工作套管置入环锯，环形切开纤维环，在内镜直视下用内镜髓核钳选择性切除椎间盘，用钬激光环形固缩和消融突出的椎间盘组织。纤维环被充分固缩后，用内镜髓核钳可以很轻易地将突出的椎间盘组织的

摘除（图6.5）。随后进一步去除残留的纤维化的、坚硬的椎间盘髓核组织。钬激光处理的设置为每搏能量0.5～1.0 J，脉冲10～15 Hz。采用前后位透视确定激光探头正对突出椎间盘部位。在椎间盘内，椎间盘后部缺口和纤维环的消融都是内镜直视下进行的。当通过纤维环上的裂缝看到减压的硬膜囊和出口神经根灵活移动时，手术可以停止。

在透视监测下完成PECD手术后，采用一次性使用置入系统将设计简化的植入物置入椎间隙。通过旋转扩张手柄使植入物在椎间隙内形成最终扩张形态。为避免植入物在椎间隙中位置不佳，在扩张过程中，需在影像监视旋转扩张手柄。一旦达到目标位置，将植入物从置入系统上脱离（图6.6、6.7）

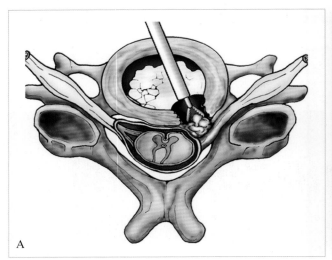
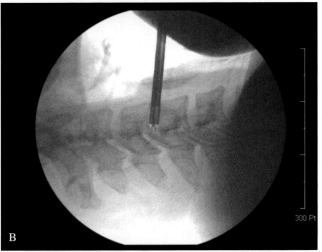

图6.5 选择性内镜下椎间盘切除。纤维环被充分固缩后，在内镜直视下用髓核钳选择性摘除突出的椎间盘。

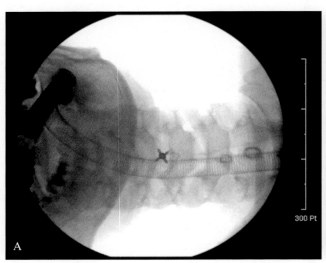
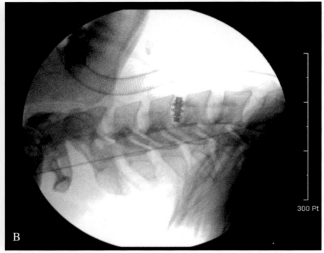

图6.6 术中影像监视下颈椎扩张器的置入。在透视监测下完成PECD手术后，采用一次性使用置入系统将设计简化的植入物置入椎间隙。通过旋转扩张手柄使植入物在椎间隙内形成最终扩张形态。一旦达到目标位置，将植入物从置入系统上脱离。

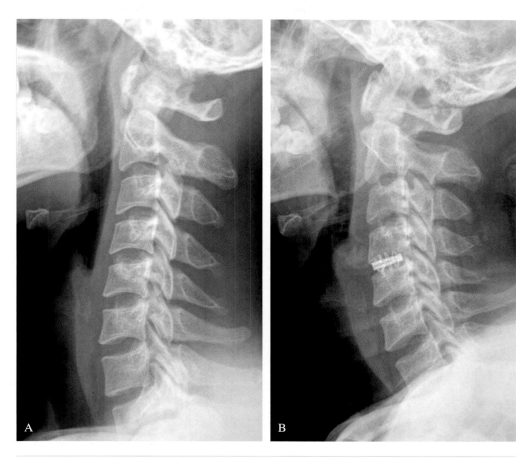

图 6.7 术后颈椎序列变化。A. 术前颈椎侧位片显示颈椎后凸；B. 术后颈椎侧位片颈椎后凸改善。

术后管理

为预防并发症，术后患者需监测 3 h，如果 24 h 后没有并发症出现可以出院。推荐术后口服抗生素和镇痛药物。根据患者的具体情况采用颈托保护 3 ～ 14 天。如果患者术后出现持续疼痛不适，给予适当的药物和采用类固醇激素、利多卡因的硬膜外注射均可有效帮助患者的恢复。这种治疗具有椎间盘减压和类固醇激素减轻局部炎性反应的双重机制。在术后 6 周开始进行 1 周 2 次的颈部肌肉的康复训练及逐渐增加活动度，练习 3 个月。

临床结果

作者所在的医院从 2001 年 1 月至 2006 年 10 月连续 33 例患者采用了 PECD 手术治疗后置入了 B-Twin 固定器。年龄 28 ～ 78 岁，平均年龄 46.9 岁，其中 18 例男性，15 例女性。患者采用 VAS 评分系统评估颈部疼痛及放射痛的程度。疗效评估采用颈部功能障碍指数（NDI）进行评估。患者的满意度采用改良的 MacNab 标准进行评估。平均随访周期为 29.6 个月，平均住院日为 3.2 天。VAS 颈部疼痛评分从 6.1 分显著下降到 1.6 分（$P < 0.0001$）。放射痛的 VAS 评分从 6.8 分下降到 1.6 分（$P < 0.0001$）。

NDI 指数从 47.6 改善到 14.3（$P < 0.0001$）。总体而言，33 例患者中有 28 例取得了较好的治疗效果（优良率为 84.8%）。在随访中，有 2 例患者由于减压不彻底转为开放手术（ACDF）。没有出现永久性神经损伤及感染的患者。

并发症及预防

首先，对于颈动脉、食管、气管、甲状腺等邻近组织器官的损伤必须避免。因此，术者须识别颈动脉并触及其搏动以确保在操作时使其远离脊柱穿刺针和工作通道。而且，操作者需在前后位透视下确认穿刺针及工作通道的位置，其示指必须触及颈椎椎体前壁以免损伤重要结构。为避免脊髓损伤，术者必须在侧位片透视确认导丝尖端、环钻、髓核钳及激光发射器的位置，以确保这些器械的末端不能超过椎体后缘连线 2 mm。椎间盘内操作时应采用冰生理盐水与抗生素的混合液持续冲洗，以免出现感染及血肿。

讨 论

特殊设计的 B-Twin 椎间融合装置适用于微创技术，只需进行较少的组织分离。这种内植物在放置到椎间时处于紧缩状态，只需大约直径为 5 mm 的空间。通过置入系统装置，该内置物可以扩张到最终状态，可达到足够维持椎间隙的高度。在本章中，我们阐述了一种与开放手术（ACDF）不同的用于治疗由颈椎椎间盘突出导致的放射痛或盘源性疼痛的新技术，证明了可以在局部麻醉下施行经皮颈椎椎间盘切除术及内固定术。这种微创技术可以保护颈椎前方结构和稳定性，防止术后脊椎后凸畸形，并将与入路相关的并发症降至最低。这一技术同样具有不影响美观的良好效果，减少了手术时间和住院时间，可使患者早日回到日常活动中。如果手术失败，还可以选择开放手术治疗。尽管本研究中未发现严重的并发症，但目前的研究处于早期探索中，病例的积累比较少。为了评估目前这项新技术的优势后期需要进行随机对照试验或高质量的队列研究。

参考文献

1. Ahn Y, Lee SH, Lee SC, Shin SW, Chung SE. Factors predicting excellent outcome of percutaneous cervical discectomy: analysis of 111 consecutive cases. *Neuroradiology* 2004;46:378–84.

2. Ahn Y, Lee SH, Shin SW. Percutaneous endoscopic cervical discectomy: clinical outcome and radiographic changes. *Photomed Laser Surg* 2005;23:362–8.

3. Bulger RF, Rejowski JE, Beatty RA. Vocal cord paralysis assoicated with anterior cervical fusion: considerations for prevention and treatment. *J Neurosurg* 1985;62:657–61.

4. Flynn TB. Neurologic complications of anterior cervical interbody fusion. *Spine* 1982;7:536–9.

5. Thorell W, Cooper J, Helbusch L, Leibrock L. The long-term clinical outcome of patients undergoing anterior cervical diskectomy with and without intervertebral bone graft placement. *Neurosurgery* 1998;43:268–74.

6. Riew KD, Sethi NS, Devney J, Goette K, Choi K. Complications of buttress plate stabilization of cervical corpectomy. *Spine* 1999;24:2404–10.

7. Ahn Y, Lee SH. Percutaneous endoscopic cervical fusion with expandable holder: case report of initial technique. *J Min Invasive Spinal Tech* 2002;2:8–9.

8. Ahn Y, Lee SH, Chung SE, Park HS, Shin SW. Percutaneous endoscopic cervical discectomy for discogenic cervical headache due to soft disc herniation. *Neuroradiology* 2005;47:924–30.

（徐海栋 译，叶晓健 校）

第7章

经皮内镜下前路颈椎间盘切除术
Endoscopic anterior cervical discectomy

Alvaro Dowling

概　述

在颈椎前路手术开展的早期，其手术结果往往并不理想。直到 20 世纪 20 年代初期，这种情况才得到改善。颈椎前路手术与早期的后路手术相比是一种明显的进步，因其不需要对脊髓进行处理。Robinson 与 Smith[1] 等最早开展了颈椎前路椎体次全切融合手术（ACDF），其以自体髂骨块代替切除的组织以维持椎间盘的高度并保证最终融合。Cloward[2] 于 1958 年发表了著名的环锯减压法，植入巨大的骨块以保证椎体高度，但其植骨块塌陷的概率较大。Bailey and Badgley[3]，Bhalla and Simmons[4]，Emery[5] 等提出了基于大面积骨块移植理论的不同减压方法。直到 20 世纪 70 年代，Parviz Kambin[6] 与 Sadahisa Hijikata[7] 首次提出了治疗腰椎的经皮髓核摘除术。Tajima[8] 等于 1981 年最早开展了颈椎经皮髓核摘除术，从此以后，出现了三种颈椎微创外科技术。Gastambide[9] 与 Bomert[10] 等开展了人工经皮颈椎髓核摘除术，Theron[11]，Algara[12] 和 Herman[13] 等在此基础上开展了自动化经皮颈椎椎间盘切除术，Siebert[14]，

Hellinger[15] 与 Bonati[16] 等报道了经皮激光颈椎减压术。尽管常规的颈椎前路开放手术仍在普遍进行，但其争议不断，主要争论的焦点是手术后是否需要进行融合。多项研究证实，在未进行前路融合的患者中，手术成功率高达 90%[7-21]。随后几十年脊柱颈椎外科取得了较快发展，1996 年 HD Jho 基于微创"功能脊柱外科"的理念，首次进行了颈椎前路微创经椎间孔髓核摘除术，将压迫物经前路直接切除，为保留椎体的活动，未进行植入物融合。从那时起，技术的进步和内镜系统的发展改变了脊柱外科医生治疗椎间盘突出的方式。微创手术逐渐得到外科医师的认可，许多患者采用内镜下前路颈椎间盘切除术（EACD）而不进行融合的治疗方式也获得了很好的疗效[22, 23]。EACD 可在持续可视条件下充分减压，且手术时间短。此外，与常规前路减压手术相比 EACD 还具有以下优点：

- 易到达受压的神经根
- 可以高清显示解剖结构
- 25° 角的光学系统可提供良好的照明和广阔的视野

另外，由于手术时间短，术后康复快和术后

费用低，这种手术被认为是一种更加经济的手术。而且，EACD 保留了脊柱运动节段的稳定性，相关软组织损伤小，患者接受程度高[24, 25]。

适应证

纳入标准：MRI 或 CT 证实的单侧或双侧神经根型颈椎病，伴或不伴有肌力下降的上肢放射痛，经保守治疗 4 个月无效。

排除标准：椎体纵向压缩大于 1/2，椎体节段高度不稳或畸形，进展型脊髓型颈椎病，严重的椎间孔狭窄，同节段开放手术史，伴有严重椎间隙狭窄的颈椎病（明显的骨刺）；合并严重的阻碍内镜进入椎间隙的骨赘。

解剖注意事项

在前路颈椎间盘切除术中，由于疏忽导致颈前组织结构损伤的各种并发症曾被报道，如食管、喉返神经、椎体血管和颈动脉等的损伤[26-29]，掌握邻近组织的解剖学关系和相关变异对于防止这些并发症至关重要。

颈总动脉分支

颈动脉分支通常位于 C3-C4 或 C4-C5 水平，但在变异情况下分支可能位于颈部的任何水平[30-32]。许多研究证实，颈动脉支向上可能达 C1 水平，向下可位于 T2 水平，而且可能左右位置不对称。解剖结构多样性的关键点在于当颈动脉分支处于低位且术者又未足够重视时，可能会引起并发症。

椎前结构

颈部椎体前结构分区明显，易于分离，但同时，许多重要的神经结构位于此，所以术者需精确进行每一步操作。因食管紧贴 C7 椎体左侧，所以对于常规的颈椎手术多采用右侧入路。通常情况下，食管紧贴颈椎椎体与椎间盘的前表面。Gulsen 等[31] 定义了椎体距食管最小距离为椎体中线到食管的距离，其平均值为 1.1 mm。而椎体侧面如右侧颈长肌与食管间隙则较大，这关系到内镜手术的入路与位置。

操作器械

该手术需要以下操作器械（图 7.1）：

- 18 mm 穿刺针
- 导丝
- 扩张套管
- 工作套管
- 2 mm 椎板咬骨钳

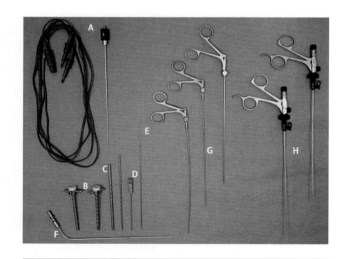

图 7.1　内镜下前路颈椎间盘切除术所需器械。A. 射频；B. 工作套管；C. 扩张套管；D. 穿刺针；E. 克氏针；F. 吸引管；G. 髓核钳；H. 环锯。

- 环锯
- 内镜系统
- 双极射频
- 钬激光

与任何内镜脊柱外科一样，术者必须经严格的训练同时配以高清晰度的图像系统以避免任何可能出现的并发症。

手术技术

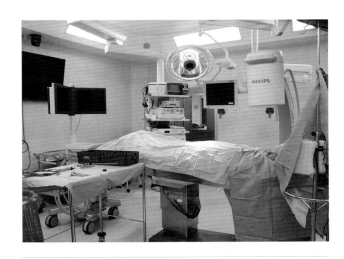

图 7.2 手术室设备摆放。患者颈前部皮肤被暴露，C 型臂位于手术切口和术者的对侧。

体位

患者取仰卧位，颈椎轻度过伸，颈下垫 7 cm 厚短圆形颈垫制动，患者双膝固定于手术床上，上肢固定于躯干两侧。C 型臂透视机置于手术切口对侧，术者的位置经常位于手术切口的同侧，显示器置于其前方，但这取决于术者不同的选择（图 7.2）。以记号笔标记胸锁乳突肌内缘，颈正中线，胸骨上缘及 C 型臂透视侧位像上的椎间隙前后缘连线。患者头面部周围用无菌巾覆盖，露出面部，以利于麻醉师观察患者或与其交谈。

前路内镜下颈椎间盘切除术

EACD 需在局部浸润麻醉、镇静和患者保持清醒的状态下进行。根据颈椎正侧位透视确定颈椎手术节段。根据术者的习惯进针点可位于椎间盘突出的同侧或对侧，用手指在气管和胸锁乳突肌之间向椎体前面推压触及椎体表面，把喉和气管推向内侧，颈动脉推向外侧（图 7.3）。在影像监视下将 18 G 穿刺针沿示指缘以 25°角穿入椎间隙。用神经根激惹实验辨别出髓核突出的正确位置。可用 1～2 ml 靛胭脂明确椎间盘退变的情况（可选）。然后于皮肤做 1 cm 切口，并置入导丝，退出穿刺针，用 2.5～3.5 mm 的扩张套管扩张皮肤通道最终将工作套管置入至病灶位置，开始行椎间盘切除。

有时椎体前缘突出的骨刺会阻碍器械的插入，此时必须将它逐步切除。从这一步开始，术者的每一步操作都要在高清监视器下进行。纤维环由射频刀或环锯打开，一旦进入椎间盘，突出的椎间盘组织可通过内镜髓核钳取出（图 7.4）。为了更有效地摘除突出的髓核组织，减压应到达椎体最后缘，此处多为纤维和软骨组织。可用双极射频气化消融突出的髓核组织以消除对脊髓的压迫。为防止颈椎局部后凸畸形，应保留椎间盘的前半部分。残余的椎间孔骨赘可通过钬激光汽化、椎板咬骨钳，环锯或刨削器切除。整个过程必须小心，以避免神经根的损伤。切除突出髓核组织后，以射频刀进行最后的髓核及纤维环成形术。注意在操作的同时需要用生理盐水对脊髓及神经根连续不断地冲洗，以避免局部热量传递造成神经损伤。术者需观察到明显的硬膜搏动，同时询问患者疼痛是否消除以确认减压是否彻底。最后移除手术器械并缝合皮肤伤口，平均手术时间约 40 min。

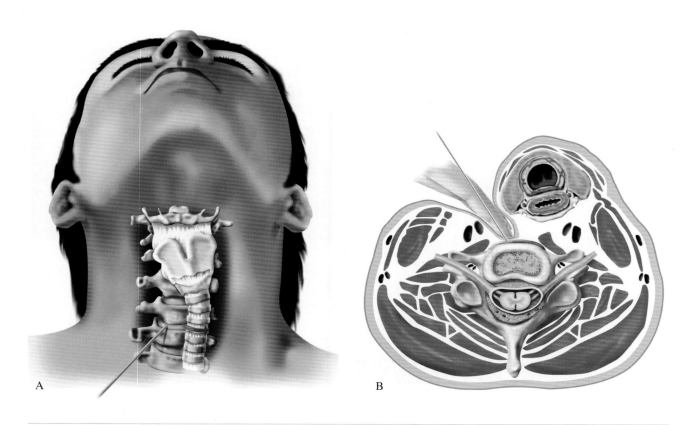

图 7.3　内镜下前路颈椎间盘切除术的手术路径。A. 患者仰卧位，颈部中立位，术者将喉与气管轻轻推向内侧，将颈动脉推向外侧；B. 用手指于气管和胸锁乳突肌之间向颈椎椎体前面推压，用另一只手置入导针（插图由 maurcio Sepulveda 提供）。

术后护理

术后 20 min，物理治疗师确认运动功能完好，无手术并发症。患者可当天出院，带药 7 天回家（如扑热息痛）。根据患者病情，酌情佩戴颈围保护 14 天。可进行为期 1 个月的针对促进颈椎稳定及改善残留症状的物理治疗。

作者团队的经验

2009 年 1 月至 2011 年 10 月作者的团队采用内镜技术在患者清醒镇静状态下施行了 28 例颈椎前路椎间盘切除术。所有患者均表现为颈部和手臂疼痛，并至少经 4 个月的保守治疗无效。合并颈椎管狭窄或脊髓型颈椎病的患者被排除在外。本组患者平均随访时间 20 个月，其中最短 14 个月，最长 28 个月。临床结果采用颈部残疾指数（NDI），及视觉模拟评分法（VAS）评估颈部和手臂疼痛程度。平均手术时间为 40 min（30 ~ 70 min），术后平均住院时间为 5 h。该组患者平均 NDI 评分从 60% 改善至 21%。颈部与上肢 NDI 评分分别由 12.8% 和 16% 降至 5.2% 和 4.4%。颈椎与上肢疼痛 VAS 评分亦明显降低（$P<0.05$）。本组无吞咽困难，食管损伤等严重并发症发生。1 例患者术后出现皮下血肿，3 周后恢复。两例患者出现手术相关并发症，均表现为上肢持续性放射痛。检查发

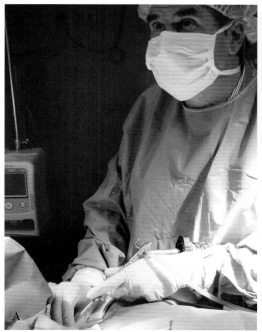

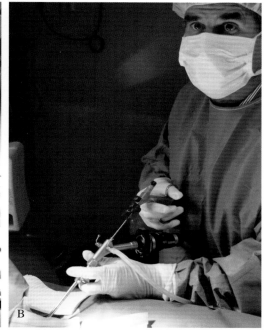

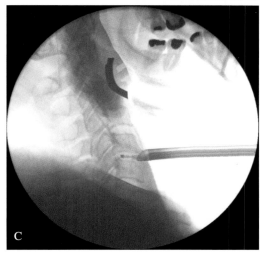

图 7.4　A. 退出穿刺针, 随即置入直径为 2.5 ～ 3.5 mm 的扩张套管, 并最终置入工作套管; B. 术者通过高清视频仔细观察椎间盘切除的每一步操作, 首先用射频打开椎间盘纤维环, 然后将内镜钳通过工作套管插入; C. 侧位 X 线透视确认内镜钳进入椎间盘的正确位置。

现其中 1 例仍存在椎间盘突出, 另 1 例椎间隙高度丢失超过了原来的 50%, 这两例分别于 3 周和 6 周后进行前路颈椎融合术。

讨　论

在过去的十年中, 传统的开放颈椎间盘切除术（不管是否融合）一直被认为是颈椎间盘突出的标准治疗方式 [26, 33, 34]。目前, 在美国该手术每年仍开展约 12.5 万例 [35]。尽管已证实该手术可以取得较好的疗效, 但为了避免椎间高度丢失、假关节形成、邻近节段退变等相关并发症, 许多外科医生仍在寻求其他方法治疗椎间盘疾病 [36-38]。虽然有革新意义的 Cage 被引进医疗市场 [39-41], 但我们发现 Cage 融合术会导致邻近节段压力增加并加速邻近节段的退变, 这也是微创技术与非融合技术目前如此受欢迎的原因。在套管内进行内镜下的手术，不仅提供了放大的手术视野，而且提高了手术的安全性，还能在高清视野下确保充分摘除突出的颈椎间盘，因此减少了手术时间和组织损伤[26, 42-46]。虽然损伤总是难以避免，但是熟悉椎间盘突出的病理表现以及其相关解剖结构是唯一减少临床并发症的必要措施。

如前所述，当进行 EACD 操作时，必须充分考虑到相关组织结构的解剖关系。根据笔者的经验，C4-C5 和 C5-C6 椎间盘突出是比较容易达到的。而 C2-C3 水平的椎间盘突出，则不适合采用这种技术，因为下颌骨可能会阻挡工作套管置入。不同患者的颈总动脉分叉的位置并不相同，术者必须意识到这一点，以避免通过这个潜在危险的路径或通道置入内镜器械时损伤颈总动脉，特别是对那些颈总动脉分叉位置较低的患者，因为他们的颈总动脉横断面的直径比较宽。开放颈前路颈椎间盘切除术的所有并发症也有可能发生在内镜手术中，但其发生率较低，这归功于其手术切口较小和对周围的组织影响少[37, 44, 47]。尽管传统颈前路颈椎间盘切除术的成功率很高，当进行融合后，术后吞咽困难成为常见的并发症之一[48, 49]。Riley 等[51] 报道在行常规颈前路减压融合手术的患者中，经过两年的随访，术后吞咽困难的发生率约为 21.3%。有作者甚至使用可视喉镜对行常规颈前路减压融合术后出现吞咽异常的患者进行检查[51]。据 Fogel 和 McDonnell[52] 报道在去除颈椎内植入物时发现食管和椎前筋膜广泛粘连，认为这可能是导致 ACDF 手术后吞咽困难的原因[53]。EACD 通常不需要进行椎间融合与内固定的置入，但是手术操作不可避免的会影响到周围组织，从而引起椎前软组织的水肿，进而可能导致吞咽困难。为避免此并发症的发生，我们通常利用右侧颈长肌内缘与食管间隙较大的解剖特点，通过右侧操作，以尽可能减少术后吞咽困难的发生。

通过侧位透视观察导丝与内镜钳从前路进入到椎间盘的深度是非常重要的。在一些患者中，椎间盘内的髓核结构碎裂、移位导致髓核内结构紊乱时，需要做髓核成形术。髓核成形术能够在不影响周围组织结构的情况下减少退变椎间盘内的容量及压力，仅需消融少量的髓核组织就可显著降低椎间盘的压力，继而减轻对神经根的压迫[38]。

根据笔者的经验，相对于传统的颈前路减压融合手术，EACD 具有以下优点：微创、术中视野佳、可实现对神经根的直接减压，在一些患者中可保存椎间盘并保留邻近椎节活动度，患者接受度高[44, 54]。另一个较明显的优点是手术在患者清醒，局部麻醉和镇静的情况下进行，患者清醒使 EACD 具备主动的神经保护的优点，进而提高了手术成功率[38]。第 10 章对其优点进行了更为详细的描述。Scott 等[55] 在其研究中提到，EACD 同样有可能损伤喉返神经以及颈部血管，所以开展此项技术需在具有修复血管的材料及设备的综合性诊所或医院中开展。另外作者建议，当极个别的患者颈部的解剖情况较复杂时，应扩大颈部切口至 15 mm 以确保手术设备顺利到达病变椎间盘。

不论是否重建椎间隙，术后颈椎后凸畸形仍是关注的焦点。根据作者的经验，ACDF 手术所致的颈椎后凸畸形并不多见，作者认为这两种手术的术后颈椎后凸畸形的发生率无明显差别，此观点亦被众多研究证实[17, 20, 25, 36]。

该手术需要一个明显的学习曲线已被许多专家认同[46, 47, 56-58]。相对于其他内镜手术，EACD 需要特殊的手术培训。

结　论

EACD 是一种安全，有效的微创治疗颈椎间盘突出症的手术方法。作者的经验与相关循证医学研究都证实，EACD 能以最小的组织损伤及最低的并发症发生率实现对病变椎间盘进行有效且可控的减压。相对于常规开放颈前路手术而言，术者要一丝不苟地掌握颈椎结构的解剖知识以及正确的手术操作，以避免部分远期并发症。尽管如此，术者在手术过程中也应做好应对手术并发症的准备。

颈椎内镜外科的应用指征越来越广泛，可用于前路颈椎间盘摘除、椎间孔成形、解除颈神经根压迫等操作。但尚需大样本前瞻性随机对照研究，以明确 EACD 与常规颈前路开放手术的优劣。接受这种手术的患者越来越多，因为术后恢复快，早期重返工作和临床效果出色是 EACD 手术的优势所在。

致谢

作者非常感谢他的同事对本章做出的重要贡献：人体运动学家 Camila Gracia Voss 女士和麻醉师 Carlos Rodrigo Torres Ciappa 医师。

参考文献

1. Robinson R, Smith G. Anteriorlateral cervical disc removal and interbody fusion for cervical disc syndrome. *Bull Johns Hopkins Hosp* 1955;96:223–4.

2. Cloward R. The anterior approach for removal of ruptured cervical disks. *J Neurosurg* 1958;15:602–17.

3. Bailey R, Badgley C. Stabilization of the cervical spine by anterior fusion. *J Bone Joint Surg Am* 1960;42:565–94.

4. Simmons EH, Bhalla SK. Anterior cervical discectomy and fusion. A clinical and biomechanical study with eight-year follow-up. *J Bone Joint Surg Br* 1969;51:225–37.

5. Emerey S. Cervical spondylotic myelopathy: diagnosis and treatment. *J Am Acad Othop Surg* 2001;9:376–88.

6. Kambin, P, Shaffer JL. Percutaneous lumbar discectomy. Review of 100 patients and current practice. *Clin Orthop* 1989;238:24–34.

7. Hijikata S. Percutaneous Nucleotomy. a new concept technique and 12 years experience. *Clin Orthop* 1989;238:9–23.

8. Yamakawa H, Tajima T, Sakamoto H. Diskectomy cervicale percutanee. *Rev Med Orthop* 1989;17:7–10.

9. Gastambide D. *Percutaneous Cervical Discectomy Nonautomatized*. Seoul, South Korea: SICOT, ISMISS, 1993.

10. Bornert D. Cure chirugicale de hernie cervicale par voie anterolaterale percutanee: analyse de six ans d'experience. In: Gieda Rachis, Paris, Francia;1994:15–17.

11. Theron J, Huet H, Courtheoux F: Percutaneous automated cervical discectomy. *Rachis* 1992;4:93–105.

12. Algara M. Automated percutaneous cervical discectomy. In: Fourth Annual Meeting of the European Spine Society,. Bochum, Germany, September 16–18, 1993.

13. Herman S, Nizard R, Witvoet J. La disectomie percutanee au rachia cervical, Rachis cervical degeneratif et traumatique. French Scientific Expansion 1994:160–6.

14. Siebert W. Percutaneous laser discectomy of cervical discs preliminary clinical results. *J Clin Laser Med Surg* 1995;13:205–7.

15. Hellinger J. Nonesdoscopic percutaneous 1064 Nd:YAG laser decompression. In: Third Symposioum on Laser-assisted Endoscopic and Arthroscopic Intervention in Orthopaedics, Zurich, 1994.

16. Bonati A. Percutaneous cervical laser discectomy. In: International Meeting of Laser Surgery, San Francisco, CA, 1991.

17. Bertalanffy H, Eggert H. Clinical long term results of anterior discectomy without fusion for treatment of cervical radiculopathy and myelopathy. A follow-up of 164 cases. *Acta Neurochir (Wien)* 1988;90:127–35.

18. Bertalanffy H, Eggert H. Complications of anterior cervical discectomy without fusion in 450 consecutive

patients. *Acta Neurochir (Wien)* 1989;99:41–50.

19. Clement D, O'Leary P. Anterior cervical discectomy and fusion. *Spine* 1990;15:1023–5.

20. Donaldson JW, Nelson PB. Anterior cervical discectomy without interbody fusion. *Surg Neurol* 2002;57:219–24.

21. Maurice-Williams RS, Dorward NL. Extended anterior cervical discectomy without fusion: a simple and sufficient operation for most cases of cervical degenerative disease. *Br J Neurosurg* 1996;10:261–6

22. Robertson JT, Johnson SD. Anterior cervical discetomy without fusion: long term results. *Clin Neurosurg* 1980;27:440–9.

23. Tegos S, Rizos K, Papathanasiu A, Kyriakopulos K. Results of anterior discectomy without fusion for treatment of cervical radiculopathy and myelopathy. *Eur Spine J* 1994;3:62–5.

24. Tan J, Zheng Y, Gong L, et al. Anterior cervical discectomy and interbody fusion by endoscopic approach: a preliminary report. *J Neurosurg Spine* 2008;8:17–21.

25. Yao N, Wang Ch, Wang W, Wang L. Full-endoscopic technique for anterior cervical discectomy and interbody fusion: 5-year follow-up results of 67 cases. *Eur Spine J.* 2011;20:899–904.

26. Fraser JF, Hartl R. Anterior approaches to fusion of the cervical spine: a metaanalysis of fusion rates. *J Neurosurg Spine* 2007;6:298–303.

27. Ito H, Mataga I, Kageyama I, Kobayashi K.Clinical anatomy in the neck region the position of external and internal carotid arteries may be reversed. *Okajimas Folia Anat Jpn* 2006;82:157–67.

28. Mayfield FH. Cervical Spondylosis: a comparison of the anterior and posterior approaches. *Clin Neurosurg* 1965;13:181–8.

29. Osborn A. *Diagnostic Cerebral Angiography*, 2nd edn. Philadelphia, PA: Lippincott Williams & Wilkins, 1999: 62–3.

30. Gray H. The carotid system arteries in Williams PL, Warwick R (eds), *Gray's Anatomy*, 36th edn. Edinburgh: Churchill Livingstone, 1980: 676–92.

31. Gulsen S, Caner H, Altinors N. An anatomical variant: low-lying bifurcation of the common carotid artery, and its surgical implications in anterior cervical discectomy. *J Korean Neurosur Soc* 2009;45:32–4.

32. Lo A, Oehley M, Bartlett A, et al. Anatomical variations of the common carotid artery bifurcation. *Aust NZ J Surg* 2006;76:970–2.

33. Baba H, Furusawa N, Tanaka Y, et al. Anterior decompression and fusion for cervical myeloradiculopathy secondary to ossification of the posterior ligament. *Int Orthop* 1994;18:204–9.

34. Chen Y, Chen D, Wang X, et al. Anterior corperectomy and fusion for severe ossification of posterior longitudinal ligament in the cervical spine. *Int Orthop* 2009;33:477–82.

35. Wigfield CC, Nelson RJ. Nonautologous interbody fusion materials in cervical spine surgery: How strong is the evidence to justify their use? *Spine (Phila Pa 1976)* 2001;26:687–94.

36. Abd-Alrahman N, Dokmak AS, Abou-Madawi S. Anterior cervical discectomy versus anterior cervical fusion: clinical and radiological outcome study. *Acta Neurochir (Wien)* 1999;141:1089–92.

37. Kahanovitz N, Viola K, Goldstein T, et al. A multicenter analysis of percutaneous discectomy. *Spine (Phila Pa 1976)* 1990;15:713–15.

38. Lee S, Ahn Y, Choi W, Bhanot A, Shin S. Immediate pain improvement is a useful predictor of long-term favorable outcome after percutaneous laser disc decompression for cervical disc herniation. *Photomed Laser Surg* 2006;24:508–13.

39. Hellbusch LC, Spangler WJ, Bowder A. Radiographic PEEK double-lucency finding after anterior cervical discectomy and fusion with local autograft and PEEK spacer: a preliminary study. *J Neurosurg Spine* 2012;16:248–50.

40. Liu H, Ploumis A, Li C, Yi X, Li H. Polyetheretherketone cages alone with allograft for three-level anterior cervical fusion. *ISRN Neurol* 2012;452703.

41. Oh JK, Kim TY, Lee HS, et al. Stand-alone cervical cages versus anterior cervical plate in 2-level cervical anterior interbody fusion patients: clinical outcomes and radiologic changes. J *Spinal Disord Tech 2012 Feb 23. [Epub ahead of print]*

42. Fountas KN, Kapsalaki EZ, Nikolakakos LG, et al. Anterior cervical discectomy and fusion associated complications. *Spine* 2007;32:2310–17.

43. Hauerberg J, Kosteljanetz M, Boege-Rasmussen T, et al. Anterior cervical discectomy with or without fusion

with ray titanium cage: a prospective randomized clinical study. *Spine* 2008;33:458–64.

44. Lee SH. Comparission of percutaneous endoscopic discectomy to open anterior discectomy in cervical disc herniations. *J Min Inv Spinal Tech* 2001;1:17–19.

45, Peng-Fei S, Yu-Hua J. Cervical disc prosthesis replacement and interbody fusion: a comparative study. *Int Orthop* 2008;32:103–6.

46. Ruetten S, Komp M, Merk H, Godolias G. Full-endoscopic anterior decompression versus conventional anterior decompression and fusion in cervical disc herniations. *Int Orthop* 2009;33:1677–82.

47. Jian Li J, Yan D, Zhang Z. Percutaneous cervical nucleoplasty in the treatment of cervical disc herniation. *Eur Spine J* 2008;17:1664–9.

48. Baron EM, Soliman AM, Gaughan JP, et al. Dysphagia, hoarseness, and unilateral true vocal cord impairment following anterior cervical diskectomy and fusion. *Ann Otol Rhinol Laryngol* 2003;112:921–6.

49. Bazaz R, Lee MJ, Yoo JU. Incidence of dysphagia after anterior cervical spine surgery: a prospective study. *Spine* 2002;27:2453–8.

50. Riley LH, Skolasky RL, Albert TJ, et al. Dysphagia after anterior cervical decompression and fusion: prevalence and risk factors from a longitudinal cohort study. *Spine* 2005;30:2564–9.

51. Frempong-Boadu A, Houten JK, Osborn B, et al. Swallowing and speech dysfunction in patients undergoing anterior cervical discectomy and fusion: a prospective, objective preoperative and postoperative assessment. *J Spinal Disord Tech* 2002;15:362–8.

52. Fogel GR, McDonnell MF. Surgical treatment of dysphagia after anterior cervical interbody fusion. *Spine J* 2005;5:140–4.

53. Rhyne A, Spector L, Schmidt G, et al. Anatomic mapping and evaluation of the esophagus in relation to the cervical vertebral body. *Eur Spine J* 2007;16:1267–72.

54. Saringer WF, Reddy B, Nobauer-Huhmann I, et al. Endoscopic anterior cervical foraminotomy for unilateral radiculopathy: anatomical morphometric analysis and preliminary clinical experience. *J Neurosurg* 2003;98 (2 Suppl):171–80.

55. Scott M.W. Haufe and Anthony R. Mork. Complications associated with cervical endoscopic discectomy with the holmium laser. *J Clin Laser Med Surg* 2004;22:57–8.

56 Fontanella A: Endoscopic microsurgery in herniated cervical discs. *Neurol Res* 1999;21:31–8.

57. Miccoli P, Berti P, Raffaelli M, et al. Minimally invasive approach to the cervical spine: a proposal. *J Laparoendosc Adv Surg Tech A 2001*;11:89–92.

58. Rubino F, Deutsch H, Pamoukian V, et al. Minimally invasive spine surgery: an animal model for endoscopic approach to the anterior cervical and upper thoracic spine. *J Laparoendosc Adv Surg Tech A* 2002;10:309–13

（李　超译，白一冰 校）

第8章

颈椎后路内镜辅助下微创椎间盘切除术及椎间孔切开减压术

Posterior cervical, endoscopically assisted microdiscectomy and foraminotomy

Jin-Sung Kim

引 言

后路椎间孔切开减压术是公认的治疗伴有神经根症状的退变性颈椎疾病的有效外科手术。1944 年 Spurling 和 Scoville[1]、1947 年 Frykholm[2] 分别率先提出并描述了该技术，随后 Scoville 和 Whitcomb 于 1947 年对其进行了修正[3]。后路椎间孔切开减压术的适应证为位于后外侧的软性椎间盘突出或椎间孔狭窄的患者。

Smith、Robinson 和 Cloward 在 50 年前报道了他们采用颈椎前入路的手术治疗结果后，后路椎间孔切开减压术逐渐淡出人们的视野。然而，近几年随着对微创椎间孔切开减压的改良，准确的适应证选择及其取得的长期随访结果[4-11]，使人们再次燃起对该技术的兴趣。该技术的其他优势还包括不存在前路手术相关并发症。此外，后路椎间孔切开减压术是一种非融合手术，对手术节段的稳定性和活动度几乎没有影响。

METRx 管状牵开器系统（Medtronic Sofamor-Danek, Memphis, TN, USA）的引入，可使外科医生对肌肉进行解剖分离，而不需要像传统后路开放手术那样广泛剥离椎旁肌。后者可伴发术后疼痛增加、术中失血量增加、肌肉痉挛和功能丧失等。因此，采用 METRx 管状牵开器系统进行手术可以明显降低手术入路相关并发症，减少患者术后恢复时间和缩短住院天数[12-14]。

本章的目的是介绍微创颈椎后路椎间孔切开减压术治疗椎间孔型椎间盘突出或椎间孔狭窄导致的单侧神经根症状的操作技术和临床结果。

适应证和禁忌证

纳入标准（框 8.1）如下：
- 单侧神经根性上肢痛（主要症状）
- 明确的神经根刺激临床体征，不伴有明显的颈部轴性痛
- 保守治疗至少 6 周无效

框 8.1 微创后路椎间孔切开减压术的适应证
- 颈椎椎间孔型椎间盘突出
- 颈椎椎间孔狭窄
- 1 或 2 个节段：
  - 主要症状是单侧根性上肢疼痛
  - 有明确的神经根性刺激体征，不伴有明显的颈椎轴性痛
  - 至少 6 周保守治疗无效

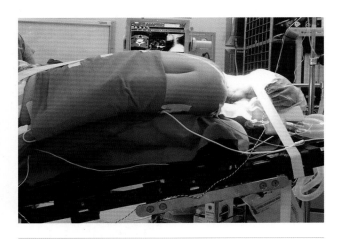

图 8.1　患者俯卧体位。

初发的、急性严重症状和具有 MRI 及 CT 影像学证据支持的椎间孔型椎间盘突出（影像学提示 1 或 2 个节段的侧方椎间盘突出或椎间孔狭窄）。

排除标准：
- 不伴有神经根性症状的中央型椎间盘突出，慢性颈部轴性痛
  - 化脓性椎间盘炎或其他类型的感染
  - 伴有椎体滑脱的椎间盘突出
  - 广泛的颈椎管狭窄
  - 脊髓病变的症状或神经根脊髓病变

外科技术

体位和定位

常规麻醉诱导和气管插管后，患者俯卧位（图 8.1）置于可术中透视的 Wilson 架和 Jackson 手术台上，手术切口位于病变侧。C 型臂透视引导下，在颈背部皮肤和筋膜做 1.6 ~ 2.0 cm 小切口，对于 2 个节段的手术操作，切口位于两病变节段的中间部位。用手指依次分离颈夹肌、头半棘肌、颈半棘肌。手术医师可触及椎板接合部和椎板间隙，然后顺序置入连续扩张器，METRx 管状牵开器置于骨皮质表面。连续扩张器按照顺序依次置

入后，将合适的工作通道置于最后一个扩张器内，用弹性固定臂夹紧，固定于手术台。放置管道牵开器顶端，用于暴露上下椎板的侧面部分以及椎间结合的中间部分。

椎板椎间孔切开减压术

使用单极电凝将肌肉和软组织从骨面剥离干净。剩余软组织从该区域剥离清楚以充分暴露关节突关节、侧块和椎板结合处。然后将硬式内镜固定于管状牵开器内。内镜提供了高质量影像，可以在手术中辅助外科医生。它包含一个金圈用于内镜定向，一个黑圈用于影像质量的调节。但这种内镜的使用可以看成是二维手术，因此一些外科医生在手术操作中喜欢使用手术显微镜。4 mm 金刚钻、高速钻头（Black Max, Anspach, Palm Beach Gardens, FL, USA）很受欢迎，因为其可提供神经组织的安全性和骨组织的止血效果。在一些需要小范围椎间孔切开减压的病例中，会使用 3 mm 钻头。

骨切除始于上下椎板的外侧部分，然后移向下关节突的中间部分。持续打磨直到上关节突的内侧面完全暴露。有时候为了安全而准确的打磨，

需要使用 2 mm 或 3 mm 的钻头。接着打磨上方及剩余椎板，直到可见薄层深面皮质骨。下一步使用 45° 小刮勺和 1 mm 椎板咬骨钳切除覆盖于神经根孔和椎管侧方的软组织。使用剥离钩子和相同的 1 mm 椎板咬骨钳切除黄韧带，显露侧方硬膜囊和神经根。

如果出现硬膜外出血，可以使用填充有凝血酶活性因子的明胶海绵或 Floseal（Baxter Healthcare Corporation, USA）进行填塞止血。作者团队反对使用双极电凝，如果需要应限制于低强度模式。最后使用探针仔细检查椎间孔的情况，特别要检查头侧和尾侧椎弓根以保证神经根彻底减压。在闭合伤口和麻醉唤醒以后，患者可在病房内活动，3 天后出院。依照该外科技术，单侧根性上肢痛的患者行病变节段手术治疗，术前、术后的影像学资料分别提示单侧神经痛的病因和充分减压后的情况（图 8.2 ~ 8.5）。

椎间盘切除术

在椎间盘突出的病例中，通过腋部轻柔地牵开硬膜囊和神经根以暴露病变椎间盘（图 8.6）。如果伴有椎间孔狭窄，从内侧到外侧沿着神经根走行打磨和刮除神经根管表面骨质。手术医生需要时刻查验神经根是否减压彻底。经确认彻底减压、用显微镜松解神经根后，使用双极电凝控制出血。然后使用 1 ~ 2 根可吸收缝线间断缝合筋膜，使用反向缝合法缝合皮下组织。

术后处理

麻醉恢复后，鼓励患者立刻下床活动。术后静脉使用抗生素 3 天，口服抗生素 4 天。术后即刻使用抗炎药、肌松药和镇痛药。患者术后 3 天左右去除伤口引流后出院。术后患者佩戴颈部支具 4 周。

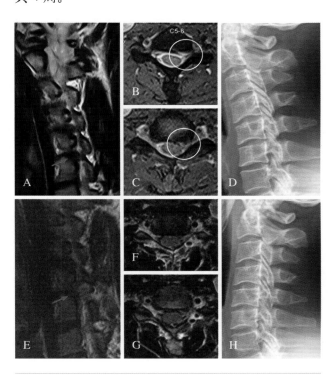

图 8.2　A. 术前矢状位磁共振扫描提示 C5-C6 椎间孔型椎间盘突出（红色箭头）；B、C. 轴位 MR 扫描提示 C5-C6 左侧椎间孔型椎间盘突出（圆圈）；D. 侧位片提示因严重神经根激惹导致的颈椎后凸成角；E. 术后矢状位 MR 扫描提示 C5-C6 椎间孔彻底减压（红色箭头）；F、G. 术后轴位 MR 扫描提示 C5-C6 神经根彻底减压；H. 术后侧位片提示矢状位序列重建。

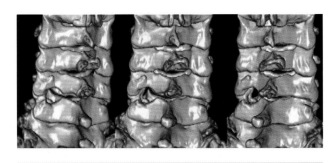

图 8.3　术后三维 CT 重建后面观，显示椎间孔狭窄行减压术后的小孔洞，证明了术中对 C5-C6 左侧关节突关节进行了充分保护。

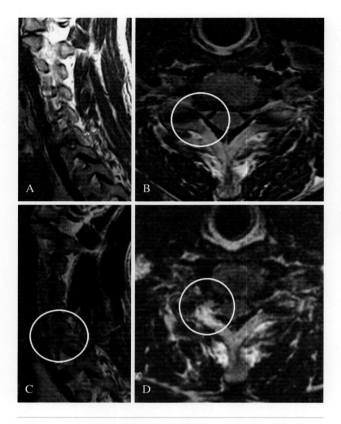

图 8.4 A. 术前矢状位 MR 扫描提示 C6-C7 椎间孔型椎间盘突出（红色箭头）；B. 轴位 MR 扫描提示 C6-C7 右侧椎间孔型椎间盘突出（圆圈）；C. 术后矢状位 MR 扫描提示 C6-C7 椎间孔彻底减压（圆圈）；D. 术后轴位 MR 扫描提示 C6-C7 右侧神经根彻底减压。

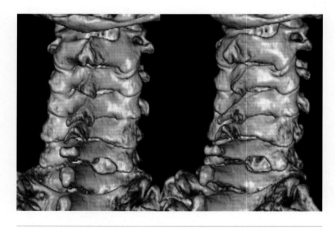

图 8.5 术后三维 CT 重建后面观，显示 C6-C7 右侧椎间孔切开减压小孔洞。

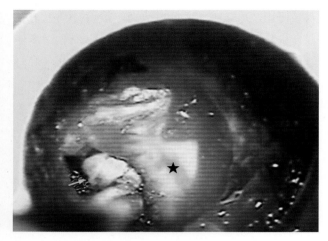

图 8.6 术中影像显示破裂的椎间盘髓核碎片（黄色箭头）和神经根（★）。

结果

从 2009 年 9 月至 2011 年 1 月，对 24 例患者共计 28 个节段进行了该项手术。其中男性 19 例，女性 5 例，平均年龄 50.2 岁（37 ~ 69 岁）。4 例患者需要进行 2 个节段减压手术，另外 20 例行单节段病变手术。3 例在随访中丢失，但随访到术后 3 个月时，他们的临床结果很好。症状持续时间平均 11.6 个月（6 ~ 23 个月）。所有患者均成功解除根性疼痛。术前上肢疼痛视觉模拟评分（VAS）平均 7.7 分，术后改善为 1.8 分（$P<0.001$）。Oswestry 残疾指数（ODI）从术前平均 47.7% 改善为术后最后一次随访平均 10.3%（$P<0.001$）。没有病例存在不稳定或复发。但有 3 例患者由于病变节段残留疼痛和感觉麻木，接受了 X 线透视引导下的选择性神经根阻滞术，术后上肢不适感明显改善。另外 21 例中的 5 例由于残留感觉麻木需要使用 1 ~ 3 个月的药物（普瑞巴林）治疗。没有患者出现中到重度的颈椎轴性疼痛。

仅有的并发症是在 1 例患者中出现硬膜囊撕裂，并通过使用纤维蛋白胶和卧床休息进行了很好的治疗。手术时间平均 110 min。术中及术后即刻未出现其他并发症。

并发症

尽管 PCM 具有避免前路手术中各种并发症的优点（如声撕、食管或血管损伤、骨移植相关植入失败、颈椎前路移植相关并发症），但其仍存在很多缺点，包括手术适应证窄、术后颈背痛、后凸进展以及发生运动性麻痹的潜在风险[15, 16]。

据报道，PCM 并发症的发生率为 1.2% ~ 3.7%[7, 17]。术中可能发生脑脊液漏和神经根损伤。Jagannathan 等报道术后运动性麻痹在单节段 PCM 中的发生率为 1.2%。C4-C5 行 PCM 术后仅 C5 神经根出现运动性麻痹，发生率为 9.5%（21 例中发生 2 例）。Choi[15] 等报道运动性麻痹发生率为 2.3%，C5 麻痹发生率为 22.2%，均高于其他节段。作者认为原因主要是过度反复牵拉。在另一项研究中，PCM 手术所致的神经根部分损伤导致运动减弱的发生率为 1.2%（84 例中发生 1 例），但手术节段的具体位置并没有详细描述。

很多关于 PCM 的临床研究报道了前路和后路手术术后 C5 麻痹的平均发生率分别为 4.7% 和 4.3%[18]。研究者分析 C5 麻痹的原因包括直接神经损伤、脊髓上移导致的神经根牵拉、再灌注损伤、脊髓前角细胞损害伴发神经根受损的双重损害假说[19, 20]。

考虑到 C5 神经根的解剖定位，其常覆盖整个椎间盘部位，这可以解释相比其他所有神经根，C5 神经根术中需要牵开的程度更大。外科医生需要明确神经根和椎间隙的关系，以避免施行 PCM 手术时损伤神经根。在所有颈髓神经根中，C5 神经根由于其独特的解剖学特点，更脆弱、更容易损伤。文献报道，经过半椎板减压，C5 神经根具有最长的水平距离，从颈髓神经根内侧起始部到椎间盘的距离为 7.8 mm[21]。神经根内侧起始到椎间盘下方空隙的最短垂直距离在 C5 和 C6 神经根均为 1.2 mm。此外，C5 神经根是 C5-C8 神经根中最细的[22]。鉴于 C5 神经根通过一个相对锐利的角度覆盖整个椎间盘，当手术医师在 C4-C5 平面切除椎间盘碎片的时候，相比于其他节段常常需要更大程度地牵开神经根。为了避免此种并发症，外科医生手术操作时需格外谨慎。如果主要的病变定位于腹侧，例如钙化的椎间盘和多发骨赘，可能更适合施行前路颈椎间盘切除融合术。

参考文献

1. Spurling RG, Scoville WB. Lateral rupture of the cervical intervertebral disc. A common cause of shoulder and arm pain. *Surg Gynecol Obstet* 1944;798:350–8.

2. Frykholm, R. Deformities of dural pouches and strictures of dural sheaths in the cervical region producing nerve-root compression: A contribution to the etiology and operative treatment of brachial neuralgia. *J Neurosurg* 1947;4:403–13.

3. Scoville WB, Whitcomb BB, MacLaurin RL. The cervical ruptured disc: Report of 115 operative cases. *Trans Am Neurol Assoc* 1951;56:222–4.

4. Smith GW, Robinson RA. The treatment of certain cervical-spine disorders by anterior removal of the intervertebral disc and interbody fusion. *J Bone Joint Surg Am* 1958;40:607–24.

5. Cloward RB. The anterior approach for removal of ruptured cervical disks. *J Neurosurg* 1958;15:602–17.

6. Henderson CM, Hennessy RG, Shuey HM Jr, Shackelford EG. Posterior-lateral foraminotomy as an exclusive operative technique for cervical radiculopathy: a review of 846 consecutively operated cases. *Neurosurgery* 1983;13:504–12.

7. Cağlar YS, Bozkurt M, Kahilogullari G, et al. Keyhole approach for posterior cervical discectomy: experience on 84 patients. *Minim Invasive Neurosurg* 2007;50:7–11.

8. Davis RA. A long-term outcome study of 170 surgically treated patients with compressive cervical radiculopathy. *Surg Neurol* 1996;46:523–30.

9. Grieve JP, Kitchen ND, Moore AJ, Marsh HT. Results of posterior cervical foraminotomy for treatment of cervical spondylitic radiculopathy. *Br J Neurosurg* 2000;14:40–3.

10. Kumar GR, Maurice-Williams RS, Bradford R. Cervical foraminotomy: an effective treatment for cervical spondylotic radiculopathy. *Br J Neurosurg* 1998;12:563–8.

11. Woertgen C, Rothoerl RD, Henkel J, Brawanski A. Long term outcome after cervical foraminotomy. *J Clin Neurosci* 2000;7:312–15.

12. Fessler RG, Khoo LT. Minimally invasive cervical microendoscopic foraminotomy: an initial clinical experience. *Neurosurgery* 2002;51(5 suppl):S37–45.

13. Kim KT, Kim YB. Comparison between open procedure and tubular retractor assisted procedure for cervical radiculopathy: results of a randomized controlled study. *J Korean Med Sci* 2009;24:649–53.

14. O'Toole JE, Sheikh H, Eichholz KM, et al. Endoscopic posterior cervical foraminotomy and discectomy. *Neurosurg Clin N Am* 2006;17:411–22.

15. Choi KC, Ahn Y, Kang BU, et al. Motor palsy after posterior cervical foraminotomy: anatomical consideration. *World Neurosurg* 2011 Nov 7. [Epub ahead of print]

16. Williams RW. Microcervical foraminotomy. A surgical alternative for intractable radicular pain. *Spine* 1983;8:708–16.

17. Jagannathan J, Sherman JH, Szabo T, et al. The posterior cervical foraminotomy in the treatment of cervical disc/osteophyte disease: a single-surgeon experience with a minimum of 5 years' clinical and radiographic follow-up. *J Neurosurg Spine* 2009;10:347–56.

18. Sakaura H, Hosono N, Mukai Y, et al. C5 palsy after decompression surgery for cervical myelopathy: review of the literature. *Spine* 2003;28:2447–51.

19. Hashimoto M, Mochizuki M, Aiba A, et al. C5 palsy following anterior decompression and spinal fusion for cervical degenerative diseases. *Eur Spine J* 2010;19:1702–10.

20. Saunders RL. On the pathogenesis of the radiculopathy complicating multilevel corpectomy. *Neurosurgery* 1995;37:408–12.

21. Hwang JC, Bae HG, Cho SW, et al. Morphometric study of the nerve roots around the lateral mass for posterior foraminotomy. *J Korean Neurosurg Soc* 2010;47:358–64.

22. Uğur HC, Attar A, Uz A, et al. Surgical anatomic evaluation of the cervical pedicle and adjacent neural structures. *Neurosurgery* 2000;47:1162–8.

（陈家瑜 译，邓忠良 校）

第9章

全内镜下颈椎后路椎间孔切开减压术和颈椎间盘切除术治疗神经根型颈椎病

Full endoscopic, posterior cervical foraminotomy and discectomy for cervical radiculopathy

Marion R. McMillan

　　神经根型颈椎病是指颈神经根或其分支受损或功能障碍的一种病理状态。患者可表现为颈神经根支配区疼痛以及感觉、运动或反射的功能障碍。根据美国的全民调查数据[1]，男性的发病率为107人/百万人口，女性为63人/百万人口，好发年龄为50～59岁。神经根型颈椎病的病因在于神经根在神经根管处受压，这种压迫约70%～75%由于颈椎退变引起，约25%由于颈椎间盘突出症引起（图9.1）[1, 2]。肿瘤、感染、炎症等其他病因非常罕见。神经根型颈椎病受累的神经根约60%为C7神经根（C6-C7水平），约25%为C6神经根（C5-C6水平）[2, 3]。磁共振（MRI）是首选的辅助检查[4]，而CT则有利于观察骨性结构异常和后纵韧带骨化[5]。

　　电生理检查可提供定位信息，为病史和神经学体检提供补充信息[6]。非手术治疗包括镇痛药物、激素和非类固醇类消炎药物[1]、推拿、颈椎牵引[7]、椎板间或椎间孔硬膜外封闭[8]。对于这种疾病的自然病程、合理的治疗（保守或手术）方法、手术时机仍然存在争议[1, 9, 10]，目前几乎没有进行

过对神经根型颈椎病保守治疗和手术治疗进行比较的高等级临床试验[9, 11]。Persson等[12]对81例神经根型颈椎病患者随机分组进行手术治疗、物理治疗或硬质颈托制动。结果发现，3个月后手术治疗患者的视觉模拟评分（VAS）要比保守治疗患者显著降低。而在1年后，3组患者的疼痛和功能评分没有差别[12]。在一项非随机的多中心研究中，保守治疗和手术治疗患者在随访终止时临床症状均显著改善[11]。如果经过6～12周充分的保守治疗，症状仍然非常严重，则建议手术治疗。

神经根型颈椎病手术方法的选择

　　神经根型颈椎病早在20世纪40年代通过后路切开减压手术进行治疗[13, 14]。其后路解剖同腰椎后路手术类似，可以良好地观察到颈神经根、椎间盘和神经根管。随后Murphey等[3]发表了一组采取后路椎板椎间孔切除治疗难治性神经根型

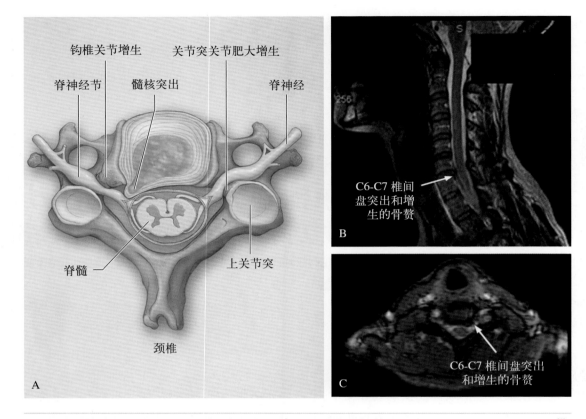

图 9.1　颈椎的横断面解剖显示了病理性解剖和神经根可能潜在的受压部位（引自 Carette 和 Fehlings[1]，马萨诸塞州医学会授权）。

颈椎病的大样本病例报道。他们在 1939 年到 1972 年共手术了 648 例患者，结果显示这种术式是有效、安全的，它能够解除颈椎间盘突出和椎间孔狭窄引起的症状，同时能够保留颈部的运动功能。他们认为"这种手术的效果要优于除了三叉神经痛以外的其他神经外科手术"。后路减压术也有其缺点：不能处理脊髓腹侧的病变；由于开放手术需要在骨膜下剥离肌肉，术后常会出现严重的椎旁肌疼痛、痉挛和肌萎缩。为了解决这些问题，Cloward 等在 20世纪 50 年代发明了前路手术[15, 16]。前路手术除了可以处理脊髓腹侧的病变外，它还能进行椎间孔的撑开、融合、椎间隙的重建及椎间盘置换。前路手术的并发症包括入路相关结构的损伤如血管、气管、食管和喉返神经损伤，运动节段的丧失以及邻近节段的加速退变[17, 18]。尽管存在这些并发症，随机对照的临床试验均证实这两种术式能够有效地治疗单侧单节段的神经根型颈椎病[19, 20]。随着微创外科器械和技术的发展，通过使用管状牵开器和小型的管状全内镜系统，在显微镜下和内镜辅助下进行后路颈椎管减压又重新得到了重视。系列的病例报道和随机对照的临床试验均表明了在门诊或病房采用脊柱微创技术治疗适应证选择恰当的患者是安全有效的[17, 20-22]。

全内镜下后路颈椎间孔切开减压术的术前准备

严格地掌握手术适应证和禁忌证及患者的入

选标准能够很大程度上确保微创手术的效果与安全性。全内镜下后路颈椎间孔切开减压术也同样遵循这一原则。在笔者的医疗中心，全内镜下后路颈椎间孔切开减压术的理想适应证为：明显的单侧颈部神经根放射性症状，影像上为椎间盘向侧方软性突出造成神经根压迫，同时可伴有继发性神经根孔狭窄，或者既往在同一节段或相邻阶段有前路颈椎手术史。磁共振是判断椎间盘病变、神经根压迫和椎间孔形态首选的影像学诊断工具。一些患者则需要通过 CT 扫描来进一步了解其骨性结构变化。除了临床、神经学和放射学评估外，笔者认为电生理检查（肌电图 / 神经传导速度）能够为一些患者提供一定的诊断依据。

如果仅有椎间孔狭窄，而不伴有外侧型椎间盘突出，目前这种患者不适合采取这种手术。手术患者应几乎没有颈部轴性疼痛的主诉，同时没有明显的矢状面失平衡或者在过屈 / 过伸位动力片上没有不稳表现。笔者单位目前全内镜下后路颈椎间孔切开减压术的选择标准是：颈髓旁的软性椎间盘突出，放射性疼痛小于 1 年，而且保守治疗无效（图 9.2、9.3）[20]。其他手术禁忌证包括：中央型椎管狭窄；矢状面不稳；有脊髓压迫症状；后纵韧带骨化；颈髓外侧缘以内的椎间盘或骨赘压迫；术中透视无法明确手术节段。对于这些患者应采取传统的前路或后路切开减压手术，并可同时进行固定和融合[10, 18, 20, 22]。

全内镜下后路颈椎间孔切开减压术的手术技术

笔者手术时采用外径为 5.9 ～ 6.9 mm 的内镜及外径为 8 mm、长度为 120 mm 的工作套管（Richard Wolf Medical Instrument Corporation, Vernon Hill, IL USA; Karl Storz Endoscopy, Burbank, CA, USA）。作

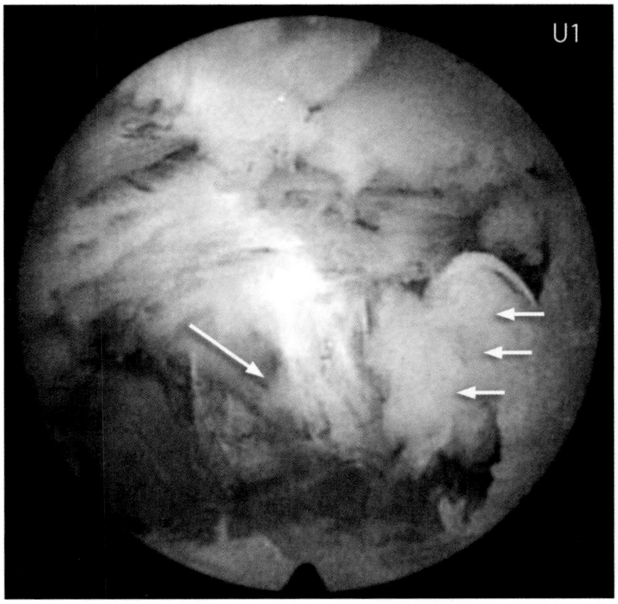

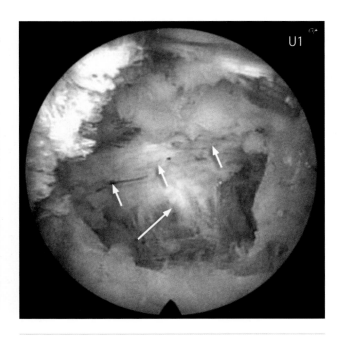

图 9.2　颈椎间盘髓核腋下型突出的内镜图：长箭头为神经根；短箭头为腋下型突出的髓核（Ruetten 等[20] 授权）。

图 9.3　内镜下切除突出的颈椎间盘髓核后神经根图：长箭头为椎间盘切除后，减压了的神经根；短箭头为颈髓的外侧缘（Ruetten 等[20] 授权）。

者对所有颈椎患者均采用插管全麻。尽管许多腰椎内镜手术可以在区域阻滞或局麻和镇静下安全地进行，但是作者认为采用全麻后虽然术中无法和患者进行交流，但局麻下患者头部活动可导致脊髓或神经根损伤，其结果更为严重。用平车将患者送到手术室后进行全麻。采取俯卧位，将头放在垫圈上或者用马蹄形或 Mayfield 头架将头固定在中立位，颈部轻度屈曲。上肢放在躯体的两侧，肩部轻轻地牵引并用胶带固定。轻微的头高脚低位可以有利于硬膜外的静脉回流，减少术野的出血。也有术者喜欢采取坐位，这样有利于透视和静脉回流[17, 18, 22]，但作者认为为了减少空气栓塞的发生率，利用小口径套管进行压力灌注可获得清晰的视野，采用全内镜技术以及术中使用前后位的透视成像使俯卧位更为常用。

通过正位透视片来确定椎间隙、关节突关节和侧块。先在中线画一条标志线，然后在症状侧中线旁 1.5 ~ 2 cm 处划第二条标志线。用 22 号脊柱穿针沿着同侧标志线穿刺，针尖位于目标椎间盘关节突的外侧缘。针留置在皮下组织，此时进行侧位片透视，再次确定目标椎间盘，明确针已和关节突接触，并朝尾侧指向椎间隙。正确放

置的穿刺针的方向为轻度的头 - 尾方向。如果上臂和肩部影响了下位椎间隙的透视观察，则利用正位透视来明确目标间隙[21]。一旦确认目标间隙，进行第二次正位透视，然后沿第二条标志线做 7 mm 的皮肤切口，达深筋膜。从切口插入虹膜剪直到关节突关节的外侧并进行深筋膜的分离。然后保持剪刀张口状态抽出剪刀，从而形成了一个明确的皮下隧道。然后在隧道内插入 7.5 mm 的钝性扩张器，剥离关节突和椎板表面的软组织。这一操作要在透视监视下进行，确保不要进入椎管。

将工作套管置入扩张套管内直到小关节突，然后将扩张套管取出（图 9.4）。旋转工作套管，使斜面朝向中线。然后置入 25°角的内镜并朝向中线。大型的管状牵开系统可以通过固定臂将其固定在手术台上，但小型的全内镜工作套管和内镜与之不同，要利用非利手来固定。利用双极电凝和切割钳清除椎板与小关节突内侧缘之间的软组织来暴露骨性标志。完成后，在镜下可以看到头侧和尾侧的椎板向外在小关节线上聚合，并形成"节"型（图 9.5）。椎板和小关节线内侧缘的交点是椎板切除的起点。先切除头侧椎板尾侧缘与关节突复合体相交的部分，可用球形钻石磨头

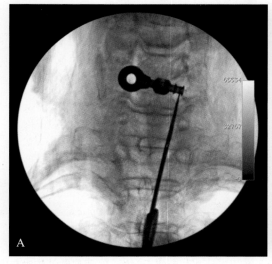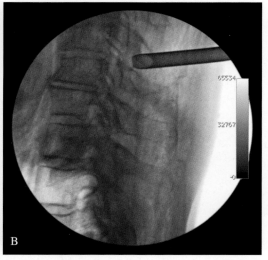

图 9.4 后路颈椎间孔切开减压术工作套管的位置，左侧 C5-C6。

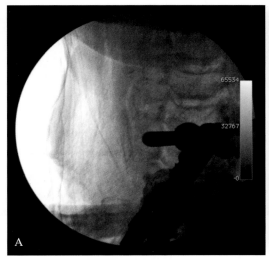
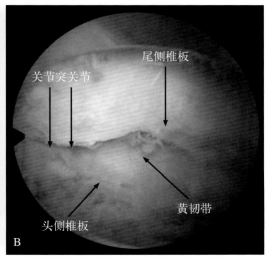

图 9.5　椎板小关节连接处的同步透视和内镜图像，左侧 C5-C6。

或侧方切割磨头将椎板下缘磨薄并显露黄韧带，然后向外磨除下关节突的内 1/3、关节软骨以及上关节突，尾侧直到颈椎弓根的位置，最后向内磨除上关节突和尾侧椎板相交的部分（图 9.6A、9.7）。

使用咬骨钳、篮钳、鹰嘴钳或者斜口向上的髓核钳切除黄韧带，范围从头侧椎板的附着点向外侧到关节突，向尾侧到尾侧椎板，显露颈神经根及其下方的椎间盘（图 9.8）。经过初步的显露，可用神经钩或类似的探针探查到椎弓根的内侧缘，并确认椎间孔切开减压术的外侧范围，从而避免了过多地切除了关节突关节[17, 18, 22]。生物力学研究表明保留 50% 以上的关节突关节不影响其稳定性[23]。切

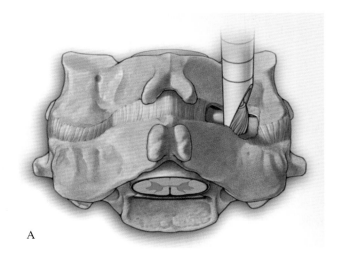
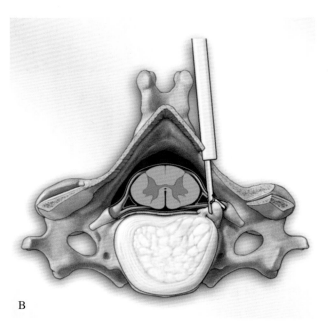

图 9.6　A. 用高速磨钻在工作套管内开始进行内镜下椎板椎间孔切开减压术的背侧示意图；B. 用显微髓核钳在内镜下切除突出的髓核的横断面图（Richard Wolf Medical Instrument Corporation, Vernon Hill, IL USA 授权，保留版权）。

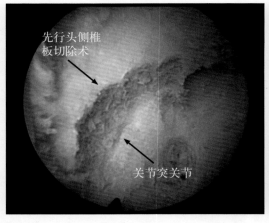
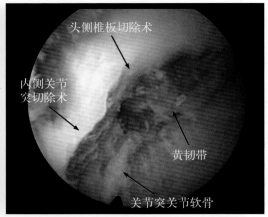

图 9.7　磨除头侧椎板和上关节突暴露黄韧带。

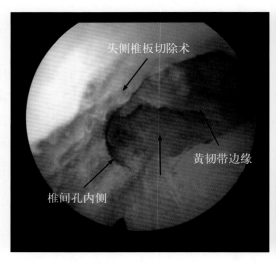
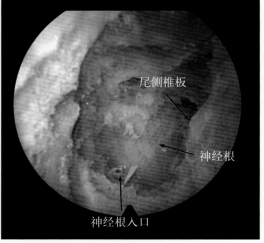

图 9.8　打开黄韧带和颈神经根孔，进一步行小关节和椎板切除以暴露 C6 神经根的近侧部。注意黄韧带覆盖于颈髓外侧。

除骨质后可在椎板小关节复合体处形成一个矩形或者卵圆形的窗口，从而去除了神经根孔的后壁，并从神经根袖的起始部开始显露神经根（图 9.6）。内侧或外侧的显露程度取决于病变的程度，外侧可达椎弓根外侧缘。如果通过初步显露后仍然不能清楚地观察到神经根，需要进一步进行头侧或尾侧的椎板切除和（或）神经孔的切除。操作时必须注意不要触及脊髓，并利用双极电凝小心地控制神经根周围静脉丛的出血。

根据不同的病变使用神经钩或钝性神经剥离子探查神经根的腋部和肩部（图 9.9）。对于包容性的椎间盘突出，可通过旋转工作套管的尖端牵开并保护神经根，使其远离纤维环，然后用篮钳或鹰嘴钳切开纤维环，这样突出的髓核就会进入手术视野。如果需要进一步进行骨性神经根孔减压，可以顺着神经根的方向向前外侧进入神经根孔，从椎弓根的内侧缘到其外侧缘，注意关节突关节不要切除超过50%。必要时还可有限地切除椎弓根的上内侧部以

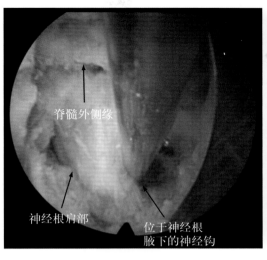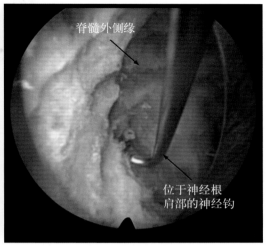

图 9.9　最后用神经钩显露 C6 神经根的腋部和肩部。

便达到神经根的彻底松解[18, 24]。持续性压力灌洗有助于获得清晰的镜下视野，并能获得良好的止血效果。一旦止血彻底，将器械撤出手术野，用 1～2 针单层缝合或手术胶水关闭切口。切口外敷无菌敷料后苏醒患者。

术后处理

大多数全内镜下后路颈椎间孔切开减压术可以在门诊施行。术后无需常规用颈托制动。在极少数情况下，患者需要住院来处理并发症、麻醉相关的问题、年龄相关的合并症，或者为了术后进行有效的镇痛。

并发症

通过选择合适的病例和仔细地手术操作，术后很少出现严重的并发症。可能出现的并发症有术后感觉障碍、神经根损伤、神经根袖或硬膜囊破裂造成脑脊液漏、减压不充分而需要再次手术。术后感觉障碍能够在术后几天到几周内自行缓解，可以通过简单的镇痛药物、口服或封闭注射激素和口服加巴喷丁或普瑞巴林来缓解症状。大多数硬膜破裂口很小，无需一期缝合，经过卧床休息、硬膜外血块和液体压迫和保守治疗后能够自行愈合。如果需要修补，可用采用纤维蛋白组织胶和编织多半乳聚糖补片（Vicryl knitted mesh, Ethicon-Somerville, NJ, USA）进行修补[25]。

疗　效

无论是在大的管状牵开系统下进行两维内镜和标准的显微镜下椎板椎间孔切开减压术的文献，还是近期在小型管状通道下行全内镜下椎板椎间孔切开减压术的研究均表明该术式能获得优良的缓解神经根放射性症状的效果，其结果与前路颈椎间盘切除植骨融合术和后路切开行椎板椎间孔切开减压的疗效相当[17, 18, 20-22]。Ruetten 等进行了一项随机对照研究，该研究比较了全内镜后路颈椎间孔切开减压术和标准的前路椎间盘切除植骨融合术治疗软性椎间盘突出症的效果，一共治疗200 例，随访了 2 年[20]。87% 的患者不再有放射痛，而 9% 的患者偶有放射痛。两种术式在放射痛的缓解率、颈痛或臂痛的 VAS 评分、北美脊柱外科学会疼痛和神经学评分、再手术率或者并发症方面没有显著性差异。两组患者无 1 例术后症状加重，全内镜后路颈椎间孔切开减压术从技术上看对所有的病例都是可行的。

全内镜下脊柱外科手术的训练

安全而有效地进行全内镜脊柱外科手术的整套技术是不同寻常的，这些操作必须借助于各种不同的临床技术。截止到作者撰稿时，在美国任何认证的住院医师培训或专科医师培训课程中均

没有提供内镜外科技术的规范化继续教育课程。感兴趣的医师必须通过目前的供应商、器械经销商和私立奖学金资助的训练计划来参加讲座式或实践式的继续教育课程。尸体操作训练非常有效（图 9.4、9.5、9.7 ~ 9.10），因为这种训练是在经验丰富的内镜外科医师亲手指导下进行的，并最终确认参加者的临床资质。在脊柱外科手术中，全内镜下后路颈椎间孔切开减压术的学习曲线更长，这是由于目前的前路颈椎融合和固定技术的经验和训练要远远多于后路切开减压术。

另一方面，颈椎后路椎间盘切除和神经根减压的解剖和腰椎后路切开减压术类似。在 Synergy 脊柱外科中心，笔者认为其他领域的脊柱外科和内科医师完全可以通过参加讲座、尸体操作训练、考试培训获得临床资质，在同时具有对手术失败的病例进行开放手术的能力的情况下完全可以完成全内镜下的腰椎和颈椎手术。值得注意的是，不管在文献报道中还是笔者过去 5 年 1 000 例经皮腰椎和颈椎全内镜手术的经验，还没有遇到 1 例需要在急诊将全内镜手术转为开放手术的病例。所有的后路全内镜下颈椎间盘切除术和椎间

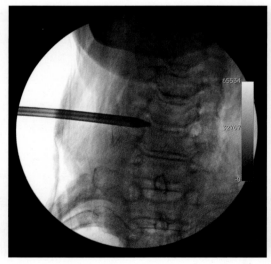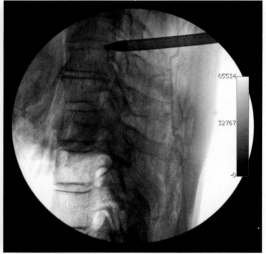

图 9.10　尸体操作培训时透视片显示 C5-C6 椎间盘间隙和器械安放的初始位置。

孔切开减压术都需要进行骨组织切除以便进行病变的显露和神经的减压[20]，对于这一点，笔者和Ruetten 及其同事的意见是一致的。他们均建议在训练全内镜后路颈椎手术技术前应该充分熟悉并灵活掌握腰椎的全内镜技术，包括经椎间孔和经椎板间腰椎间盘切除术以及全内镜后路治疗侧隐窝椎间孔狭窄[26, 27]。

初期的手术需要注意的事项包括利用透视进行正确手术节段的定位、在骨切除前确认椎板关节突的连接处以及切除时不要超过关节突的50%以避免医源性不稳定。Amderson[17]也强调了在关节突切除时必须确认椎弓根的内侧缘以避免过多地切除关节突。还需要强调的是必须有顺序地进行骨切除。

在内镜脊柱外科手术中进行椎板切除和小关节切除时要使用长柄的、前端和（或）侧方直型或弧型、侧方或顶端切割的动力刨削或磨钻系统。由于柄长且有柔韧性，因此在切割的末端不可避免会出现明显的颤动和旋转不稳定。由于颈椎间孔的空间范围有限，这种颤动会极大地增加切割头尖端和钩突然的失控性移动的风险，最后导致神经根、根袖、硬膜和脊髓的损伤。当黄韧带被切开后，为了进一步行椎板和关节突边缘的切除以显露神经根孔和神经根的腋部和肩部时这种风险就达到了最大了。当靠近神经根时，笔者一般采用直式球形顶端切割金刚砂或锯齿状磨钻，从顶端向底面磨薄椎板或关节突，最后用超薄枪钳将靠近神经根边缘的骨组织切除。未来有望器械生产商会进一步改良骨枪钳使这种操作更安全、更容易。

颈髓的外侧缘必须进行确认并不要触及以避免硬膜和脊髓损伤。持续地低压灌注和双极电凝有助于在对颈椎周围静脉丛进行仔细止血。虽然笔者认为安全地进行全内镜脊柱外科手术需要熟练的外科技术水平，但笔者却不认同某些专家组[28]

的意见，他们认为经皮内镜外科手术必须限制由那些原有开放手术训练和经验的医师来进行。手术时间和并发症的发生率会随着经验的增加而减少，即是传统手术医师，对传统手术技术有着非常丰富的经验，经皮全内镜脊柱外科手术的学习曲线仍然非常长[29]。由于医疗法律的缘由，美国审判法庭根据神经外科专家的证词（Hames 等与 Kamson）和州医疗咨询委员会的建议支持脊柱介入医师通过合理的训练积累经验并获得临床资质后开展经皮内镜脊柱手术（Washington State Medical Board, Olympia, Washington, USA）。目前已有一些先例，如经皮神经电刺激器和鞘内药物缓释系统的放置、介入心脏学和胃肠内镜，脊柱内科医师安全进行经皮全内镜手术的前提是通过合理的临床实习、参加讲座和尸体操作训练，获得相应的临床资质，签署患者知情同意书并能合理地处理手术并发症。

小　结

微创后路内镜下颈椎手术的优点包括能够超清晰地观察神经结构、避免后路开放手术造成的术后颈痛、肌痉挛和椎旁肌萎缩，同时保留脊柱运动节段，并能极好地缓解放射性疼痛。还能避免前路颈椎间盘切除植骨融合术和椎间盘置换术造成的入路相关地邻近器官损伤、邻近节段的加速退变及植骨相关并发症。全内镜椎间孔切开减压术的缺点包括在必要时无法扩大手术范围、不能处理颈髓内侧的病变或重建椎间隙、内镜下二维的视野以及较长的学习曲线。随着内镜器械的发展以及这些微创手术的安全与有效得到验证以及更多的患者和医师接受这一微创手术，预计未来这些技术将进一步在临床上得到推广。

案件一览

案号 08-2-02691-1。华盛顿州医疗委员会，主案号 M2006-58585。2011 年 6 月 3 日，奥林匹亚，华盛顿州 98504。

Hames 等与 Kamson，Thurston 法庭（Wash.）

参考文献

1. Carette S, Fehlings MG. Clinical practice. Cervical radiculopathy. *N Engl J Med* 2005;353:392–9.

2. Radhakrishan K, Litchy WJ, O'Fallon WM, Kurland LT. Epidemiology of cervical radiculopathy: a population-based study from Rochester, Minnesota, 1976 through 1990. *Brain* 1994;117:325–35.

3. Murphey F, Simmons JC, Brunson B. Surgical treatment of laterally ruptured cervical disc. *J Neurosurg* 1973;38:679–83.

4. Brown BM, Schwartz RH, Frank E, Blank NK. Preoperative evaluation of cervical radiculopathy and myelopathy by surface-coil MR imaging. *Am J Roentgenol* 1988;151:1205–12.

5. Scotti G, Scialfa G, Pieralli S, Boccardi E, Valsecchi F, Tonon C. Myelopathy and radiculopathy due to cervical spondylosis: myelographic-CT correlations. *Am J Neuroradiol* 1983;4:601–3.

6. Han JJ, Kraft GH. Electrodiagnosis of neck pain. *Phys Med Rehab Clin North Am* 2003;14:549–67.

7. Wolff MW, Levine LA. Cervical radiculopathies: conservative approaches to management. *Phys Med Rehab Clin North Am* 2002;13:589–608.

8. Bush K, Hillier S. Outcome of cervical radiculopathy treated with periradicular/epidural corticosteroid injections: a prospective study with independent clinical review. *Eur Spine J* 1996;5:319–25.

9. Fouyas IP, Statham PFX, Sandercock PAG. Cochrane review on the role of surgery in cervical spondylotic radiculomyelopathy. *Spine* 2002;27:736–47.

10. Fehlings MG, Gray RJ. Posterior cervical foraminotomy for the treatment of cervical radiculopathy. *J Neurosurg Spine* 2009;10:343–6.

11. Sampath P, Bendebba M, Davis JD, Ducker T. Outcome in patients with cervical radiculopathy. Prospective, multicenter study with independent clinical review. *Spine* 1999;24:591–7.

12. Persson LC, Carlsson CA, Carlsson JY. Long-lasting cervical radicular pain managed with surgery, physiotherapy, or a cervical collar: a prospective, randomized study. *Spine* 1997;22:751–8.

13. Semmes RE, Murphey F. Syndrome of unilateral rupture of the sixth cervical intervertebral disk, with compression of the seventh cervical nerve root. Report of four cases with symptoms simulating coronary disease. *JAMA* 1943;121:1209–14.

14. Spurling RG, Scoville WB: Lateral rupture of the cervical intervertebral disks: A common cause of shoulder and arm pain. *Surg Gynecol Obstet* 1944;78:350–8.

15. Robinson RA, Smith GW. Anterolateral cervical disc removal and interbody fusion for cervical disk syndrome. *Bull Johns Hopkins Hosp* 1955;96:223–4.

16. Cloward RB. The anterior approach for removal of ruptured cervical disks. *J Neurosurg* 1958;15:602–17.

17. Adamson TE. Microendoscopic posterior cervical laminoforaminotomy for unilateral radiculopathy: results of a new technique in 100 cases. *J Neurosurg Spine* 2001;95(1 suppl):51–7.

18. O'Toole JE, Sheikh H, Eichholz KM, Fessler R, Perez-Cruet MJ. Endoscopic posterior cervical foraminotomy and discectomy. *Neurosurg Clin North Am* 2006;17:411–22.

19. Wirth FP, Dowd GC, Sanders HF, et al. Cervical discectomy. A prospective analysis of three operative techniques. *Surg Neurol* 2000;53:340–6.

20. Ruetten S, Komp M, Merk H, Godolias G. Full-endoscopic cervical posterior foraminotomy for the operation of lateral disc herniations using 5.9-mm endoscopes: a prospective, randomized, controlled study. *Spine* 2008;33:940–8.

21. Hilton DL. Minimally invasive tubular access for posterior cervical foraminotomy with three-dimensional microscopic visualization and localization with anterior/posterior imaging. *Spine J* 2007;7:154–8.

22. Coric D, Adamson T, Minimally invasive cervical microendoscopic laminoforaminotomy. *Neurosurg Focus* 2008;25:E21–5.

23. Zdeblick TA, Zou D, Warden KE, et. al. Cervical stability after foraminotomy. A biomechanical in vitro analysis. *J Bone Joint Surg* 1992;72B:22–27.

24. Jagannathan J, Sherman JH, Szabo T, Shaffrey CI, Jane JA Sr. The posterior cervical foraminotomy in the treatment of cervical disc/osteophyte disease: a single-surgeon experience with minimum of 5 years clinical and radiographic follow-up. *J Neurosurg Spine* 2009;10:347–56

25. Shibayama M, Mizutani J, Takahashi I, Nagao S, Ohta H, Otsuka T. Patch technique for repair of a dural tear in microendoscopic spinal surgery. *J Bone Joint Surg* 2008;90B:1066–7.

26. Ruetten S, Komp M, Merk H, Godolias G, Surgical treatment for lumbar lateral recess stenosis with the full-endoscopic interlaminar approach versus conventional microsurgical technique: a prospective, randomized, controlled study. *J Neurosurg Spine* 2009;10:476.

27. McMillan, M, Lumbar endoscopic surgery of the spine. In: Lewandrowski K, Araghi A, Bruffey JD (eds), *Update in Minimally Invasive Spine (MIS) Surgery (MIS): Clinical examples of anatomy, indications, and surgical techniques*. Tucson, AZ: Center for Advanced Spinal Surgery of Southern Arizona (CASSA), 2011:25–37.

28. Birkenmaier C, Chiu J, Fontanella A, Leu H, Ruetten S, Guidelines for percutaneous endoscopic spinal surgery. *International Society for Minimal Intervention in Spinal Surgery (ISMISS)* Issue 2, February 2010. Available at: www.ismiss.com/files/guidelinesendoscopicspinesurgery_issue2.pdf (accessed 2 December 2011).

29. Wang B, Lu G, Patel A, Ren, P, Cheng I, An evaluation of the learning curve for a complex surgical technique: the full endoscopic interlaminar approach for lumbar disc herniations. *Spine J* 2011;11:122–30.

（孙　伟 译，谢幼专 校）

第10章

内镜辅助下颈椎后路椎间孔切开术
Endoscopically assisted posterior cervical foraminotomy

Alvaro Dowling

前 言

医疗技术的进步使得脊柱外科医生能够使患者拥有更多的选择，并且能够更好地治疗一系列的脊柱问题，例如退行性椎间盘病变、椎间盘突出、骨折、肿瘤、感染、不稳定和畸形等。从外科显微镜到图像引导技术的革新，已经改变了解决手术难题的途径，尤其那些与神经根病相关的手术难题。其中最重要的进步之一就是微创脊柱外科

（MIS）的发展，MIS 着眼于尽可能保留更多的自身组织而并非以外科切除为目标。当前，脊柱外科医生正在逐渐意识到在治疗主要病变时，骨切除的扩大以及软组织的处理会产生更多的不良后果。尽管神经根型颈椎病可以通过前路手术或者后路手术治疗，但是与这些手术相比，椎间孔切开术能够达到同等甚至更多的减压程度（图 10.1）[1, 2]。在过去的 10 年里，微创椎间孔切开术因其切口小，解剖精确减轻了患者术后的疼痛、缩短了住院时间，促使患者早期活动 [3,4]。

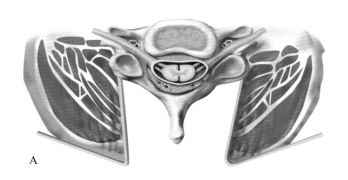
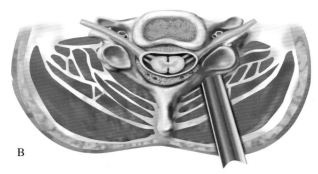

图 10.1　开放性颈椎手术和内镜手术的比较（图示摘自 Mauricio Sepulveda）。A. 开放性手术骨组织和软组织的破坏较内镜手术明显增多；B. 内镜手术中工作套管到达手术部位，无更多的组织破坏。

1934 年，Mixter 和 Barr[5] 首先在椎间盘突出中描述了颈神经根病变。在 19 世纪 50 年代，Cloward[6] 和 Robinson 和 Smith[7] 介绍了颈椎前路减压和融合手术。1976 年，Scoville[8] 提出了一种叫作小切口椎间孔切开术的手术方法，这种方法以 Harvey cushing 提出、由 Fryholm 普及推广的后路手术为基础[9]。从此以后，有了前后手术入路这两种方法，外科治疗退行性颈椎病变有了卓越的进步。尽管前入路手术更为普及，但在颈椎椎间孔狭窄的手术治疗上，后入路椎间孔切开术仍然是一种十分有效的手段[10-13]。

在椎间孔狭窄的治疗上后路减压已经达到了 62.5% ~ 83% 的神经功能改善[14, 15]。而且，后入路可以被避免前入路相关并发症，如食管损伤、血管损伤、喉返神经麻痹、吞咽困难和融合后邻近运动片段的退变加速等[10, 16, 17]。

在 19 世纪 80 年代，先进的扩张套管系统引入到了 MIS，大大减少了肌肉和血管的损伤，与传统的开放手术相比，此方法更为简便和有效[18]。19 世纪 90 年代，由激光技术治疗在维持体内平衡方面起到的积极作用而使该技术深受欢迎。与传统的电凝法相比，激光组织汽化能提供更好的凝血控制，与具有高分辨率图像的内镜系统结合，可使外科医生能够经皮肤小切口直观地观察到病变[18, 19]。在同一时期，以局部麻醉和轻度镇静为主的可控麻醉监护（MAC）变得更为普及，因为这种方法允许外科医生通过与患者的语言交流以及精准的疼痛定位来持续监测患者的神经功能状态[20-22]。

实际上，后入路颈椎手术已经大大减少了，所以外科医生更愿意发展内镜技术。但是这种技术的学习仍然是个障碍。当进行后入路椎间孔切开术时，对于椎间孔狭窄的正确诊断以及外科解剖学的理解显得尤其重要。

在实行这项技术之前，必须有足够的训练，同时外科医生必须清楚知道手术室的配置以及对设备的要求。我们相信不久的将来，这些相关技术的文献对提高手术的有效性将会展示出更多的优势。

适应证

后入路颈椎椎间孔切开术的手术适应证是由下列原因引起的神经根病变：外侧或极外侧椎间盘突出、伴椎间孔狭窄的退行性病变、伴有神经根症状的椎关节僵硬等。这些都应与 MRI 影像学表现和解剖学上神经根分布相一致。所有患者都应经保守治疗无效后方可选择手术治疗（止痛剂、抗炎药、物理疗法和小关节封闭等）。在不能确定神经根压迫部位时，需要进行肌电图检查。有些情况下，患者需要进行横断 CT 扫描，特别是当磁共振提示既往手术存在人工植入物时。

禁忌证包括伴有脊髓病变的中央型狭窄、肿瘤、脊髓病和伴有单根神经根症状的中央型或后外侧椎间盘突出（表 10.1）。

表 10.1　椎间孔切开术的适应证和禁忌证

适 应 证	禁 忌 证
椎间孔或椎间关节僵硬性狭窄	与脊髓病变有关的中央型狭窄
MRI或CT显示存在单神经根病变	肿瘤或脊髓病变导致单神经根症状
伴或不伴神经功能缺失的神经根症状	伴有神经根症状的中央型或后外侧椎间盘突出
保守治疗无效	

解剖学因素

内镜下椎间孔切开术或椎间盘切除术对脊神经根造成的损伤仍然值得关注。神经根、椎间盘、椎间孔以及骨切除的范围之间的解剖学关系对于减少后路椎间孔切开术的并发症非常重要。但是，仅有很少的一些研究报道过颈椎后面的颈神经根的位置[23, 24]。

神经根的暴露长度

由于解剖学结构因人而异，并不存在确切的手术方案[25]。Hwang 等[26] 报道了每一个颈椎全椎板切除术和小关节内侧半及椎板切除术两点之间的平均距离（图 10.2、10.3），例如 C3-C4 和 C6-C7 全椎板切除术后，从小关节内侧缘到硬脊膜表面外侧缘的水平距离大约平均为 3.7 mm 和 4.0 mm，而小关节内侧半切除术后这个距离平均约 5.0 mm。从小关节内侧缘到 C3、C7 神经根腋部的平均垂直

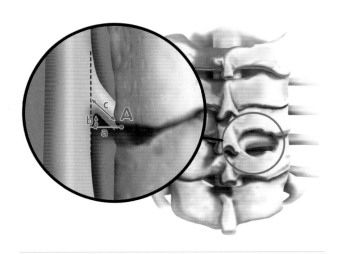

图 10.2　全椎板切除术后硬脊膜、神经根和侧块的解剖关系。A：术后侧块小关节的内侧缘；a：从 A 点到硬脊膜表面外侧缘的水平距离；b：从 a 到神经根腋部的垂直距离；c：暴露的神经根长度（摘自 Mauricio Sepulveda，经 Hwang 等授权[26]）。

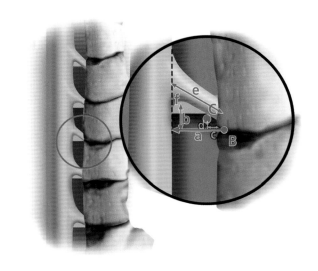

图 10.3　小关节内侧半切除术后硬脊膜、神经根和侧块的解剖关系。B：术后侧块小关节的内侧缘；C：椎间盘内表面与神经根内侧交叉点；a：从 B 点到硬脊膜表面外侧的水平距离；b：从 B 点到神经根腋部的垂直距离；c：从 B 到 C 的水平距离；d：从点 B 到点 C 的垂直距离；e：暴露的神经根长度；f：神经根腋部夹角（摘自 Mauricio Sepulveda，经 Hwang 等授权[26]）。

距离分别为 3.2 mm 和 4.7 mm。与小关节内侧半切除术后相比有 2 mm 左右并未暴露。同时，C6 全椎板切除术后的神经根暴露长度约 6 mm，比 C3 减少了 1.6 mm。这说明颈椎的位置越低，暴露长度越长。表 10.2 详细描述了所有的长度。

神经根腋部夹角的暴露

C5 神经根和硬脊膜表面外侧缘之间的夹角通常是最小的（大约 60°），而 C7 最大（约 68°）（表 10.3）。但是，一些研究证实男性与女性存在很大的差别[26-28]。

骨切除术

骨切除的范围取决于充分暴露神经根的减压需要，如果需要也可以到达椎间盘。外科医生已

表 10.2　全椎板切除术和小关节内侧半切除术后各椎节水平的平均距离

测量项目	平均距离（mm）							
	C3		C4		C5		C6	
	T	HM	T	HM	T	HM	T	HM
从A和B点到硬脊膜表面外侧的水平距离	3.8	8.4	3.7	8.6	3.9	9.0	4.0	9.0
从A点到神经根腋部的垂直距离	3.8	3.4	4.3	2.7	3.2	2.1	3.9	2.8
暴露的神经根长度	4.2	8.5	5.1	8.7	5.1	9.0	5.8	9.0

注：A 点：全椎板切除术后侧块小关节内侧缘；B 点：小关节内侧半切除术后侧块小关节内侧缘。T：全椎板切除术；HM：半椎板切除术。

表 10.3　小关节内侧半切除术后神经根腋部夹角的平均度数以及神经根和椎间盘之间的距离

测量项目	C3	C4	C5	C6	C7
神经腋部夹角（°）	63	61	59	63	68
从B点到C点的水平距离（mm）	6.5	8.0	7.0	6.5	6.0
点B到点C的垂直距离（mm）	3.0	2.0	1.0	1.0	2.5

注：B 点：小关节内侧半切除术后侧块关节内侧缘；C 点：椎间盘下缘与神经根内缘的交叉点。

经确定了的 4 处关键解剖学标志（表 10.4）。尽管并没有提出精确的需要切除的数量，但 Figueiredo 等[23] 认为对上、下椎板及小关节而言，需要切除的平均比例分别为 21.8%，7.2%，11.3% 和 11.5%。另外，一些生物力学研究表明侧块的切除一般为其内侧的 1/3，不应超过 1/2，否则会引起颈椎不稳[2, 24, 29]。为达到精确的充分减压，骨切除总量仍也很关键。在大多情况下，前方的压迫主要来自于突出的椎间盘和钩椎关节的骨刺。上关节突，黄韧带和血管周围的纤维组织是术后残留压迫的原因。在 C8 神经根处进行骨切除减压时要

表 10.4　后路颈椎间孔切开减压术的解剖学标志

边缘	结构
上	上关节的上缘
下	上关节的下缘
外	经过椎板关节面交点和上关节上缘外侧缘的垂线
中	硬膜囊外侧缘

特别注意骨切除的范围，因为 C8 神经根在 C7 椎弓根下方更长、更偏向侧方。

神经根和椎间盘的关系

如果需要切除椎间盘，就要知道神经根和椎间盘在椎间孔位置的解剖学关系以及它们的变异，这对预防术后并发症的发生极为重要。基于 Tanaka 等的研究[25]，图 10.4 用图例阐明了颈椎神经根与椎间盘可能的 4 种位置关系。在 2000 年，通常 C4-C5 椎间盘位于 C5 神经根之前，并且有一小部分是重叠的（肩上型）。C6 神经根通常为腋下型。C8 神经根的解剖位置有一定程度的差别，因为在大多数情况下，C8 神经根在椎间孔的位置与椎间盘没有关联性。而是在出口处与 C7-T1 椎间盘接触（表 10.5）。需要补充的是，在 Hwang 等[26] 的研究中，他们揭示了一种整合的测量方式，他们测量了小关节内侧半切除术后，内侧缘中点与

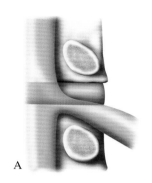 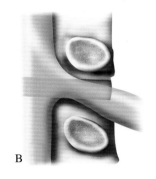 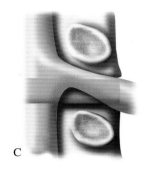 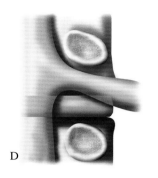

图 10.4　椎间孔区域神经根和椎间盘的解剖关系。A. 肩上型：椎间盘与神经根基底部相邻；B. 前方型：椎间盘刚好在神经根前方；C. 腋下型：椎间盘在神经根的尾端；D. 椎间盘与神经根无接触（图示摘自 Mauricio Sepulveda）。

表 10.5　椎间孔区域椎间盘和神经根的位置关系

神经根	无接触 (%)	肩上型 (%)	前方型 (%)	腋下型 (%)
C5	–	30	70	
C6		10	20	70
C7	–		10	90
C8	80			20

神经根和椎间盘下缘的交叉点之间的距离。从 C3 到 C7 水平距离逐渐增加，从 6 mm 增加到了约 7 mm，C5 大约 6.8 mm。此外，他们还测量了每个神经根的内侧缘与相应椎间盘下缘的垂直距离，这个距离在 C3 至 C7 神经根之间估计是 1 mm 到 3 mm（表 10.3）。

手术技术

置入扩张套管后，再插入直径为 13 mm 的工作套管。第三助手轻轻扶着该工作套管，主刀医生用他的左手将内镜和吸引管自由地插入，同时右手控制内镜设备。无需固定任何设备，内镜可以自由活动，具有以下优点：①宽阔的视野；②对深部结构提供更好的照明；③更好地分辨神经根的走行。换句话讲，将整个内镜设备从一个很小的切口插入，并保持轻微的活动。根据笔者的经验将其称之为"倒锥效应"（图 10.5）。随着这种技术的应用，一种类似于经皮内镜手术的新概念形成了：微创椎间盘切除术（MED）辅助下的内镜外科和全内镜外科（内镜辅助下后路椎间孔切开术，EPCF）。

MIS 的发展同时也影响了麻醉新技术的使用。作者通常使用药物持续注入系统，输注系统使用的药物以丙泊酚和右旋美托嘧啶为首选。有研究者认为这两种药物对患者的镇静作用很有效，可引导患者达到最适宜的状态，而不是深度镇静或脊柱内镜手术中的全麻[21, 30-32]。可控的麻醉监护（MAC）与局部麻醉相结合使外科医生能够在患者足够镇静和镇痛的情况下开展手术，同时患者能够持续地在身体和脊髓功能方面对外科医生的需要进行必要的反应，最终达到清醒状态下的神经保护目的而不是常规麻醉下患者的毫无反应和反馈（表格 10.6）[20, 22, 33]。由于这种持续清醒状态下的神经监控，可以避免潜在的神经损伤，而且手术成功率也会相应提高。另外，这种与内镜 MIS 相结合的麻醉方法，在一些相关研究中已经取到了良好的结果[30, 31, 34, 37]。患者始终处在麻醉师对于其通气、血压和心功能的监护下[30, 31, 34-37]，镇静输入停止后患者也能够迅速恢复正常的意识[33]。

设备

一个设备先进的手术室和一支经过严格脊柱

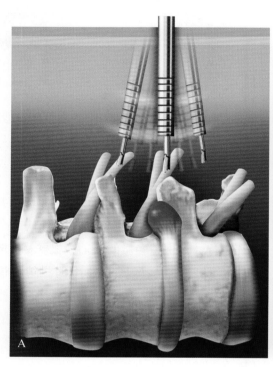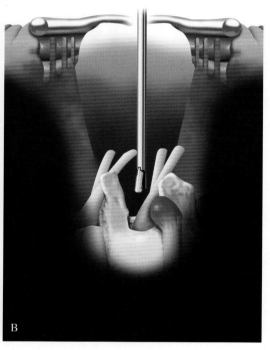

图 10.5 倒锥效应。A. 整个内镜设备可以通过一个很小的切口在手术区域内轻微移动，实现充分的骨切除以最终达到神经根减压；B. 开放手术则完全相反，需要较大的切口和大量软组织破坏，器械才可以顺利达到手术区域。

表 10.6 局部浸润麻醉联合适度镇静和全身麻醉的比较

局部浸润麻醉联合适度镇静	深度镇静／无痛	全身麻醉
言语和触觉刺激产生有意识的反应	对重复和疼痛刺激产生有意识的反应	对疼痛刺激无反应
无需气道支持	可能需要气道支持	需要气道支持
充分的自主通气	自主通气可能不充分	持续不充分的自主通气
心血管功能可以维持	心血管功能可以维持	心血管功能可能缺失
患者能够感知局部真实痛点	局部真实痛点定位差，需要重点借助临床症状和解剖位置	只能通过术前的临床表现和解剖位置定位真实痛点
药物输注结束后意识很快恢复	药物输注停止后意识恢复速度中等	药物输注停之后意识恢复缓慢
并发症少	并发症少	并发症多
可有抑郁和睡眠状态	可有抑郁和睡眠状态	持续的抑郁和睡眠状态

内镜手术训练、素质过硬的队伍是必不可少的。

- 与体位相匹配的头部固定设备
- 管状牵开系统
- 有合适监视器的内镜摄像系统
- 一个直径 5 mm 的内镜
- 钬激光
- 高速磨钻头
- 术中 X 线检查
- 双极射频

体位

　　将患者取俯卧位摆放在手术台上，将颈部固定在头架中间的位置上。手术医生站在患者头部后方，X 线 C 型臂放在手术医生的对面，并将 X 线和内镜的显示器放在手术的正对面，这样手术医生在操作时可以直接观看它们。这些仪器的位置并非事先确定，以手术医生手术时的舒适为主要决定因素。麻醉医生坐在手术医师的对面，偏向后方，坐在这里他能看到患者的面部，以便监测患者的关键生命体征，并能随时听到手术医生的需求。手术前要再次确认患者颈部的位置，以确保其安全，并保持患者的颈动脉的血流以及呼吸道的通畅。

内镜辅助下后路颈椎椎间孔切开术

　　镇静开始后，进行侧位和前后位（AP）X 线透视确认正确的颈椎节段，并在相应椎弓根上置入克氏针。然后做一个 1.5 cm 的切口，顺序置入扩张套管（图 10.6A、B）。满意后，最后置入直径为 13 mm 的工作套管，这样就可以进行椎间孔切开术了。必须 X 线透视确定他们的位置和路径。带有白平衡作用的 0°或 20°角的玻璃内镜镜头，插入前要先做除雾处理（图 10.6C）。从这开始，手术医生要在高分辨率的屏幕上观察手术的每一步。刚开始，可用激光或双极电凝为内镜设备"开路"（图 10.6D）。用磨钻打磨椎板表面，暴露小关节，然后用直径 2 mm 的椎板咬骨钳进行骨切除（图10.7）。根据小关节增生的程度要确保进行更多的尾侧椎板切除。椎间孔的损伤常常是由于头侧暴露的多，尾侧暴露的少。为了保持颈椎生物力学的完整性，我们至少要保留 50% 的小关节，这一点是极其严格的 [2, 24, 29]。在这操作过程中可用钬激光和双极射频控制组织出血。

　　有时单纯采用椎间孔切开术对神经根进行减压还不够，所以需要施行髓核摘除术。神经根被充分暴露后，用一个小的神经钩将神经根轻柔的向上牵拉（图10.8）。首先用激光打开椎间盘纤维环，接着小心地用直径 2～3 mm 的内镜钳以上下旋转的动作将其切开。通常需要用激光将骨刺汽化（图10.9）。这也是最后一次对椎间孔进行减压，以保证减压彻底。这时，可以从颜色上看到神经根完全恢复，硬脊膜搏动有力，患者苏醒后鼓励患者无痛运动。在拔管前，用双极电凝止血，生理盐水彻底清洗，使得手术视野完全止血。最后关闭手术切口，进行术后护理。

术后护理

　　术后20 min，物理治疗师完成生理和神经评估，运动神经根测试。通常患者需要辅助行走，如果患者病情稳定，并且外科医生与物理治疗师达成共识，患者术后 3～5 h 出院，并佩戴软质颈围 7 d。根据患者残留症状，出院后可使用乙酰氨基酚（扑

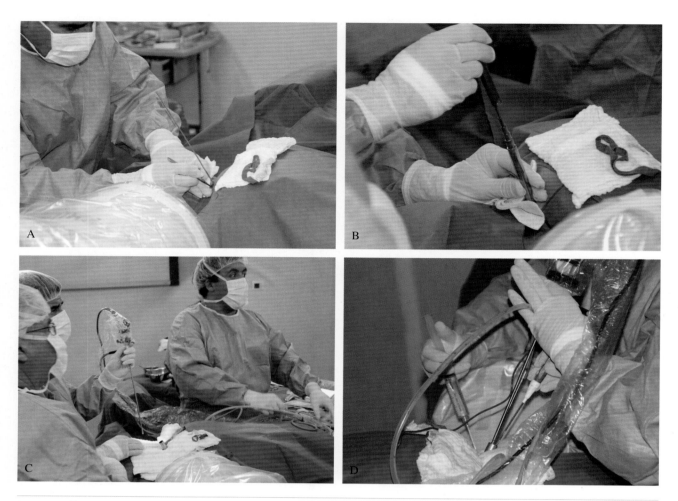

图 10.6　镜下颈椎后路椎间孔切开的手术技巧。A. 插入克氏针后做一个 1.5 mm 切口；B. 顺序置入扩张套管；C. 通过工作套管插入内镜；D. 在内镜直视下用钬激光去除周围软组织。

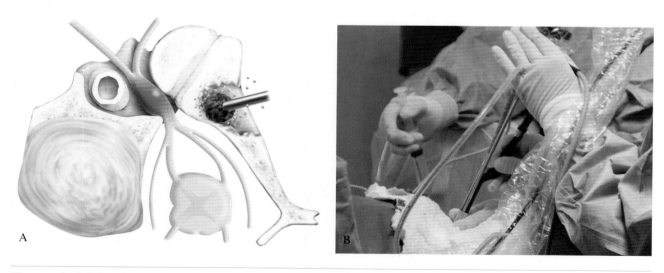

图 10.7　打磨骨组织表面。A. 用磨钻打磨椎板；B. 术者操作设备。

热息痛）7 d。然后进行 15 d 的术后活动限制和 1
个月的加强颈椎稳定性的身体康复训练。

学习经验

有研究者对 2004 ~ 2010 年采用 EPCF 治疗的
123 位因椎间盘疾病导致单侧椎间孔内压迫的患者
进行了回顾性研究。出现的神经损伤和相关症状
经至少 4 ~ 6 周保守治疗无效。平均的随访时间
是 28 个月，其中最少 12 个月，最多 48 个月。术后
采用颈椎残障功能指数（NDI）和 VAS（视觉模
拟评分）进行随访评价，随访时间分别为术后 1、
3 和 12 个月。

在 123 例患者中，有 57 位男性和 66 位女
性，患者年龄为 36 ~ 81 岁，平均年龄 59 岁。压
迫的原因为：120 例椎间孔狭窄；32 例伴随软性椎
间盘突出，其中 23 例侧方突出，9 例后方突出，
88 例存在两种混合病变（椎间盘突出和椎间孔狭
窄）。所有患者都有 3 ~ 7 个月的神经根症状，其
中 80% 有颈部疼痛，54% 有手臂无力。所有患者
都有外科医生和物理治疗师进行了连续 7 d 的术后
查体随访。所有患者都进行了 10 个阶段的颈椎稳
定的康复锻炼；1、3 和 12 个月后继续采用 NDI 和
VAS 随访两年。在这个时期（16 个月），13% 的
患者失访。作者对 NDI 和 VAS 在首次和随访结
束时的评分进行了分类比较（表 10.7 和 10.8）。在
108 位患者中，52 位（48%）在他们最初和最后的
NDI 评分中得到了"优秀"的结果；46 位（42%）
得到了"良好"，只有 5 位得到了"一般"。4 位
患者得到了"较差"（3.1%），另外有 1 位患者得
到了"很差"（0.8%）。根据 VAS 结果，几乎 91%
的患者的疼痛评分得到了"优秀"或"良好"。在
4 位得到"较差"的患者中有两位自述在肩部和

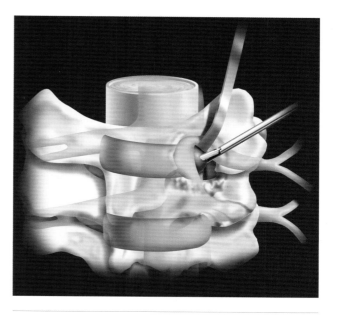

图 10.8　暴露突出的椎间盘示意图：用神经根拉钩牵开
神经根后用髓核钳摘除突出的椎间盘组织（图示摘自
Mauricio Sepulveda）。

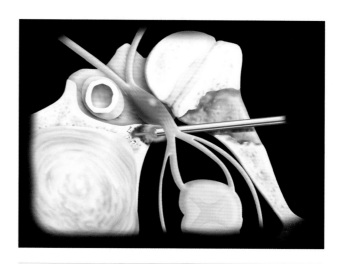

图 10.9　用钬激光去除周围的骨刺和软组织（图示摘自
Mauricio Sepulveda）。

肩胛部有 VAS 4 和 6 分的间歇性疼痛。2 个月后，
这两位对于保守治疗无效的患者都进行了椎间孔
阻滞，并且在最后的随访中都没有复发。这两位
患者只是偶尔主诉有颈部疼痛，但并不伴有日常
活动障碍。另外两例在术后 2 个月中有渐进性的

颈部疼痛（VAS 5～6 分），并且进行了前路颈椎髓核摘除和融合术（ACDF）。这些患者在随后的 ACDF 术后效果相对"较差"，原因是持续不断的神经根症状。其他观察到的并发症如下：1 例硬脊膜撕裂，在术中得到解决；2 例发生局部血肿；4 例伴随暂时性的神经根病。各种生理指标在所有的病例都进行了记录，没有 1 例患者在 EPCF 术后出现了运动障碍和肌无力。

讨 论

随着显微镜、激光、内镜、视频和图像引导系统的进步，MIS 手术必定会有更好的前景，同时将使外科医生能够通过很小的手术切口开展复杂的手术，从而减少患者的并发症发生率。当今，外科医生训练的目的主要是减少损伤，提供足够暴露的同时减少过多的软组织的剥除和切除[36]。90% 由椎间孔狭窄引起的神经根型颈椎病的患者经过后路颈椎椎间孔切开术后症状将得到缓解，同时费用也比前路手术低[10, 17, 38]。

与前路手术相比，后入路的优势有：不容易损伤颈椎前入路区域的重要结构（气管、食管、颈内动脉、椎动脉和喉返神经）；依靠对椎间盘的保护减少结构和生物学特性的损伤；无运动节段的缺失；减少了骨移植的相关并发症以及相邻关节和椎间盘的退行性病变[12, 14, 17, 39]；C5 神经根在小关节内侧半切除术时需要给予特殊的注意，这是因为从硬脊膜到 C5 神经根的垂直距离更短。同时，由于所有神经根的起始处在小关节内侧上方大约 5 mm 处，每个节段的减压应该首先从上椎板进行而不是从下椎板进行，这样可以避免对正常组织的不必要的损伤。有时需要进行髓核摘除术，与其他神经根相比，由于 C5-C6 神经根的腋部夹角

较小，此处硬脊膜较宽，神经根的长度较短，为了获得更好的手术视野，在 C5-C6 髓核摘除时需要对 C5-C6 神经根进行更大程度的牵拉[26, 27]。同样值得注意的是过多的切除骨组织可能导致严重的颈椎不稳定。Raynor 等[2] 指出，如果切除小关节超过 50% 可能会引起骨折。Zdeblick 等[24] 也指出，当小关节切除超过 50% 时，就可能发生过度扭转运动。2001 年，Chen 等[29] 报道指出，过度的小关节切除会使颈部侧方旋转的稳定性比预期降低 18%。在后路椎间孔切开术中，除 C8 之外，都可以通过切除小关节内侧半进行神经根减压。

如前所述，C8 神经根通常在椎间孔入口处与椎间盘不相关，这需要在 C7 椎弓根之下，对 C7-T1 小关节在近端和侧方进行更多的切除。当内镜设备插入时，需要特别考虑到神经根和椎间盘的解剖关系。根据上文中表 10.3 中的数据，与其他神经根相比，C5-C6 神经根应该牵开更多，这样可以使在显露椎间盘时有更充分的手术视野。因此，当椎间孔处的骨刺比较严重时，需要切除下关节突的上部，这样就能够保证神经腋部的视野从而能够准确找到神经根。

作者通常采用国际通用的多级套管进行显露，这样可以通过同一个切口和直径为 13 mm 的套管进行非常方便的多节段减压。为了确保手术的效果，我们最初采用后路颈椎椎间孔切开术对神经根型颈椎病的患者进行了治疗，因此结果表明大多数患者都降低了手术风险、痛苦得到了长期的缓解，改善了生活质量。由于对于特定的疾病，我们有大量的外科治疗手段可供选择，而对于精准的微创外科医师需要以内镜知识作为判定标准。通过适度的镇静和局部麻醉，术中患者的实时反馈可以使手术效果更好更安全，甚至可能使患有全身疾病的患者的手术治疗切实可行，而这一点在传统开放性手术中通常是不能实现的。

以作者的经验，我们总结出了如下几条基本

原则，要想达到较好的手术效果应该对它们给予足够的重视：

- 手术区域需要有足够的照明
- 医生应当掌握相关的病理知识
- 尽量减少组织损伤，以便获得最佳手术效果
- 外科医生需要有丰富的安全控制内镜和微创设备的经验
- 使用国际认证的设备
- 如果可能，不要将套管固定在手术台上，否则可能会减少它的用途并产生视野死角
- 需要时再用全身麻醉，轻度镇静配合局部浸润麻醉是最好的选择

结　论

根据我们的研究数据和以前的文献报道，与椎间孔狭窄行开放减压或前路手术的风险相比，后路内镜下椎间孔切开术是一种有效的可以替代的外科治疗方法。患者出血更少，住院时间更短，并且术后疼痛药物的需要量极大减少。尽管为了保证内镜下椎间孔切开术的有效性和安全性，还需要与传统手术进行对照研究，但在作者治疗的患者中，没有出现不可逆的并发症，同时疼痛和

残疾的发生率和文献所报道的开放性手术的发生率处在同一水平。

脊柱内镜外科，尤其是内镜颈椎外科变得越来越受欢迎。它的目的是通过小切口和专业化设备减少医源性肌肉损伤、疼痛和缩短患者术后恢复的时间。在清醒镇静、持续的保护性反应和自主呼吸下进行的内镜手术有两个很大的优点，即对言语和身体刺激做出反应的能力。由于该项技术可使外科医师在手术中更准确和精确地处理病变以及规避了全麻的高风险，因此它扩大了患者的选择范围。激光技术的引入，成为提高手术成功率的一个基本工具，减少了相关并发症的发生。

大家都清楚地认识到内镜颈椎手术的学习曲线十分陡峭，所以这可能对于一些习惯了标准开放手术的外科医生来说是一个障碍。另外，学习新技术可能会暂时性增加手术并发症和手术时间。这更说明了进行充分的内镜脊柱外科培训的重要性。

致谢

在本章中作者非常感谢他同事人体运动学家 Miss CamilaGracia Voss 和麻醉学家 Carlos Rodrigo Torres Ciappa 做出的重要贡献。

参考文献

1. Johnson P, Filler A, McBride D, Batzdorf U. Anterior Cervical Foraminotomy for Unilateral Radicular Disease. *Spine* 2012; 25(8):905–9.

2. Raynor R, Pugh J, Shapiro I. Cervical facetectomy and its effect on spine strength. *J Neurosurg* 1985;63:278–82.

3. Silveri C, Simpson J, Simeone F, Balderston R. Cervical disk disease and the keyhole foraminotomy: Proven efficacy at extended long-term follow-up. *Orthopedics* 1997;20:687–92.

4. Kapun J, Wagener C. Case Report: novel technique for minimally invasive spine surgery in obese patients. *The Internet Journal of Minimally Invasive Spinal Technology* 2011;4. doi:10.5580/a6f.

5. Mixter WJ, Barr JS. Rupture of the intervertebral disc with involvement of the spinal canal. *N Engl J Med* 1934;211:210-15.

6. Cloward RB. The anterior approach for removal of ruptured cervical disc. *J Neurosurg* 1958;15:602–16.

7. Smith GW, Robinson RA. The treatment of certain cervical-spine disorders by anterior removal of the intervertebral disc and interbody fusion. *J Bone Joint Surg Br Am* 1958;40-A:607–24.

8. Scoville W, Dohrmann G, Corkill G. Late results of cervical disc surgery. *J Neurosurg* 1976;45:203–10.

9. Frykholm R. Cervical nerve root compression resulting from disk degeneration and root sleeve fibrosis. *Acta Chir Scand* 1951;160(Suppl):S1-S149.

10. Tumialán L, Ponton R, Gluf W. Management of unilateral cervical radiculopathy in the military : the cost effectiveness of posterior cervical foraminotomy compared with anterior cervical discectomy and fusion. *Neurosurg Focus* 2010;28:E17.

11. Fessler RG, Khoo LT. Minimally invasive cervical microendoscopic foraminotomy: an initial clinical experience. *Neurosurgery* 2002;51(5 Suppl):S37–45.

12. Gala V, O' Toole J, Voyadzis J, Fessler R. Posterior minimally invasive approaches for the cervical spine. *Orthop Clin North Am* 2007;38:339–49.

13. Grieve J, Kitchen N, Moore A, Marsh HT. Results of posterior cervical foraminotomy for treatment of cervical spondylitic radiculopathy. *Br J Neurosurg* 2000;14:40–3.

14. Basra S, Rhee J. Posterior surgery for cervical myelopathy: laminectomy, laminectomy with fusion, and laminoplasty. *Asian Spine J* 2008;2:114–26.

15. O' Toole J, Eichholz K, Fessler R. Minimally invasive cervical foraminotomy and decompression of stenosis. In: Scuderi G. and Tria A (Eds). *Minimally Invasive Surgery in Orthopedics*. New York, USA: Springer 2010: 561-8.

16. Hilton D. Minimally invasive tubular access for posterior cervical foraminotomy with three-dimensional microscopic visualization and localization with anterior/posterior imaging. *Spine J* 2007;7:154–8.

17. Ishihara H, Kanamori M, Kawaguchi Y, Nakamura H, Kimura T. Adjacent segment disease after anterior cervical interbody fusion. *Spine J* 2004;4:624–8.

18. Assaker R. Minimal access spinal technologies: state-of-the-art, indications, and techniques. *Joint Bone Spine* 2004;71:459–69.

19. Oppenheimer J, DeCastro I, McDonnell D. Minimally invasive spine technology and minimally invasive spine surgery: a historical review. *Neurosurg Focus* 2009;27:E9.

20. Bala E, Sessler D, Nair D, et al. Motor and somatosensory evoked potentials are wellmaintained in patients given dexmedetomidine during spine surgery. *Anesthesiology* 2008;109:417–25.

21. Tobias J. Dexmedetomidine in trauma anesthesiology and critical care . *Trauma Care J* 2007;17:6–18.

22. Kaur S. Monitored Anesthesia Care. In: Vacanti C, Sikka P, Urman R, et al (Eds). *Essential Clinical Anesthesia*. New York, USA: Cambridge University Press; 2011:309–12.

23. Figueiredo E, Castillo de la Cruz M, Theodore N, Deshmukh P, Preul M. Modified cervical laminoforaminotomy based on anatomic landmarks reduces need for bony removal. *Minim Invas Neurosurg* 2006;49:37–42.

24. Zdeblick T, Zou D, Warden K, et al. Cervical stability after foraminotomy. A biomechanical in vitro analysis. *J Bone Joint Surg Am* 1992;74:22–7.

25. Tanaka N, Fujimoto Y, An H, Ikuta Y, Yasuda M. The anatomic relation among the nerve roots, intervertebral foramina, and intervertebral discs of the cervical spine. *Spine (Phila Pa)* 2000;25:286–91.

26. Hwang AE, Bae H, Cho SJ, et al. Morphometric Study of the Nerve Roots Around the Lateral Mass for Posterior Foraminotomy. *J Korean Neurosurg Soc* 2010;47:358–64.

27. Barakat M, Hussein Y. Anatomical study of the cervical nerve roots for posterior foraminotomy: cadaveric study. *Eur Spine J* 2012;21:1383–8.

28. Xu R, Ebraheim N, Nadaud M, Yeasting R, Stanescu S. The location of the cervical nerve roots on the posterior aspect of the cervical spine. *Spine J* 1995;20:2267–71.

29. Chen B, Natarajan R, An H, Andersson G. Comparison of biomechanical response to surgical procedures used for cervical radiculopathy: posterior keyhole foraminotomy versus anterior foraminotomy and discectomy versus anterior discectomy with fusion. *J Spinal Disord* 2001;14:17–20.

30. Joo YC, Ok WK, Baik SH, et al. Removal of a vertebral

metastatic tumor compressing the spinal nerve roots via a single-port, transforaminal, endoscopic approach under monitored anesthesia care. *Pain Physician* 2012;15:297–302.

31. Chen HT, Tsai CH, Chao SCH, et al. Endoscopic discectomy of L5–S1 disc herniation via an interlaminar approach: Prospective controlled study under local and general anesthesia. *Surg Neurol Int* 2011;2:93–110.

32. Gertler R, Brown HC, Mitchell DH, et al. Dexmedetomidine: a novel sedative-analgesic agent. *Proc (Bayl Univ Med Cent)* 2001;14:13–21.

33. Eichhorn JH, Hassan ZH. Anesthesia Perioperative Mortality, and Predictors of Adverse Outcomes 3. In: Lobato E, Gravenstein N, Kirby R. ed. Complication in Anesthesiology. Philadelphia: Lippincott, Williams & Wilkins; 2008:3-14.

34. Arain SR, Ebert TJ. The efficacy, side effects, and recovery characteristics of dexmedetomidine versus propofol when used for intraoperative sedation. *Anesth Analg* 2002;95:461–6.

35. Gurbet A, Basagan-Mogol E, Turker G, et al. Intraoperative infusion of dexmedetomidine reduces perioperative analgesic require- ments. *Can J Anaesth* 2006;53:646–52.

36. Adamson T. The impact of minimally invasive cervical spine surgery. Invited submission from the Joint Section Meeting on Disorders of the Spine and Peripheral Nerves. *J Neurosurg Spine* 2004;1:43–6.

37. Ahn Y, Lee SH, Lee SH, Kim JU, Liu WCH. Transforaminal percutaneous endoscopic lumbar discectomy for upper lumbar disc herniation: clinical outcome, prognostic factors, and technical consideration. *Acta Neurochir (Wien)* 2009;151:199–206.

38. Fehlings MG, Gray RJ. Posterior cervical foraminotomy for the treatment of cervical radiculopathy. *J Neurosurg Spine* 2009;10:343–4.

39. García R, Colet S, Teixidor P, et al. Anterior approach complications in cervical spine pathology. *Neurochirugía (Astur)* 2007;18:209–20.

（李　诚 译，孔清泉 校）

第11章

经皮内镜下胸椎间盘切除术和小关节成形术

Percutaneous endoscopic thoracic discectomy and facetoplasty

Ho-Yeon Lee, Sang Hoon Jang

引　言

　　胸椎相对于颈椎和腰椎而言，有以下几个不同特点：椎体呈梨形，生理曲度呈后凸，椎体与肋骨相关节、出口神经根呈背侧走行。由于上述前两个特征，胸椎硬膜囊的腹侧位于椎体后缘线的前方，椎体后缘线可在侧位 X 线片上看出，而胸髓的走向比骨性椎管更加平直。因此，轻度的胸椎间盘突出可直接压迫脊髓，造成脊髓皱褶，引起神经症状，而后方硬膜下脑脊液间隙却不发生任何变化。这也直接解释了在过去依靠脊髓造影的年代，对软性的胸椎间盘突出缺乏警惕性，随着 CT 脊髓造影和磁共振的应用，胸椎间盘突出的手术病例中软性椎间盘突出的病例逐步增加[1]。

　　尽管入路相关的并发症非常严重，但软性胸椎间盘突出造成的脊髓损害必须手术治疗[2-4]。然而，对于难忍的疼痛或感觉改变，同时伴有细微和（或）稳定的神经损害，患者甚至医师都难以做出手术治疗的决定，这是由于害怕入路相关的并发症，特别是中央型和中央旁型椎间盘突出症。经皮内镜下胸椎间盘切除术被发明用来治疗症状性的软性胸椎间盘突出症。自从经皮腰椎间盘切除术发明以来，经皮内镜下胸椎间盘切除术适用于治疗无移位的软性胸椎间盘突出症，而不管其症状和体征的严重程度[5,6]。

　　考虑到胸椎的其他特点即椎体与肋骨形成关节以及出口神经根呈背侧走行，胸椎比腰椎更适合采用经皮椎间孔入路行椎间盘切除术。肋骨既可以作为椎间孔的指引标记，也可作为椎间孔外软组织（如胸膜）的硬质骨性保护以避免其损伤。与腰椎不同的是，胸椎神经根孔部位的纤维环没有出口神经根覆盖，因此，工作套管可以更容易地进行操作而不必担心术后出现感觉障碍。

病例选择和手术指征

　　手术指征是中央旁到椎间孔之间突出的软性

胸椎间盘，同时伴有脊髓损害或神经性放射性感觉障碍或持续性疼痛且保守治疗无效，但椎间盘不能游离或出现严重的骨质增生和硬化。

胸椎间盘突出症的患者主诉可以多种多样，表现为肌力下降或疼痛，也可仅有感觉改变[7, 8]。对于脊髓进展性病变合并完全性神经损害，这种情况不适合进行经皮内镜下胸椎间盘切除术，因为这种情况常常合并严重的粘连或硬膜内病变[9]。然而，对于中央偏外侧型（中央旁型）或中央型胸椎间盘突出合并单侧主要症状、稳定的轻微神经损害以及位于神经根孔的胸椎间盘突出症均可采取经皮内镜下胸椎间盘切除术[4, 5, 10]。

仔细的体格检查常常可以发现不全的脊髓半切综合征。单足蹦跳检查有助于发现单侧的下肢无力。

胸椎硬膜外注射有助于帮助明确病变，同时可以预测轻度神经功能损害患者的手术疗效。

影像学诊断

总的来说，胸椎磁共振检查和仔细地神经功能检查对于进行胸椎硬膜外注射就已足够了，但如果要进行经皮内镜下胸椎间盘切除术，这些检查是不充分的，特别对于相对轻度的胸椎间盘突出症，同时可能合并或不合并多节段无症状的椎间盘突出。

因此，在数年前，尽管硬膜穿刺时可能出现并发症，但所有的手术患者均进行 CT 脊髓造影。目前，利用磁共振脊髓造影技术，可以观察脊髓的畸形和移位，而不会有传统脊髓造影引起的各种并发症的可能。在临床实践中，薄层、多平面的冠状面成像比重建的脊髓造影图像能够提供更多的有用信息。

普通 CT 平扫对于判断钙化和术前准备仍然非常重要[1]。

全长的胸腰椎矢状面磁共振图像以及全长的胸腰椎 CT 侧位像可用于评估手术的范围。

手术工具

- C 型臂透视机或锥形束 CT 系统(O 型臂)(图 11.1)
- 18 号腰椎穿刺针
- 钝性扩张套管和环踞（图 11.2）
- 尾端呈各种形态的工作套管
- 半刚性的管状工作内镜（图 11.3）
- 显微钳子（图 11.4）
- 侧方发射的钬激光（图 11.5）
- 柔性的双极射频头（图 11.6）

手术步骤

麻醉

通常在局麻下进行，在监护下给予静脉镇静。麻醉师保持患者轻度镇静，但患者可以反应。

体位

常常将患者俯卧在可透视手术床上，膝关节屈曲，双臂前伸放在头的两侧。为了清楚地透视上胸椎，有时必须采取游泳者体位，然而，T3、T4 水平以下的椎体采用常规俯卧位即可进行清楚地透视。

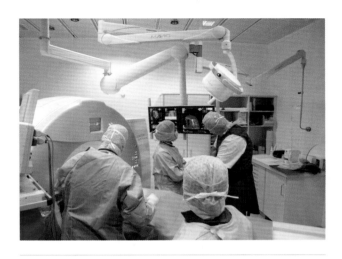

图 11.1 术中 CT 透视（Somatom Sensation 4, Siemen AG, Erlangen, Germany）（引自 Kim D. Minimally Invasive Percutaneous Spinal Techniques. Chapter 25: Posterolateral Endoscopic Thoracic Discectomy, 328-335.©Elsevier, 2010.）。

椎体定位和椎体进针点

通过透视定位并在皮肤上画出病变的椎间盘和椎弓根。在最终放置 18 号穿刺针前，用 21 号针进行小关节浸润麻醉后留置，再次透视进行手术节段的定位。

皮肤进针点位于中线旁开 5 ~ 6 cm（图 11.7）。

在术前 CT 扫描或磁共振图像上，做椎弓根中点纤维环到关节突外侧缘的连线并延伸到皮肤表面，可以测出皮肤进针点的旁开距离。为了定位皮肤的进针点，先前插入的 21 号腰椎穿刺针可用

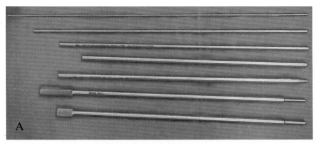

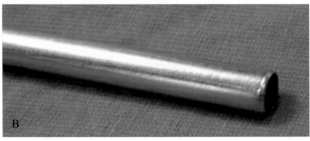

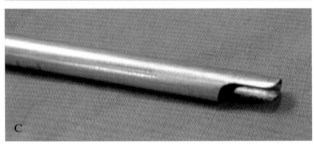

图 11.2 A. 系列扩张器；B. 扩张套管头部；C. 工作套管（引自 Kim, D. Minimally Invasive Percutaneous Spinal Techniques. Chapter 25: Posterolateral Endoscopic Thoracic Discectomy, 328-335.©Elsevier, 2010.）。

作导引以选择一个合适的针道。在手术台上皮肤进针的角度要通过侧位透视片来决定，方向朝向下位椎体的上终板（图 11.8）。

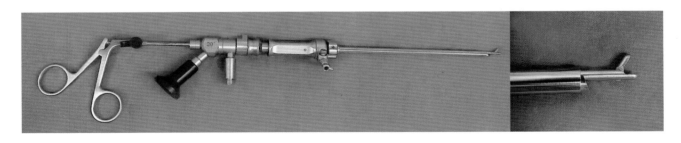

图 11.3 刚性管状工作内镜（The Kinetic Interchangeable Spinal System, Endospine kinetics Ltd. UK）（引自 Kim, D. Minimally Invasive Percutaneous Spinal Techniques. Chapter 25: Posterolateral Endoscopic Thoracic Discectomy, 328-335. ©Elsevier, 2010.）。

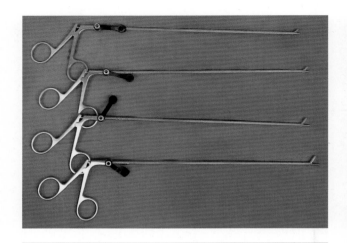

图 11.4 显微钳子（引自 Kim, D. Minimally Invasive Percutaneous Spinal Techniques. Chapter 25: Posterolateral Endoscopic Thoracic Discectomy, 328-335.©Elsevier, 2010. ）。

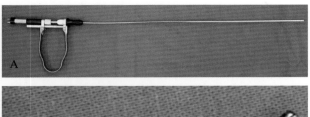

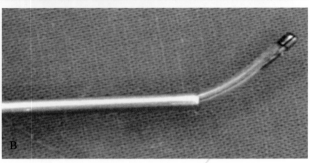

图 11.6 双极可屈曲射频探针（A）（Ellman Trigger-Flex Bipolar System, Ellman Innovations, Hewlett, NY, USA）和其尖端（B）（引自 Kim, D. Minimally Invasive Percutaneous Spinal Techniques. Chapter 25: Posterolateral Endoscopic Thoracic Discectomy, 328-335.©Elsevier, 2010. ）。

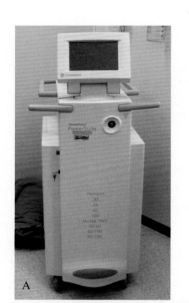

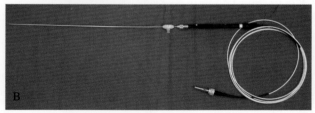

图 11.5 侧方发射的钬激光（Trimedyne Inc. Irvine, CA, USA）。A. Powersuit 的计算机主机；B. 侧方发射的激光传递电缆（引自 Kim, D. Minimally Invasive Percutaneous Spinal Techniques. Chapter 25: Posterolateral Endoscopic Thoracic Discectomy, 328-335.©Elsevier, 2010. ）。

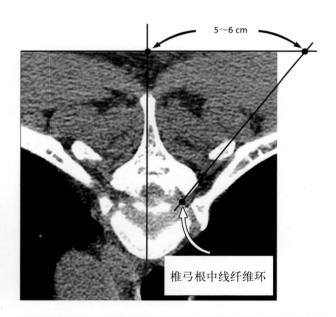

图 11.7 利用术前 CT 定位进针点，皮肤的进针点位于中线旁开 5 ~ 6 cm 处（引自 Kim, D. Minimally Invasive Percutaneous Spinal Techniques. Chapter 25: Posterolateral Endoscopic Thoracic Discectomy, 328-335.©Elsevier, 2010. ）。

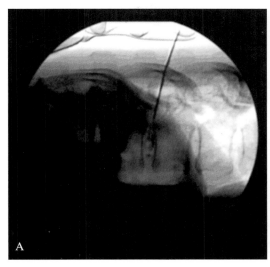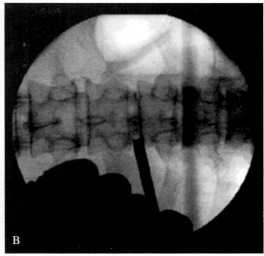

图 11.8　A. 术中侧位透视片显示进针点，其与上终板平行；B. 前后位透视片显示套管斜面开口朝向内下方，套管的尖端在椎弓根中线外侧压住纤维环（引自 Kim, D. Minimally Invasive Percutaneous Spinal Techniques. Chapter 25: Posterolateral Endoscopic Thoracic Discectomy, 328-335.©Elsevier，2010.）。

关节突成形术

先用 1% 的利多卡因自皮肤到小关节进行浸润麻醉后，将长 18 号的腰椎穿刺针插入椎间孔。然后在椎间孔内注射 1～1.5 ml 的 1% 的利多卡因，随后将导丝插入硬膜外腔。

拔出腰穿针后，将空心扩张器沿着导针插入关节突的后外侧缘。然后插入斜面开口的套管，直到开口斜面充满关节突的上外侧部。斜面开口套管的尖端必须正位于椎弓根中点连线上或轻微偏于其外侧，可以通过前后位透视片观察，这样就确保建立了进入椎间隙的安全通道。

用环踞将上关节突的外侧部和椎间孔纤维环同时切割下来以避免无意中将骨片推移进入硬膜外腔。然后将扩张器通过扩大的椎间孔插入椎间隙。将斜行开口套管换成平头开口套管插入椎间隙中。最后插入内镜。

减压

每一步减压过程都在内镜直视下进行，由于胸椎管呈梨形，因此在透视侧位像上，椎体后缘线位于硬膜囊前部的后方。

从中央到侧方将突出的纤维环后部切除。经过初步的减压，重新将套管放在椎间孔区域，使其倾斜以便观察裂隙状的硬膜外间隙。然后用钬激光处理突出椎间盘的上缘和下缘，从椎间孔区到中央区将紧缩的椎间盘突出的边缘残余后部推入椎间隙内（图 11.9）。在这些步骤中，一种注射性止血剂（凝血酶－胶原基质）对于处理硬膜外出血非常有效，它可以保持手术视野的清晰。然而，为了避免硬膜外的占位效应，注入 1 ml 的止血剂后需用扩张器压迫 1 min。

彻底减压后，通过调节灌注压力可以观察到硬膜的移动（图 11.10）。伤口进行一针皮下缝合后即可覆盖无菌贴膜。

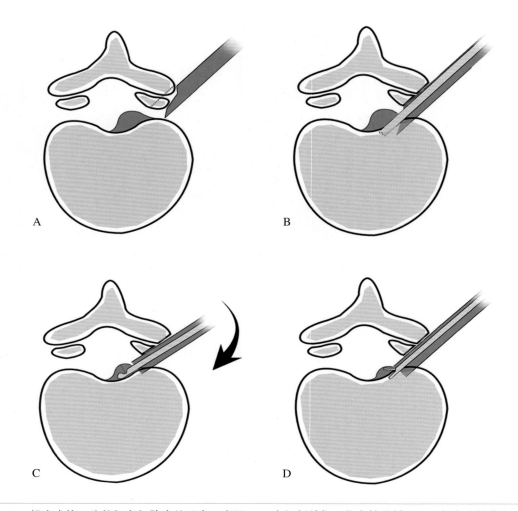

图 11.9 经皮内镜下胸椎间盘切除术的手术示意图。A. 在切割前将工作套管的斜面开口朝向上关节突；B. 用圆形环踞将上关节突的外侧面和神经根孔纤维环切除；C. 经过初步减压后轻轻回撤套管或向后倾斜（箭头方向），这样可以显露椎间孔硬膜外间隙。用侧方发射的激光消融突出的椎间盘；D. 椎间盘突出的边缘残余部分被推入椎间隙内，然后用激光消融或内镜钳子切除（引自 Kim, D. Minimally Invasive Percutaneous Spinal Techniques. Chapter 25: Posterolateral Endoscopic Thoracic Discectomy, 328-335.©Elsevier，2010.)。

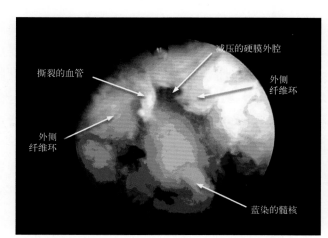

图 11.10 术中内镜图显示胸椎间盘突出症减压后的中央部分（引自 Kim, D. Minimally Invasive Percutaneous Spinal Techniques. Chapter 25: Posterolateral Endoscopic Thoracic Discectomy, 328-335.©Elsevier，2010.)。

疗效和并发症

从 2001 年 4 月到 2011 年 9 月, 对 23 例中央型或侧方型软性胸椎间盘突出症采取了经皮内镜胸椎间盘切除术。笔者在局麻和静脉镇静下, 先行小关节成形术, 然后经胸椎间孔将突出的椎间盘摘除。

平均手术时间为 85.0 min, 无 1 例术后出现并发症。21 例患者手术当天或手术第 2 天出院。2 例患者在住院期间进行了腰椎手术。1 例患者诊断为 L4 退变性滑脱和 T7-T8 胸椎间盘突出症。她先接受了腰椎后路椎弓根钉固定、椎体间融合, 但术后下肢麻木疼痛仍然持续存在。因此又进行了一次经皮内镜下 T7-T8 椎间盘切除术, 术后症状明显缓解。另 1 例患者为 L4-L5 右侧腰椎间盘突出症合并 T10-T11 右侧胸椎间盘突出症。他先接受了经皮内镜下 L4-L5 椎间盘摘除术, 术后右侧臀部疼痛缓解, 但右下肢放射痛持续存在。然后进行了经皮 T10-T11 胸椎间盘切除术, 术后患者症状改善。1 例由于 T10-T11 椎间盘突出症复发而进行了翻修术 (胸廓切开术)。该患者在初次术后 14 天再次出现双侧臀部和下肢的疼痛。因此, 再次进行了翻修术, 术后症状明显缓解。

和其他手术相似, 经皮内镜下胸椎间盘切除术也有多种潜在的并发症[12-14]。入路相关的并发症包括肺、血管、神经损伤。由于胸椎独特的解剖结构, 通过仔细操作, 这些并发症可以被避免。

减压不彻底、定位错误或者复发这些并发症是所有椎间盘手术都可能出现的。有作者报道过 1 例经皮内镜下胸椎间盘切除术后复发的病例[15, 16]。在该例手术中, 为了获得更大的视野使用了大口径的工作套管 (10 mm), 而且, 过去报道中在 T10-T11 节段使用的套管 (5 mm) 要比目前手术使用的套管直径更粗。因此, 椎间隙被过度撑开, 变得更加不稳定。

要获得更清晰的视野并使用直径较大的器械, 但又要避免这类并发症, 必须使用环锯或内镜下磨钻进行部分椎体切除, 这样才可能使用直径大的工作套管。也可以采用斜行的椎旁肌间隙入路并用管状撑开通道来完成这种手术。

病例 1

男性, 55 岁, 主诉背痛伴左下肢放射痛、无力。

术前 MRI 和 CT 检查显示胸椎间盘软性突出 (图 11.11 A ~ C)。该患者进行了经皮内镜下胸椎间盘切除术。术后复查 MRI 显示胸髓减压彻底 (图 11.11 D)。

病例 2

男性, 43 岁, 主诉背痛。术前 MRI 显示胸椎间盘软性突出 (图 11.12 A、B)。该患者进行了经皮内镜下胸椎间盘切除术。术后复查 MRI 显示胸髓减压彻底 (图 11.12 C)。

小 结

现代的影像学技术可以显示胸椎间盘突出症具有多样性、临床表现各异、严重程度不同等特点。经皮内镜下胸椎间盘切除术是目前胸椎间盘突出症外科治疗一种可行的选择。

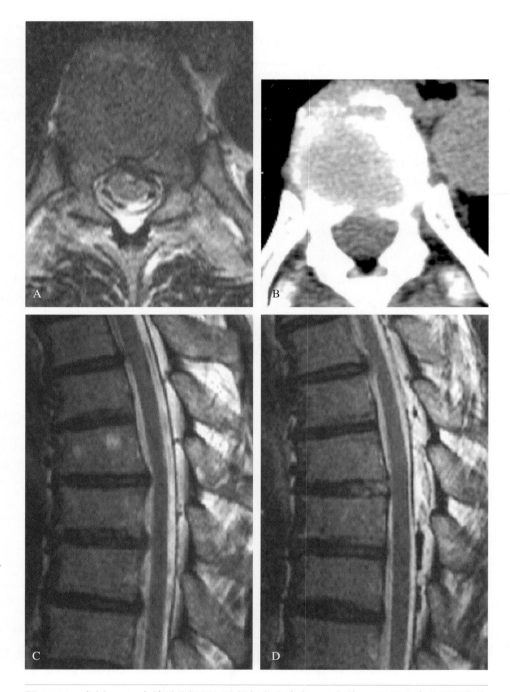

图 11.11　病例 1：A. 术前磁共振显示胸椎间盘突出症；B. 术前 CT 显示突出的椎间盘为软性突出；C. 术前矢状面磁共振显示 T6-T7 水平硬膜囊受压；D. 术后矢状面磁共振显示脊髓减压彻底。

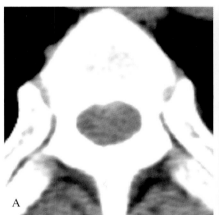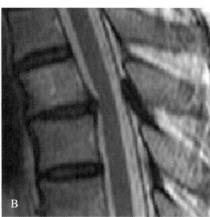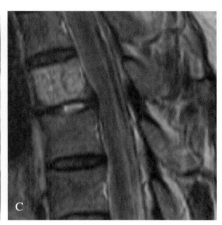

图 11.12　病例 2：A. 术前 CT 显示软性椎间盘突出；B. 术前矢状面磁共振显示 T3-T4 水平硬膜囊受压；C. 术后矢状面磁共振显示脊髓减压彻底。

参考文献

1. Arce CA, Dohrmann GJ. Thoracic disc herniation. Improved diagnosis with computed tomographic scanning and a review of the literature. *Surg Neurol* 1985;23:356–61.

2. Arnold PM, Johnson PL, Anderson KK. Surgical management of multiple thoracic disc herniations via a transfacet approach: a report of 15 cases. *J Neurosurg Spine* 2011;15:76–81.

3. Cho JY, Chan CK, Baek OK, Lee HY. The first case of recurrent thoracic disc herniation after percutaneous endoscopic thoracic discectomy. *J Crit Spine Cases* 2010;3:84–7.

4. Cho JY, Lee HY. An oblique paraspinal approach for thoracic disc removal assisted by O-arm-based navigation. *J Crit Spine Cases* 2010;3:111–14.

5. Choi KY, Eun SS, Lee SH, Lee HY. Percutaneous endoscopic thoracic discectomy; transforaminal approach. *Minim Invas Neurosurg* 2010;53:25–8.

6. Cornips EM, Janssen ML, Beuls EA. Thoracic disc herniation and acute myelopathy: clinical presentation, neuroimaging findings, surgical considerations, and outcome. *J Neurosurg Spine* 2011;14:520–8.

7. Deviren V, Kuelling FA, Poulter G, Pekmezci M. Minimal invasive anterolateral transthoracic transpleural approach: a novel technique for thoracic disc herniation. A review of the literature, description of a new surgical technique and experience with first 12 consecutive patients. *J Spinal Disord Tech* 2011;24:E40–8.

8. El-Kalliny M, Tew JM Jr, van Loveren H, Dunsker S. Surgical approaches to thoracic disc herniations. *Acta Neurochir (Wien)* 1991;111:22–32.

9. Hasiloglu ZI, Abuzayed B, Imal AE, Cagil E, Albayram S. Spontaneous intracranial hypotension due to intradural thoracic osteophyte with superimposed disc herniation: report of two cases. *Eur Spine J* 2012; 21(suppl 4):383–6.

10. Khoo LT, Smith ZA, Asgarzadie F, et al. Minimally invasive extracavitary approach for thoracic discectomy and interbody fusion: 1-year clinical and radiographic outcomes in 13 patients compared with a cohort of traditional anterior transthoracic approaches. *J Neurosurg Spine* 2011;14:250–60.

11. Le Roux PD, Haglund MM, Harris AB. Thoracic disc

disease: experience with the transpedicular approach in twenty consecutive patients. *Neurosurgery* 1993;33:58–66.

12. Lee HY, Lee SH, Kim DY, et al. Percutaneous endoscopic thoracic discectomy: posterolateral transforaminal approach. *J Korean Neurosurg Soc* 2006;40:58–62.

13. Manchikanti L, Cash KA, McManus CD, et al. A preliminary report of a randomized double-blind, active controlled trial of fluoroscopic thoracic interlaminar epidural injections in managing chronic thoracic pain. *Pain Physician* 2010;13:E357–69.

14. Osman SG, Marsolais EB. Posterolateral arthroscopic discectomies of the thoracic and lumbar spine. *Clin Orthop Relat Res* 1994;304:122–9.

15. Stillerman CB, Chen TC, Couldwell WT, et al. Experience in the surgical management of 82 symptomatic herniated thoracic discs and review of the literature. *J Neurosurg* 1998;88:623–33.

16. Yanni DS, Connery C, Perin NI. Video-assisted thoracoscopic surgery combined with a tubular retractor system for minimally invasive thoracic discectomy. *Neurosurgery* 2011;68:138–43; discussion 143.

（汤梦伟 译，谢幼专 校）

第12章

胸腔镜下椎间盘切除术
Thoracoscopic discectomy

Sang Hyeop Jeon, Sang-Ho Lee

引 言

胸椎间盘突出症（TDH），如果治疗不当，会导致严重的神经功能损伤。外科治疗的方法有许多种，背侧入路已经成为治疗 TDH 的常用方法，但仍然存在不可逆性的截瘫风险[1]。通过外科医生不懈的努力，探索出一种新的替代方法，可以直视硬膜囊的外侧和腹侧表面，并且显著减少神经损伤的风险。然而，通过经椎弓根、肋横突入路、硬膜外腔入路等很难直接暴露脊髓腹侧病变，以致很难保证每次都能在不损伤脊髓的情况下安全切除病变组织。

开胸手术已被认为是合理治疗椎间盘病变的标准手术，它可以提供一个绝佳的腹侧暴露效果[2,3]。在 1993 年，Mack 和 Regan[4] 描述了电视胸腔镜手术的技术，与开放手术相比，减少了并发症发生率。随后的报道也都认为胸腔镜脊髓手术并发症发生率低[5,6]。

然而，对于内镜外科，要掌握一套新的手术技巧，需要一个相对陡峭的学习曲线。此外，由于胸椎间盘突出症的发病率很低，这不利于脊柱外科医生获得该技术的经验。因此，只有较少的外科医生能熟练掌握和安全使用这些技术。

在这章中，作者主要目的是展示如何建立一个拥有专业手术团队的优秀诊疗中心，如何开发一套可靠的转诊制度，如何与擅长胸腔镜手术的胸外科医生和神经外科医生开展合作。

患者筛选和术前注意事项

由胸椎间盘突出压迫脊髓引起的脊髓病变是绝对适应证。对于与相应节段脊髓有关胸椎根性胸痛和（或）背痛，或者有长期功能障碍症状，经大多数非手术治疗无效的患者，手术治疗是唯一的治疗方法。

手术禁忌证：以前行开胸手术或患感染性疾病导致严重胸膜粘连，患心脏或肺部疾病不能耐受单侧肺通气。在早期阶段,我们甚至治疗了一些患有巨大钙化的中央型胸椎间盘突出和病态肥胖患者。根据作者的经验,对致密钙化的椎间盘进行内镜下操作是非常困难和危险的,这些钙化病灶可能与硬脊膜粘连,尽管术中采用纤维蛋白胶封填,仍可导致术后神经功能损伤和长期的脑脊液漏。对于过度肥胖患者,厚厚的胸部脂肪让外科医生很难辨别出解剖标志,并且经胸操作距离的增加使得手术器械操作困难。随着术者经内镜下胸椎间盘切除术外科经验的成熟,根据以前手术的成功与并发症,逐渐形成术者自己的外科诊疗标准。

对于中央型椎间盘突出,手术侧的选择要考虑解剖和主要症状侧。如果椎间盘向一侧反常移位,并将脊髓推向椎管对侧,则选择最接近椎间盘突出的一侧进行操作,以避免损伤脊髓。如果主动脉阻挡胸腔镜进入病变区,而对侧胸腔镜入路亦不能到达病变部位的,则选择开放手术。如果突出的椎间盘位于T3-T4水平以上或T11-T12水平以下,那么需要选择开放外科手术的方法。

外科手术技术

最好是在全身麻醉下,插入双腔气管导管,使同侧肺塌陷,保持对侧肺通气在空的胸腔中(安全、方便)完成这一操作。

患者取侧卧位,手术侧向上,侧曲胸腰段使肋间隙加宽。消毒前用C型臂X线透视机确定病变水平,定位皮肤穿刺入口(图12.1)。用记号笔标记手术椎间盘和相邻椎体轮廓后,消毒皮肤,范围包括可能中转开胸所需的区域。三个穿刺入口在胸壁上形成一个三角形。第一入口为内镜入口,在影像透视区内,位于邻近病变的上方或下方椎体水平。通过工作入口采用30°角内镜能够提供更多的工作空间。另外两个工作入口在腋前线。主工作入口应垂直于目标椎间盘,便于操作电钻和其他外科器械。另外一个工作入口为吸引器口,位于呈三角形排列的主工作入口附近。

如果需要牵拉开肺或膈膜,可将一个扇形牵开器通过一个小切口插入,以减少对外科医生操作器械活动的干扰。其他可以通过手动旋转手术

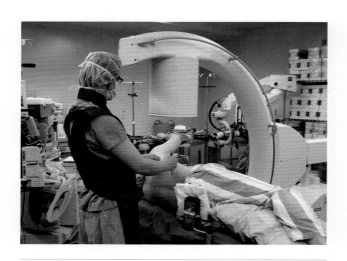

图12.1 用C型臂X线透视机定位手术节段,标记皮肤定位。

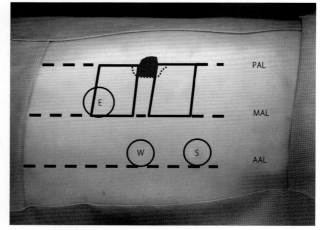

图12.2 虚线和入口位置的确定。AAL:腋前线;MAL:腋中线;PAL:腋后线;E:内镜入口;S:吸引器入口;W:工作通道入口。

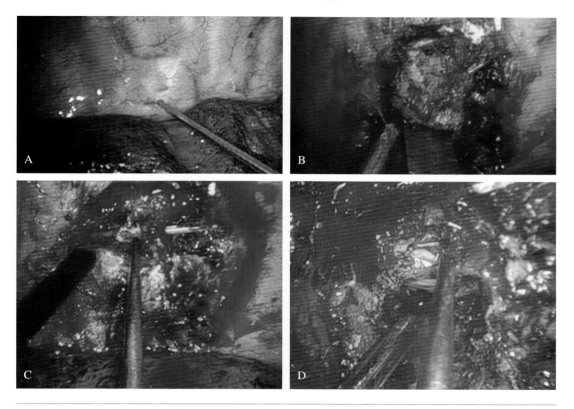

图 12.3　A. 定位针插入到椎间盘水平; B. 切除肋骨头; C. 硬脑膜侧面暴露; D. 减压术后硬膜腹面。

台实现肺牵开, 使肺向前移位远离脊柱。

脊髓节段的定位是通过在胸腔内用胸腔镜计数肋骨证实, 将一枚斯氏针插入事先假定的邻近肋骨头的椎间隙, 并用 C 型臂 X 线透视机检查确认 (图 12.3A)。

胸膜壁层嵌入肋骨近端和椎间隙。在手术中, 肋骨头是保持解剖方向的一个基本标志。肋骨头与椎弓根基底部、大多数中胸椎间隙水平的椎体部分和下胸椎椎间隙尾侧相连接。如果有必要, 相邻节段血管可以游离并用双极电凝切断或内镜夹夹闭。

分离神经血管束后, 将胸横突韧带和软组织从肋骨分离, 用钻头和 Kerrison 咬骨钳切除肋骨近端 2 cm 和肋骨头, 显露椎弓根和神经孔 (图 12.3B)。电磨钻去除椎弓根头侧部分暴露脊髓侧

方的硬脑膜, 在后续的操作中均以此作为方向。

为了暴露硬脑膜的腹侧, 必须在椎体内形成一个金字塔形空腔, 使用电钻去除硬膜外腔的椎间盘压迫组织。椎体内空腔的宽度和形状是根据椎间盘病变的大小和性质决定的, 但应足以暴露正常硬脑膜并到达对侧椎弓根, 使整个硬膜腹侧表面清晰可见。要保持椎管腹侧皮质骨外形的完整性, 直到完成钻孔操作, 以保护脊髓。钻孔结束后, 用小 Kerrison 咬骨钳或锐利的刮匙切除椎管壁, 一般从椎弓根起始处开始。

有时需要将椎间盘组织或碎裂的钙化椎间盘推入减压造成的骨缺损内, 这样, 椎管腹侧可通过腹外侧的内镜进行完全减压 (图 12.3 D)。

然而, 在这一步操作中存在脊髓机械性损伤, 硬脑膜意外撕裂及减压不彻底的可能性。进行硬

膜外、胸腔止血和肺复张后，关闭切口。放置胸管引流至引流量减少到每天 <100 ml，通常需 1～2 天。

临床经验和结果

自 1997 年以来，作者用胸腔镜治疗了 97 例胸椎间盘突出，其中 84 例有脊髓病变症状和体征，13 例无脊髓病变根性疼痛。有 4 例患者接受了 2 个节段的椎间盘切除，而其他患者行单节段椎间盘切除术。作者为了证实减压充分，对每位患者进行了术后 MR 扫描。(图 12.4、12.5)

2 例患者，由于手术节段错误和减压不彻底导致神经功能恶化，及时进行胸腔镜二次手术。患者大部分脊髓症状得到改善，结果优良。1 例巨大椎间盘突出伴钙化的患者，出现轻瘫、痉挛步态等截瘫表现。术后 MRI 和 CT 发现减压不彻底，及时进行胸腔镜补救手术去除硬膜内椎间盘脱出，这导致了脑脊液漏。不幸的是，神经系不良后果并没有在长期随访中恢复。所有患者的神经根和背部疼痛都获得满意的手术效果。没有患者术后症状恶化。

潜在并发症或缺陷

肺部并发症

在一些报道中，报道了肺炎、肺不张等肺部并发症，但它们不与任何特定手术入路相关[7, 8]。在侧卧位，进行较长手术时间后，我们发现有一过性的肺水肿存在，这不是真正意义上的并发症，而是正常的恢复过程，是由于通气-灌注不匹配导致。

手术节段错误

在以前的研究中，通过胸腔镜后外侧经胸入路切除胸椎间盘手术后，曾经发生过手术节段定

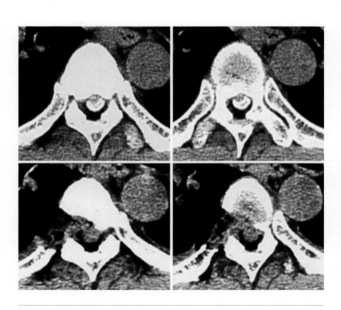

图 12.4　1 例 T6-T7 软性椎间盘突出。

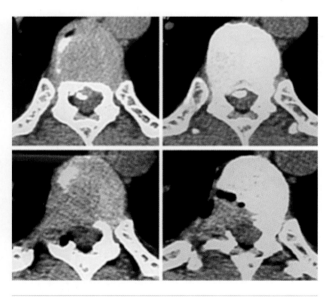

图 12.5　1 例 T8-T9 椎间盘突出伴钙化。

位错误[9, 10]。根据我们的经验，术前在 MR 影像上通常从头到尾计数病变节段。

然而，由于肩部的阻挡，在 C 型臂 X 线透视下应从腰骶部开始计数，明确手术节段。如果有骶椎腰化或腰椎骶化，正确的计数是很困难的。在胸腔镜直视下，可以根据肋骨头计数，以确认位置。通常，第 2 肋骨头是一个可见的顶肋，但肋骨头在一些肥胖患者很难看清楚。作者采用 CT 研究了颈胸腰（CTL）整个脊柱，联合 MRI 识别钙化椎间盘突出症和位于硬膜内的椎间盘突出症的可能性，以及正确识别椎间盘突出症的病变节段。围手术期仔细注意影像学计数脊髓水平和肋骨，以及识别骨赘等标志，可避免此类并发症的出现。此外，术中采用定位针透视片，以确认正确的脊髓水平。

脑脊液漏

由于胸腔内负压环境，导致脑脊液持续漏入胸腔，这是导致硬膜不愈合的条件。此外，显著脑脊液丢失可能导致低颅压[11, 12]。

脊柱外科术中偶然出现硬膜撕裂的处理已被熟知，通常的处理包括原位缝合、使用移植材料缝合、采用纤维蛋白胶或其他密封材料封填，以及腰椎引流。然而，这些尝试并不总是完全能防止脑脊液漏。

一旦存在医源性蛛网膜下腔胸膜瘘，在吸气降低胸腔内压力，从而吸引脑脊液入胸腔。脑脊液外渗可因胸腔引流管抽吸而加剧。呼气时，由于胸内压增加，空气进入脑脊液空间，且在头部直立位时蛛网膜下腔增大，导致颅内积气[6]。因此，开胸手术后常规呼吸道护理，包括胸腔引流管抽吸，深呼吸，因支气管清洗咳嗽和半卧位均应受限制。结果，对蛛网膜下腔胸膜瘘长期保守治疗易发生肺不张或肺炎。

作者怀疑，在腰大池引流治疗硬脑膜撕裂方面，脊柱外科开胸手术后与后路术后效果相同。依我们的临床经验，腰椎穿刺本身是困难的和腰椎引流量不明显，因为 CSF 空间已经塌陷。此外，过多的脑脊液引流可导致颅内低压。作者发现，在无腰大池引流的双层密封方法的情况下胸管引流量减少。我们认为，蛛网膜下腔胸膜瘘闭合依赖于术中确定的密封方法，而不是脑脊液腔和胸膜腔之间的压力梯度。因此，如果 CSF 渗漏超过 2 周以上，外科重新尝试用胸腔镜进行密封外科手术更有效。

脊髓缺血

根性动脉结扎术是否会导致脊髓缺血仍有争议，而且根据文献报道，没有发生大段脊髓动脉破裂或脊髓梗死的病例。有些研究者[7]推荐 T8-L1 的区域后外侧入路手术进行术前脊髓造影，因为大段髓节动脉损伤发病率在该部位升高。如果神经孔的内容被破坏，可能需要更加审慎，这包括根动脉（如果存在）。横向外侧腔外入路的方法，但通常不是经胸廓的方法，患者患此类损伤和脊髓梗死的概率增加。

工作通道改进

胸腔镜存在深度和手触觉不适应等主要缺点，它需要新的视觉 - 运动相配合的艰难的手术技巧。这似乎是恰当的，因为一个陡峭的学习曲线与手术量不足有关，而症状性胸椎间盘突出症的发病率相对较低。

在作者从标准开放式胸腔手术转换到胸腔镜手术的起始阶段，采用小型的婴幼儿胸骨牵开器进行胸腔镜与迷你开胸混合技术。对于比较容易和安全的手术步骤，如胸膜剥离、肋骨头切除、神经减压等可以应用胸腔镜。然后，用幼儿胸骨牵开器，在工作套管口处扩大皮肤切口，以创建一个宽度超过 3 cm×4 cm 的通道。然后打开进入硬膜外腔处的后纵韧带，用显微镜进行有效和安全的神经减压。

因为外科医生操作的机会较少，胸腔镜椎间盘切除术可操作性不强。因此，混合技术可能是早期学习过程中一个比较实用的过渡阶段，也为在熟练阶段处理高难度椎间盘突出伴钙化提供了一个安全、负责任的操作。

参考文献

1. Horwitz NH, Rizzoli NV. *Postoperative Complications of Extracranial Neurological Surgery.* Baltimore, MA: Williams & Wilkins, 1987.

2. Faciszewski T, Winter RB, Lonstein JE, et al. The surgical and medical perioperative complications of anterior spinal fusion surgery in the thoracic and lumbar spine in adults. A review of 1223 procedures. *Spine* 1995;20:1592–9.

3. Perot PL Jr, Munro DD. Transthoracic removal of midline thoracic disc protrusions causing spinal cord decompression. *J Neurosurg* 1969;31:452–8.

4. Mack MJ, Regan JJ, Bobechko WP, et al. Application of thoracoscopy for disease of the spine. *Ann Thorac Surg* 1993;56:736–8.

5. Dickman CA, Karahalios DG. Thoracoscopic spinal surgery. *Clin Neurosurg* 1996;43:392–422.

6. Horowitz MB, Moossy JJ, Julian T, et al. Thoracoscopic discectomy using video assisted thoracoscopy. *Spine* 1994;19:1082–6.

7. Stillerman CB, Chen TC, Couldwell WT, et al. Experience in the surgical management of 82 symptomatic herniated thoracic discs and review of the literature. *J Neurosurg* 1998;88:623–33.

8. Sekhar LN, Jannetta PJ: Thoracic disc herniation: operative approaches and results. *Neurosurgery* 1983;12:303–5.

9. Dickman CA, Rosenthal D, Regan JJ: Reoperation for herniated thoracic discs. *J Neurosurg (Spine)* 1999;91:157–62.

10. Bohlman HH, Zdeblick TA: Anterior excision of herniated thoracic discs. *J Bone Joint Surg Am* 1988;70:1038–47.

11. Liao YJ, Dillon WP, Chin CT, McDermott MW, Horton JC. Intracranial hypotension caused by leakage of cerebrospinal fluid from the thecal sac after lumboperitoneal shunt placement. Case report. *J Neurosurg* 2007;107:173–7.

12. Sciubba DM, Kretzer RM, Wang PP. Acute intracranial subdural hematoma following a lumbar CSF leak caused by spine surgery. *Spine* 2005;30:E730–2.

（胡冬根 译，宋兴华 校）

第13章

CT引导下经皮内镜胸椎间盘切除术
CT-guided percutaneous endoscopic thoracic discectomy

Ho-Yeong Kang

引 言

近数十年里，随着显微镜、内镜、激光技术及图像融合技术的成熟，微创脊柱外科领域飞速发展。尽管内镜手术在技术上要求高，但它已逐渐被认为是微创脊柱外科的"金标准"。而在胸椎外科领域，内镜手术仍然面临着巨大的挑战性。

以往的研究显示，人群中胸椎间盘突出的发病率约为百万分之一，占所有椎间盘突出患者中的0.22%～1.8%[1, 2]。随着MRI和CT等诊断技术的提高，胸椎间盘突出更为常见。手术方法的选择取决于很多因素：部位、椎间盘骨化程度、脊髓受压，患者的条件以及手术医生的技术和经验[3]。胸椎间盘突出的经典式式是开放入路，经椎弓根椎间盘切除术，胸廓切开术以及肋骨椎骨横突切除术。然而，这些开放手术技术需要全麻，肌肉切开，切除骨块以及长时间的术后恢复和住院治疗。胸腔镜是治疗胸椎间盘突出的金标准，但我们仍然在尝试经皮内镜下胸椎间盘切除术（PETD），这种手术方式是一种切口更小的微创脊柱外科手术，手术时间更短，局麻下操作失血量更少。此技术与经皮内镜下腰椎间盘切除术（PELD）的过程相似，都是使用钳子和激光进行椎间盘切除与减压的操作。

在颈椎和腰椎，局麻下进行各种透视引导下的微创内镜技术已经能够避免开放手术相关的并发症。胸椎独特的解剖和生物力学性质，使得在透视下进入胸椎间盘并不容易，而CT透视则可提供精准的空间和实时信息[4]。近来，实时CT被建议用于胸部介入手术[5]。完整的透视CT系统用一个滑环式的高速排列处理器的螺旋CT，能够完成图像重建以及每秒在3～6个显示框中显示图像，从而达到实时重建和可视化[6]。在动态图像的帮助下，我们能将针和套管推进，从而在相对短的手术时间内摘除突出的椎间盘。

本章的目的是阐述用PETD治疗胸椎间盘突出的适应证、器材、手术技术、安全性及CT引导的作用。与其他内镜下的脊柱手术相似，CT引导下PETD需要理解胸椎解剖、手术方法以及亲身体验。

临床表现和症状

胸椎间盘突出的最常见症状是下肢疼痛、麻木和无力，感觉异常和括约肌功能障碍[7]。不伴触痛的轴向腰背痛是大多数患者的主要症状，然而，通常认为的典型症状——肋间放射痛，报道却比想象中少得多。背痛可以根据椎间盘突出的胸椎水平分为两种类型：肩胛间背痛（在高节段胸椎间盘突出的病例中报道）以及低位胸背痛（在中低节段胸椎间盘突出的病例中报道），肩胛间和胸腰部的疼痛、前胸放射痛或是侧腹痛也是腰椎间突出的症状之一。在肋间放射痛的病例中，很少有主诉呼吸困难的情况。在高位椎间盘突出的病例中，患者可能会诉后颈部痛。

适应证

PETD 的适应证如下：
- 软性胸椎间盘突出，包括局部硬化的软性椎间盘突出
  - 有肋间放射痛
  - 有麻木和感觉异常

MRI 和 CT 的结果必须与体格检查一致。在多个胸椎间盘突出的情况下，术前或术中的椎间盘造影或诊断性的选择性神经根阻滞（NRB）可进一步确诊。相比起腰椎间盘造影，胸椎间盘造影一般不引起剧烈的疼痛。以作者的经验而言，尽管椎间盘造影比测试椎间隙压力和椎间盘退化的程度更有优势，但是对于确诊有症状的椎间盘水平而言，更加推荐使用 NRB。与 CT 引导下 PETD 相似，CT 引导下 NRB 比 C 型臂透视引导更加精确和安全，尤其在胸部区域。如果患者的症状在 NRB 后有一段时间的减轻，然后又加重，可以考虑用 PETD 治疗。

禁忌证

PETD 的禁忌证如下：
- 完全钙化的椎间盘突出
- 后纵韧带骨化（OPLL）
- 脊髓症状
- 影像学提示有严重的脊髓压迫

仪器和准备

图 13.1 展示的是为 CT 引导下 PETD 设置的手术室全貌。PETD 所需的手术设备和工具有：
- CT 和 C 型臂透视机（图 13.2）
- 18 或 20 号脊椎穿刺针
- 扩大的封闭器和工作套管（图 13.3A）
- 微型钳（图 13.3B）
- 激光辅助的脊柱内镜（LASE）装置（图 13.3C）

Ho：YAG 激光在微创椎间盘减压手术中是个非常有用的工具[8]。Ho：YAG 激光的组织穿透性

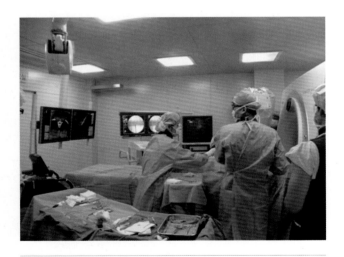

图 13.1　CT 引导下经皮内镜胸椎间盘切除。

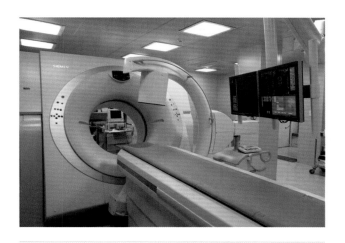

图 13.2　混合图像模式：CT 和 C 型臂透视机。

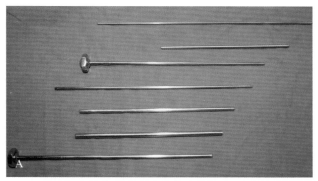
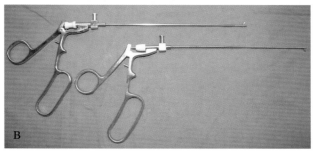
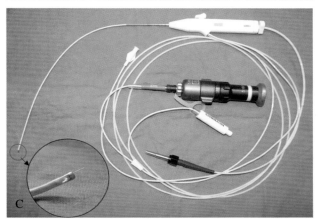

图 13.3　手术器械和激光装备。A. 密闭扩张器和工作套管；B. 2.5 mm 微型钳；C. 激光工具。

大约为 0.4 mm。因此被激光加热的组织体积是非常小的，对周围正常组织的热损伤也可以忽略不计。我们使用的 LASE 整合了直射 Ho∶YAG 激光、内镜、照明和冲洗等功能。因为 LASE 装置有灵活的遥控电缆，所以它能够很容易地控制光束的方向。因此 LASE 能通过很小的套管安全地汽化并减少椎间盘组织。LASE 已经被证实在经皮内镜下脊柱手术中的椎间盘减压和纤维环成形术中是安全的[6]。

局部麻醉

患者采用局麻和清醒镇静。术前至少 30 min，给予注射咪达唑仑 0.03 ～ 0.05 mg/kg。术前 10 min 给予注射 50 ～ 100 mg 芬太尼。

患者体位

将患者呈俯卧位置于 CT 机滑台上。将患者的头转向舒适的方向，在手、腿、腹部或骨盆下垫上垫子，以确保患者在手术中处于比较舒适的体位。背部用常规无菌单覆盖。患者需要清醒镇定是为了能在术中反馈他们的感觉。

PETD 的胸部解剖

手术入路为后外侧入路。初始导丝和套管的放置时最重要的，它能够避免损伤并决定手术结果。

肋骨头在后侧覆盖椎间盘，并覆盖部分神经孔。此外，部分血管沿着椎骨中间走行。胸段脊髓相对较细，但脊髓与椎管的比值却比颈段和腰段更大。

椎间孔的直径从头到尾逐渐增大。真性椎间孔的边界，腹侧为椎体和椎间盘，背侧为关节突，顶部和底部为椎弓根。在侧旁，肋骨头形成了假性椎间孔。椎上切迹被肋骨挡住隐藏在视野之外，从而形成了椎间孔的尾侧壁[9]。我们认为肋椎关节槽是从椎上切迹到椎间盘的路线。因此，当放置脊椎穿刺针时，成角针头的部位要碰到肋颈的后上部分，然后经过肋椎关节槽滑入椎间隙。（图13.4）

T10-T12脊椎与相应节段的肋骨相连，因为它们都只有肋椎关节，相反，其他高节段的脊椎既有肋横突关节也有肋椎关节（图13.5）。T11和T12脊椎横突并不通过相应肋骨相互连接。由于肋骨在T11和T12水平并没有挡住椎间孔，进入低节段胸椎间盘比进入高节段椎间盘容易得多。

手术技巧

在CT引导下，脊椎穿刺针用于识别损伤的椎间盘水平。在CT上画出虚线用于确定适合的手术路线（图13.6A），并在相应皮肤上进行标记（图

13.6A）。

皮肤入口点距离中线3.0～7.5 cm。在CT引导下，18号或20号的脊椎穿刺针从标记的入口点沿着虚线逐步进入，目标是沿着肋椎关节槽达椎间盘中央（图13.6C）。当穿刺针指向上胸椎水平的椎间盘中央时，稍调整穿刺针的方向，使其更加垂直于椎间盘。穿过纤维环之后，针尖前进到椎间盘的后1/3。椎间盘造影术使用靛胭脂之类的造影剂显影，从而明确诊断并在相应节段进行治疗（图13.7）。细导丝通过穿刺针插入椎间盘中央。拔出穿刺针，在穿刺针入口处做一小的皮肤切口。第一个扩张导管通过导丝，细套管取代导丝成为刚体导引；随后插入一系列扩张导管。最后在CT引导下最终将3 mm工作鞘管置于椎间隙的后1/3（图13.8A、B）。在实时断层CT监控下，用微型外科钳将位于中央或同侧的突出物切除减压。当用微型外科钳去除椎间盘碎片时，C型臂透视也可以提供有用和准确的图像（图13.8C）。术中，要询问患者是否感觉到疼痛及疼痛是否消除，确认患者症状解除后手术结束。最后，1/3的椎间隙用

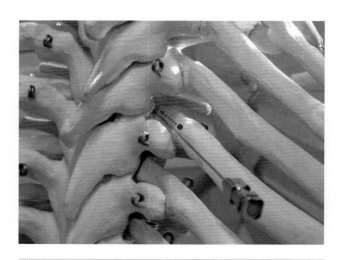

图13.4 蓝色圆圈是进针点，蓝色虚线箭头是针的滑动路径。

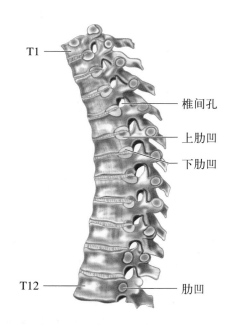

图13.5 胸椎肋椎关节面的位置示意图。

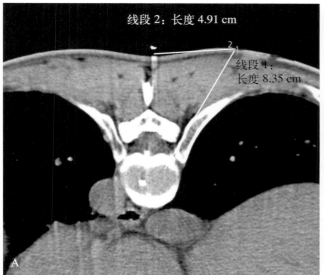

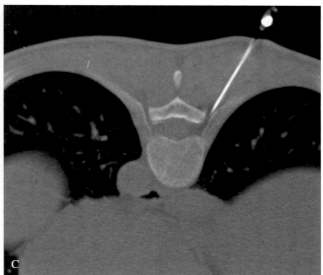

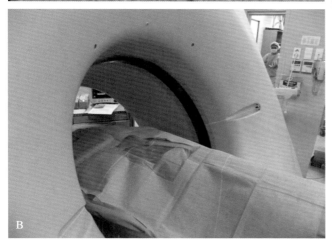

图 13.6　CT 引导下操作的方法与路径：A. 绘制轨迹线来确定进针点；B. 激光准确标记；C. CT 引导下沿着绘制的轨迹线将脊椎穿刺针穿入椎间隙。

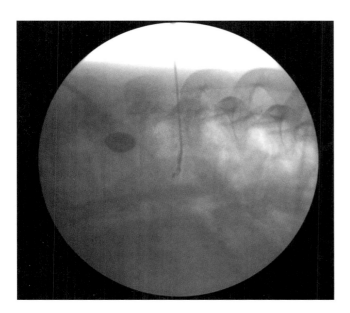

图 13.7　椎间盘造影的侧位透视图。

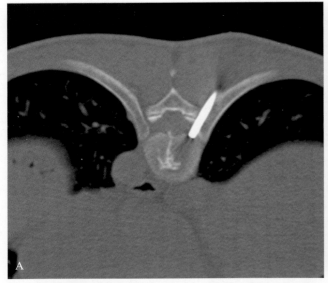

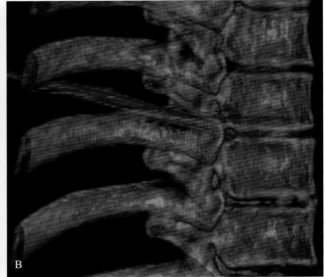

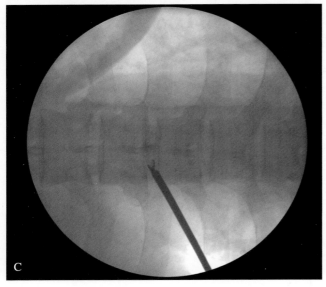

图 13.8　工作套管通道的解剖：A. 置于椎间隙的 3 mm 工作套管；B. 三维图像显示工作套管与肋椎关节的位置；C. C型臂透视下的微型外科钳。

Ho：YAG 激光（15 pps，10 ～ 15 W）进一步切除或收缩直到内镜视野下椎间盘全部变黑。内镜查看无出血后拔出工作套管。

术后管理和结果

　　拔出套管后，用一针缝合切口，或者不用缝线直接包扎，这取决于切口的大小。我们通过对

比 MR 确定手术结果（图 13.9 A、B）。患者在术后的第 1 天就能出院，不需要使用支具。

　　2003 ～ 2010 年，作者共对 20 个患者的 21 个椎间盘实施了椎间盘切除。其中 T2-T3 椎间盘突出 4 例，T3-T4 椎间盘突出 2 例，T4-T5 椎间盘突出 2 例，T5-T6 椎间盘突出 3 例，T6-T7 椎间盘突出 2 例，T7-T8 椎间盘突出 2 例，T8-T9 椎间盘突出 2 例，T10-T11 椎间盘突出 2 例。有 1 例患者存在两个节段的椎间盘突出，在一段时间内进行了

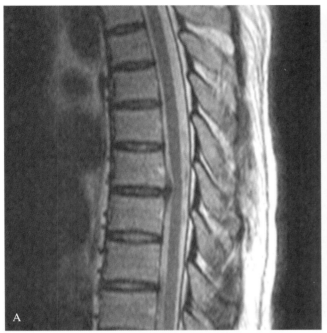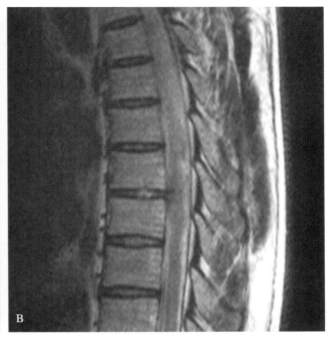

图 13.9 磁共振图像。A. 矢状位 T2 加权像显示 T7-T8 椎间盘突出;B. 术后矢状位 T2 加权像显示椎间盘突出程度减小,部分椎间盘呈高信号。

分期处理,因为在第 1 次手术后疼痛强度减少了大约 60%。平均的总激光能量使用为 4 103 J(范围 1 150 ~ 6 600 J)。平均手术时间为 65.7 min(范围 30 ~ 90 min)。

在作者的研究中,临床结果与之前的内镜研究结果相似。然而,平均手术时间比显微内镜下椎间盘切除术短得多。作者的手术方法出血量更少,而且使用的是局麻而非全麻。与术前相比,患者疼痛评分(VAS)在术后 4 ~ 6 周显著降低,而且改善的情况可维持一段时间(8 ~ 31 个月)。

并发症

PETD 手术并发症很少发生,即使发生,其中大多数是暂时性的。肋间神经痛极少发生,即使有也是短暂和轻度的。

在作者的病例中,术后无并发症,也没有出现需二次开放手术的病例[6, 10]。事实上 CT 引导下椎间盘切除减少了由于不正确调节探针而很有可能发生的比如气胸、肺损伤、大血管损伤或者脊髓损伤等并发症。

优点与缺点

优点

- 减少了肌肉和骨骼的损伤
- 没有对硬膜囊和神经根的操作
- 神经损伤和感染的风险更小
- 出血量小
- 非常美观,手术时间、住院时间短,患者能更快恢复日常生活[12]

CT 引导下手术的优点

透视在大多数颈椎和腰椎的经皮椎间盘切除手术中广泛使用。但是，透视引导在胸椎间盘疾病的手术中并不方便。

这个手术与 PELD 相似，特别是在做低节段胸椎的时候。低节段的胸椎类似于腰椎，但是中高节段的胸椎做起来更难。对于中高节段的胸椎手术而言，CT 引导比 C 型臂透视引导更有优势。

作者用 CT 引导消除了由于不正确调节探针而可能导致的如大血管损伤或脊髓损伤等致命并发症。局麻下 CT 引导的手术，操作套管可以被放在正确的位置而不会有任何解剖上的混乱或者并发症的风险。

缺点

- 不适用于完全钙化的椎间盘，OPLL 和有脊髓病症状的患者
- 与 C 型臂透视引导的 PETD 相比，辐射的暴露相对较高

结　论

软性椎间盘突出患者中有神经症状的非常少，而且大多数患者可以进行保守治疗。一般而言，由于有脊髓损伤的潜在风险，大多数外科医生对有胸椎间盘突出症状的患者是否进行手术治疗仍抱着迟疑的态度。

对于软性椎间盘突出的微创手术目前仍有争议，特别是在胸椎的部位。胸腔镜下椎间盘切除是有脊髓病变或严重运动肌无力患者的首选[12, 13]。但是，胸椎间盘突出的早期症状并不典型，常常错过了介入治疗时机，这将增加手术风险。在作者的经验中，选择的患者多是症状较少，保守治疗 6 个月无效，但无需行传统开放手术者，CT 引导下行 PETD 治疗对这些患者是有效的。对出现上运动神经元症状者，在发展为下肢轻瘫或腿无力之前，CT 引导下 PETD 也能作为预防性手术。所以，当考虑行 CT 引导下 PETD 手术时选择适合的患者是相当重要的。

椎间盘造影已经用于评估有症状的胸椎间盘突出，有大约 50% 临床一致性[14]。根据作者经验，CT 引导下诊断性 NRB 作为诊断和治疗方法更有用。如果在 CT 引导下 NRB 后症状马上改善，而在两周内症状又加重，那就可以考虑 PETD 手术。

后外侧 CT 引导下以激光辅助内镜系统的经皮胸椎间盘切除术对于有症状的胸椎间盘突出是个安全而有效的手术。这个手术减少了手术时间和并发症，而且增加了患者的安全感以及外科医生的自信心。

参考文献

1. Otani K, Yoshida M, Fujii E, et al. Thoracic disc herniation: Surgical treatment in 23 patients. *Spine* 1988;13:1262–7.
2. Arce CA, Dohrmann GJ. Thoracic disc herniation: Improved diagnosis with computed tomographic scanning and a review of the literature. *Surg Neurol* 1985;23:351–61.
3. Burke TG, Caputy AJ. Treatment of thoracic disc herniation: evolution toward the minimally invasive thoracoscopic technique. *Neurosurg Focus* 2000;9(4):e9.

4. Katada K, Kato R, Anno H, et al. Guidance with real-time CT fluoroscopy: Early clinical experience. *Radiology* 1996;200:851–6.

5. White CS, Meyer CA, Templeton PA. CT fluoroscopy for thoracic interventional procedures. *Radiol Clin North Am* 2000;38:303–2.

6. Kang HY, Jeon SH, Lee SH, et al. Percutaneous thoracic disc decompression with laser-assisted spinal endoscopy under CT fluoroscopy guidance. Joint Dis Rel Surg 2005;16(2):88–95.

7. Carson J, Gumpert J, Jefferson A. Diagnosis and treatment of thoracic intervertebral disc protrusions. *J Neurol Neurosurg Psychiatry* 1971;34:68–77.

8. Gottlob C, Kopchok GE, Peng SK, et al. Holmium:YAG laser ablation of human intervertebral disc: Preliminary evaluation. *Lasers Surg Med* 1992;12:86–91.

9. Dickman CA, Rosenthal DJ, Perin NI. *Thoracoscopic Spine Surgery*. New York: Thième, 1999.

10. Kang HY, Lee SH. CT-guided percutaneous thoracic disc decompression with spinal endoscopy: 19 cases of upper and middle thoracic intervertebral disc. *ArgoSpine J* 2010;22:98–102.

11. Kim DH, Kim YC, Kim KH. Minimally invasive pertutaneous spinal techniques. Philadelphia: Elsevier Inc.; 2011: 328–35.

12. Anad N, Regan JJ. Video-assisted thoracoscopic discectomy: Indication, technique and results. *Spine* 2002;27:871–9.

13. Horowitz MB, Moossy JJ, Julian T, et al. Thoracic discectomy using video assisted thoracoscopy. *Spine* 1994;27:1082–6.

14. Schellhas KP, Pollei SR, Dorwart RH. Thoracic discography: A safe and reliable technique. *Spine* 1994;19:2103–9.

（毛宁方 译，芮　钢 校）

第14章

胸腔镜辅助下小切口开胸椎体次全切除融合术

Thoracoscopically assisted mini-thoracotomy, corpectomy, and fusion

Dae Hyeon Maeng

引 言

胸椎前入路的主要优点是可以直视脊髓腹侧和椎体前面[1]。当需要在腹侧行有效的骨性减压时，前入路将是最佳选择，因为外科医生可以直视硬脊膜的腹侧。很多情况下，如脊柱前柱病变，往往是采用前路手术获得有效治疗，通过椎体全部或部分切除来解除神经受累，或治疗其机械性失稳。多数胸椎前路需经过胸腔，采用的是标准的后外侧开胸切口。经后外侧开胸的常规胸椎入路可提供充分的器械操作空间，同时也可极佳显露椎体或硬脊膜腹侧病变。然而，常规开胸术切口长（>10 cm），且肋间要过度撑开，这可造成肋间血管神经损伤，导致长期的肋间神经痛。相反，电视辅助的胸腔镜入路，仅需几个小切口作为插入入口，无需过度撑开肋间隙，而且胸腔镜下的显示也十分清楚。

尽管这种胸腔镜入路在病变的可视性及减压方面表现十分出色，但其操作空间的确非常狭小，无法让假体或骨块通过那么小的入口，这种情况下，胸腔镜辅助的小切口开胸术将是微创经胸手术的最佳选择。

适应证

恢复脊柱正常生物力学特点需要重建前柱的稳定性。胸腔镜辅助的小切口开胸椎体次全切除融合术的推荐适应证为：不稳定的爆裂骨折、椎体肿瘤、脊椎炎性骨缺损等[2]。此外，椎体切除是在需要做椎管腹侧减压时才进行。既往胸膜疾患或手术史可能致胸膜粘连，这可视为手术的相对禁忌。

术前准备

X线平片、胸椎磁共振（MR）和计算机断层扫描（CT），每一项影像学检查都是制定手术计划所不可少的。胸椎 CT 扫描可进一步明确其骨性结构，因此其对椎间植骨的安置，以及椎间盘钙化的确定，都是非常重要的[3]。以前胸膜疾病的证据，或肺功能测试结果也很重要。

手术步骤

麻醉

全麻，置双腔气管导管，术中暂时萎陷一侧肺，以便于显露脊柱及椎旁软组织。术中行常规监测，当操作接近患者脊髓腹侧面时，应常规记录体感诱发电位（电生理监测），以监测患者脊髓功能。

体位

患者取标准侧卧位，腋下垫腋圈，双下肢固定，膝关节屈曲，骨突处垫明胶或海绵垫。手术入路的方向选择取决于病变及肝脏和大血管等重要器官的位置，在胸腰段左侧入路可避开肝脏，在上段和中段右侧入路则可躲开主动脉。右利手医生更喜欢左侧入路，因为在对肋骨进行操作时，左胸切口的对角线对医生右手器械的限制要少一些。标准侧卧位可在透视下显示双侧肋角的重叠，此体位的摆放是非常重要的。

标记切口线及入口

计划好的开胸切口及入口都是在透视下根据手术节段来确定的。胸部切口很少与肋骨水平相一致，因而，在做切口前对相应节段的确定至关重要。行椎体切除时，小切口开胸术的切口，一定要保证能插入钛网这样的椎间融合器来替代切除的椎体。入口的定位就是基于这种考虑。

小切口开胸及工作入口的安置

多数情况下，胸外手术需要 3 到 4 个入口，而采用小切口开胸的胸腔镜手术，1 至 2 个入口就足够了。开胸小切口要早于工作入口的安置，第 1 个入口要经过已做的开胸小切口直视下安置，以避免安置过程中不必要的损伤。

取标准侧卧位，腋窝垫软圈，上肢向前伸展，沿上肋缘的切口划线做长 8 ~ 10 cm 的皮肤切口，切开前锯肌和背阔肌。为防止损伤肋间血管神经束，经上肋缘进入胸腔（在肋间肌切开之后）。因为胸膜已打开，该侧肺会轻微萎陷。若发现有胸膜粘连，可直视下行粘连松解术，非常安全。随着肺向前回缩，即可显露椎体。多数患者，无需单肺麻醉，仅通过肺适当地回缩，即可获得充分的病变手术区域。需要时，可行单肺麻醉使同侧肺完全萎陷。小切口的长短取决于融合器械的大小，切口过小会导致肋间血管神经束和肌肉受到过度牵张，从而引发其他病患。

安置入口没有原则，每个入口都应置于操作容易且简便的位置。入口的位置和个数依需而定，每个入口的位置不要正对其他入口，也不要重复。因而，入口位置的正确选择需要有大量的经验和实践。镜头入口与引流或冲洗、回收等辅助入口应设在工作入口的对侧，且不能互相干扰。30°角内镜是直视目标所必需的，它既不会妨碍手术器械，也不会影响术野。

用标记针证实胸椎节段（定位）

透视下用长的标记针标定与病损相邻的椎间盘，来验证正确的胸椎节段，术中常规使用侧位片来进一步证实。

切开

节段证实正确无误后，用电刀切开椎体上的壁胸膜并推开，显露出胸椎。如需做椎管腹侧减压，则用电刀、Cobb 骨膜剥离器、弯刮匙和椎板咬骨钳，切除肋骨头及与之相邻长约 3 cm 的一段肋骨，有时也会用到电钻。如果无需腹侧减压，也不必切除肋骨。在肋骨头前方，可安全地切除椎间盘和椎体，而不会穿入硬膜外腔，所以说，肋骨头是一良好标志，任何器械及操作都不可越过肋骨头，以防止出现硬膜外腔的损伤。拟切除椎体的肋间动静脉，需用缝线或内镜夹结扎后切断。

椎间盘切除

拟切除椎体的上、下椎间盘应一并切除，然后处理终板。椎间盘切除应先于椎体切除，因后者可致大量出血。椎间盘切除的后缘即肋骨头。标准侧卧位下，在肋骨头前尖之前的操作，能够安全地切除椎间盘和椎体，而不会损伤脊髓。椎间盘切除后，即可行终板准备。

椎体切除

切除椎体可致大量出血，因此，所有操作都应尽可能快地进行。用骨凿将病变骨凿成四边形，然后用咬骨钳和垂体镊快速摘除椎体，若需要，可使用电钻。若无需腹侧减压，椎体切除程度取决于重建融合器的大小。保留椎体对侧壁和前壁，对融合器的骨性融合和稳定，具有很明显的优势。

椎体应切至正常、健康、有活性及新鲜渗血的骨面，这将有利于重建植骨块的融合[1]。对于需行腹侧减压的病例，应先切除肋骨头以显露椎弓根，椎体后壁及同侧椎弓根也要切除，这样方可显露硬膜的腹侧。然后，小心地去除残留的骨皮质薄壳、后纵韧带及脊髓的病理致压物，注意不要损伤脊髓。与后路不同的是，此过程可直视下安全进行。

用不透射线的标记物来确定椎体切除的范围

病椎一旦被切除，即可通过透视，用橡胶带等不透射线的标记物来验证其切除范围（图 14.1）。

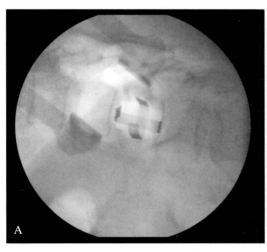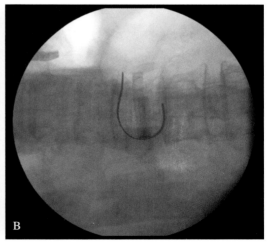

图 14.1　通过透视用橡胶带这样不透射线的标记物来检测椎体切除范围。A、B. 正侧位片有助于三维确定切除范围。

透视下植入融合器以替代椎体

植入钛网融合器（TMC）使椎体切除后的缺损获得稳定，而不是行自体骨或同种异体骨移植。自体骨移植，如使用髂骨嵴，不能为椎体切除后重建[4]及内在稳定，提供一个理想形状的植骨块；而异体骨也存有诸多问题，包括植骨块塌陷、植骨块骨折及不融合，而且还有传播疾病的风险[5]。TMC可抵抗轴向压力、侧屈及轴向旋转的剪切力[6]，因此，它所提供的稳定性超过了自体骨或异体骨；而且，其与椎体受区的接触面也相对较宽。有不同形状、不同直径及不同高度的TMC可供选择。TMC的缺点包括：不易修剪至合适的高度和前凸角、难以插入至椎体缺损区，以及置入过程中，其两端沟的边缘有时会损伤终板。厂家提供的辅助设备有助于其顺利置入，但还是会有些麻烦。

作者的团队先用塑料尺测量切除的椎体，然后按合适的直径和高度来修剪融合器。重建性融合器要用新鲜骨松质来填充，此骨松质取自切除的椎体、自体骨或同种异体骨。要小心地将其插入至椎体切除部位，避免损伤上下位终板。融合器过短，置入后仍可活动，过长则可在插入过程中损伤终板，总之，融合器尺寸不合适会导致不稳，甚至会出现移位。很多手术患者骨密度都降低，终板损伤可能会促使其植骨失败。即便是有经验的脊柱外科医生也难以做到不损伤终板就可将融合器插至正确的位置。当使用网状融合器时，作者团队会用Meshguide（由Wooridul脊柱外科医院制作，图14.2）引导，帮助其轻松插入。它可避免损伤终板及两椎体间的轻度牵张，使之能轻松插入到正确的位置，防止其在置入过程中发生移位（图14.3）。除了网状融合器外，还可用一种可膨胀的钛金属融合器（Synex, Synthes GmbH, Oberdorf, 瑞士），这种融合器可在两终板间进行性膨胀，直至大小合适。因此，其插入会很容易，尽管其与终板的骨性接触面很窄，且尺寸也有限。

毋庸置疑，附加螺钉固定是十分必要的。任何重建性融合器必须联合前后路，或长节段后路内固定系统，例如钉棒或钉板系统，以抵消张力和屈伸扭转力矩。

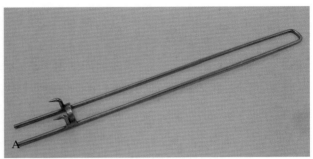

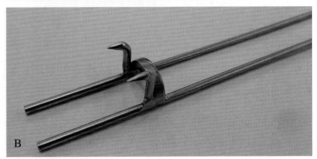

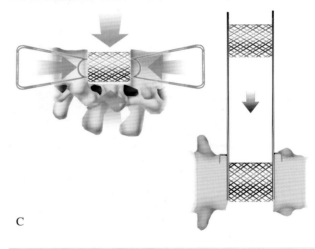

图14.2 Meshguide（由Wooridul脊柱外科医院制作）。此为引导网状融合器置入至正确位置而设计。A. 每个Meshguide都有两根棒组成，它们可卡住网状融合器两端刺与刺之间的边沟；B. 而且，Meshguide的两根棒可避免融合器置入过程中，其端刺与椎体终板机械性接触；C. Meshguide固定在相邻椎体后，如图所示，安装网状融合器，使之滑至正确的位置。

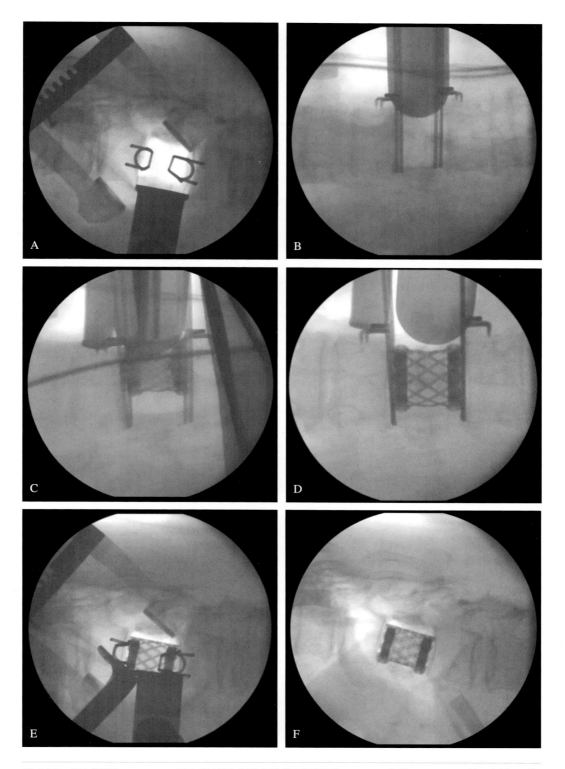

图 14.3　通过预置 Meshguide 置入网状融合器的连续透视图像。A、B. 安装 Meshguide 的正侧位图像；将 Meshguide 的尖钩固定在上、下端相邻位的椎体上；C. 装有植骨块的网状融合器沿 Meshguide 插入，置入过程中，Meshguide 可使上下相邻椎体轻微地平行性张开；D、E. 网状融合器被安装至合适位置的正侧位图像；F. Meshguide 被轻柔地去除后的最后图像。

关闭伤口

手术完成后，重新取一小切口，由此将一根胸管置入胸膜腔，直视下复张肺。入口处太宽，而不能用作插胸管部位，需将这些切口逐层关闭。用一到两根粗肋周缝合线使肋骨断端重新靠近。用 1-0 Vicryl 线连续缝合肌肉及肌筋膜，常规方法关闭皮下组织及皮肤。

术后护理

术后拍胸片查看对侧肺的情况、胸管的正确位置，以及同侧肺的复张情况。留置胸管直至无空气排出，且 24 h 引流量少于 100 ml。患者自控镇痛泵有助于其疼痛控制[7]。为早期康复，患者应尽快活动。对于那些骨质非常柔软的患者，应佩戴胸腰椎支具（TLSO）以保护内植物[8]。

结　果

作者的团队已对 8 例患者实施了经胸腔镜椎体切除术，每 1 例结果见表 14.1，其中，3 例仅行椎体部分切除而未做重建，2 例无需附加螺钉固定。

平均手术时间为 408 min（180 ～ 810 min），失血估量为 898 ml（300 ～ 2 300 ml），ICU 留观时间为 1.9 天（1 ～ 6 天），胸管留置时间为 6.75 天（3 ～ 22 天），住院时间为 19.3 天（7 ～ 34 天）。

所有的前路重建都是使用 TMC 置入，6 例附加了螺钉固定，其中，2 例于同侧使用 Kaneda 器械系统，另 4 例采用后路螺钉系统固定。

表 14.1　胸腔镜下椎体切除术纳入患者资料一览表

病例序号	年龄/性别	诊断	手术节段	附加螺钉固定	术侧	失血估量(ml)		手术时间(min)		胸管留置时间(天)	胸管引流量(ml)	ICU留观时间(天)	PCA(天)	住院时间(天)	并发症	随访(月)
						前路	后路	前路	后路							
1	54/女	狭窄	T6-T7、T7、T8部分切除	无	右	900	—	270	—	22	5 980	1	2	34	脑脊液漏	87
2	56/男	结核	T5全切	侧	右	300	—	315	—	3	270	1	5	9	无	53
3	57/女	骨折	T10全切	侧	左	390	—	180	—	3	180	1	2	16	发热	2
4	70/女	钙化椎间盘	T10-T11部分切除	无	左	300	—	275	—	4	320	1	2	7	无	7
5	58/男	结核	T10-T11部分切除	后	右	1 800	500	480	330	3	400	3	2	29	渗出	5
6	89/女	骨折	T12全切	后	左	580	420	345	140	5	500	6	3	26	谵妄	4
7	66/女	骨折	T11全切	后	左	400	700	210	225	10	1 940	1	5	19	药物性肝炎	35
8	70/女	骨折	T5全切	后	右	160	740	270	225	3	190	1	2	14	无	11
平均	65	—	—	—	—	898 (总)		408 (总)		6.75	1 222	1.9	2.9	19.3	—	25.5
范围	(54~89)	—	—	—	—	(300~2 300)		(180~810)		(3~22)	(180~5 980)	(1~6)	(2~5)	(7~34)		(2~87)

注：CSF：脑脊液；ICU：重症监护室；PCA：病人自控镇痛法。

第 1 例在行椎体部分切除过程中，致硬膜小撕裂，从而发生了脑脊液漏，使用纤维蛋白胶以及胸管采取非负压吸引予以治疗。然而，腰椎引流管的留置及卧床时间的增加，导致了住院天数的延长。1 例患者在拔胸管后，出现了椎旁积液，无不适主诉，未再行置胸管，积液逐渐吸收。此外，1 例患者（89 岁）术后出现了持续两周的短暂谵妄；还有 1 例术后发生了药物性肝炎。无死亡、神经学后遗症和再手术等记载。

全椎体切除真的需要内镜吗？

经内镜椎体切除术后，并没有一个很好的前路固定系统来重建其稳定性。已知内镜手术的优点包括：术野更清晰、失血量更少，术后切口疼痛更轻、术后肺功能更好，以及住院时间更短些[9, 10]。开胸术的开放式手术要比内镜手术造成的疼痛更明显[11]。然而，若使用大直径的入口，因患者肋间神经受卡压，术后肋间神经痛更常见，通过使用直径小些且柔软的入口则可减轻肋间神经的受压。一项开胸术和胸腔镜手术的前瞻性比较研究表明，两者术后持续疼痛率相差无几[12]。

结　语

胸腔镜手术是一项创新性技术，它可避免经典的标准开胸术的很多并发症。尽管胸腔镜手术已经被用为胸椎疾病的微创治疗手段，但是这种胸腔镜辅助的手术方法对于大多数胸椎椎体切除术来说都是有帮助的。这种小切口开胸术技术是胸腔镜手术的极佳选择，它避免了长而陡的学习曲线。此外，为获得更好的结果，熟练的胸外科医生的帮助是非常必要的。

参考文献

1. Dickman CA, Rosenthal DJ. Thoracoscopic corpectomy. *Thoracosc Spine Surg* 1999;271–9.
2. Payer M, Sottas C. Mini-open anterior approach for corpectomy in the thoracolumbar spine. *Surg Neurol* 2008;69:25–32.
3. Bisson EF, Joes GF, Apfelbaum RI, Schmidt MH. Thoracoscopic discectomy and instrumented fusion using a minimally invasive plate system: surgical technique and early clinical outcome. *Neurosurg Focus* 2011;30:1–6.
4. Ebraheim NA, Yang H, Lu J, et al. Anterior iliac crest bone graft. Anatomic considerations. Spine 1997;22:847–849.
5. Meding JB, Stambough JL. Clinical analysis of strut grafts in ant spinal fusions. *J Spinal Disord* 1993;6:166–74.
6. Lee SW, Lim TH, You JW, An HS. Biomechanical effect of anterior grafting devices on the rotational stability of spinal constructs. *J Spinal Disord* 2000; 13:150–5.
7. Regan JJ, Mack MJ, Picetti GD III. A technical report on video-assisted thoracoscopy in thoracic spinal surgery. Preliminary description. *Spine* 1995;20:831–7.
8. Kuklo TR, Lenke LG. Thoracoscopic spine surgery: current indication and techniques. *Orthop Nurs* 2000;19:15–22.
9. McAfee PC, Regan JR, Fedder IL, et al. Anterior thoracic corpectomy for spinal cord decompression performed endoscopically. *Surg Laparosc Endosc* 1995;5:339–48.

10. Connelly CS, Manges PA. Video-assisted thoracoscopic discectomy and fusion. *AORN J* 1998;67:940–8.

11. Landreneau R, Hazelrigg S, Mack M. Postoperative pain-related morbidity. Video-assisted thoracic surgery versus thoracotomy. *Ann Thorac Surg* 1993;56:1284–9.

12. Furrer M, Rechsteiner R, Eigenmann V, et al. Thoracotomy and thoracoscopy: postoperative pulmonary function, pain and chest wall complaints. *Eur J Cardiothorac Surg* 1997;12:82–7.

（陈肇辉 译，韦 峰 校）

第15章

经皮内镜腰椎间盘切除术：椎间孔入路

Percutaneous endoscopic lumbar discectomy: transforaminal approach

June Ho Lee

背　景

自 1934 年 Mixter 和 Barr 明确了腰椎间盘突出和坐骨神经痛的关系以来，腰椎间盘突出症已成为神经外科和骨科临床中一种常见的疾病，有关手术治疗方法众多[1]。1978 年 Caspar 和 Williams 详细描述了后路显微内镜下椎间盘摘除术，此后众多学者报道了此种术式的良好临床疗效，使其成为腰椎间盘突出症外科治疗的金标准[2]。

后路显微内镜下椎间盘摘除术尽管是一个微创的小切口手术，但是仍然需要全身麻醉、椎旁肌剥离，以及椎体附件后方结构的切除。这些操作或多或少会引起因失神经支配和肌力减弱而致腰背痛，进而影响术后的功能活动[3-5]。此外，还有诸如术后神经根周围瘢痕形成及纤维化等并发症发生[6-9]。这些开放微创手术的缺陷需要一种新的微创入路手术来弥补。

近几年来，经皮内镜下椎间盘切除术（PLED）得到快速发展。然而，鉴于其相对狭窄的适应证（软性的非游离性椎间盘突出且不伴有椎管狭窄），经皮内镜下椎间盘切除术并未得到脊柱外科医生的广泛接受。早年间，确实是由于手术工具不能处理大范围的椎间盘病变的缺陷，限制了此种技术的应用。然而，柱状透镜、坚固耐用的微创手术工具及激光技术的发展，为 PLED 技术提供了广阔的应用前景。如今，PLED 技术几乎适用于各种类型的腰椎间盘突出症，包括软性的非游离性椎间盘突出、游离性椎间盘突出伴或不伴侧隐窝狭窄及椎间孔内外的椎间盘突出。此外，也有研究报道了内镜手术与开放微创手术的临床结果比较[10-18]。

鉴于文献报道的令人振奋的临床结果及内镜技术的发展，本章节作者结合自己的临床经验，介绍经椎间孔入路 PLED 技术的解剖学特点，手术技术及切除病变椎间盘组织的操作要点。

解剖学特点

椎间孔解剖

椎间孔是经皮内镜椎间孔入路的重要解剖区域，因为此区域是神经根及其他血管结构和内镜入路的通路。椎间孔的界限如下：

- 顶：上位腰椎椎弓根椎下切迹，黄韧带附着于其外缘
- 底：下位腰椎椎弓根椎上切迹，下位椎体后上缘
- 前壁：邻近椎体后部、椎间盘、后纵韧带侧方延伸部、前方的静脉窦
- 后壁：上下关节突关节及黄韧带延伸部
- 内壁：硬膜鞘
- 外壁：腰大肌筋膜

安全三角区解剖

安全三角区是内镜通道进入病变椎间盘的安

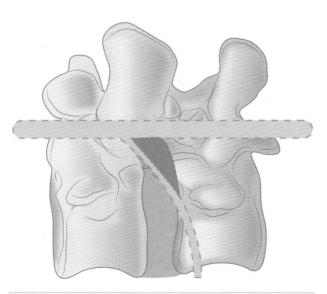

图 15.1 椎间孔斜位观示意图。正常情况下，椎间孔区和 Kambin 三角区是一个钝三角形（参见图 3.8）。

全通路。此区域最早由 Kambin 于 1991 年描述[19]，前方为出口神经根、下方为下位椎体上终板、后方为下位椎体上关节突，内侧为硬膜囊外侧缘的区域（图 15.1）。通常内镜套管置入的最大安全区域是该三角区的内侧端，椎弓根及椎间隙通常作为参考点，因为它们是术中透视过程中可见的影像参考标识。因此，最佳穿刺点应参考垂直方向的椎弓根内、中、外线及与终板平行的水平线。安全的工作区域应在椎弓根内线之外。

手术适应证及相对禁忌证

手术适应证的把握是保证手术效果的关键因素。这对行内镜下椎间盘切除手术的医生而言更为重要，因为他们需要在没有良好的显露情况下应用较长的手术工具在狭小空间内完成手术。随着手术适应证的扩大，谨慎探索客观确定与该技术疗效的相关参数非常重要。适应证如下：

- 经 CT 或 MRI 证实的单节段软性椎间盘突出引起的神经根症状
- 伴有椎间盘突出的中度椎管狭窄或侧隐窝狭窄

PLED 技术不适用于骨赘增生或软组织增厚引起的中央型椎管狭窄，因为此类病变主要病变部位在椎间盘纤维环中后部（椎间盘源性病变）[20]。该类型的椎间盘突出症，突出的椎间盘位于中央区域并且有宽的基底，手术后膨出的纤维环加速退变的过程，最终填满侧隐窝区域，导致相关症状复发。因此手术的相对禁忌证为：无根性症状的椎间盘突出、严重的椎管狭窄、慢性腰背痛、由椎管狭窄而非椎间盘突出引起的根性症状、感染、肿瘤、马尾综合征、无痛性运动功能减退如足下垂等。

术前准备及手术过程

　　手术在局麻下进行，患者俯卧于可透视 X 线手术床上。透视辅助下确定正确的手术节段。根据正侧位椎间隙水平的交点确定穿刺点，一般棘突正中线旁开 8 ～ 14 cm。MRI 或 CT 横断位图像上计算穿刺针进入长度。穿刺选用 18 G 穿刺针，进针角度要求与水平面成约 10°～ 20°，与上下终板成角 <10°。穿刺过程中需要调整穿刺针的斜面方向，如果斜面朝向背侧，需要调整朝向腹侧。穿刺过程中，最初骨抵抗碰到的部分是侧方的关节突关节（图 15.2）。这时候要抬高穿刺针尾端，以使针尖部能够经过关节突关节腹侧向深部刺入经过 Kambin 安全三角区刺入椎间盘纤维环。此时转动针尖使其斜面朝向背侧以便于穿刺针通过关节突关节。

　　穿刺过程中使用局麻药以避免或减轻患者的疼痛，手术过程中行硬膜外浸润麻醉以保证手术操作中病患无疼痛。注入 1 ～ 2 ml 不透射线的染料行硬膜外造影观察出口神经根及硬膜囊的位置。针尖刺入纤维环的正确位置，在正位片上位于椎弓根内侧线，侧位片上位于椎体后缘。此部位与安全三角区相对应。对于高位腰椎间盘突出而言，为避免神经损伤，针尖位置应参考椎弓根中间线而非椎弓根内侧线，其原因为上位腰椎椎管内硬膜囊因包含更多的神经组织而增宽，另外，高位腰椎椎弓根窄，俯卧位时硬膜囊更宽。

　　术中用非离子型造影剂（Telebrix, Guerbert, Aulnay-Sous-Bios, France）混合靛蓝胭脂红（Carmine, Korean United Pharma, Seoul, South Korea）进行椎间盘造影，确认引起症状的椎间盘，更好地识别退变的酸性髓核。注意避免穿刺过程中的组织损伤，如果穿刺针刺入过于垂直有损伤腹腔脏器的危险，如果太过水平则可能损伤硬膜囊。

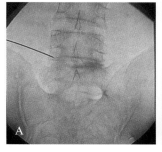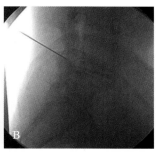

图 15.2　C 型臂透视正侧位像显示穿刺针尖端位于关节突关节。穿刺过程中，合理使用 C 型臂透视观察穿刺针位置，而不是直接将其穿刺到关节突关节。

　　通过 18 G 针的孔道置入一细长导丝，做一小切口。1 ～ 5 mm 不同直径的扩张管或 5 mm 的锥形密闭套管沿导丝置入，直至锥形套管的尖端紧贴纤维环拟开窗处。固定锥形套管，取出导丝，下一步徒手或用木锤将钝头锥形密闭套管逐渐打入进行纤维环开窗，这一步是整个手术过程中最困难的一步。锥形套管打入的位置在 X 线透视正位像上位于超过棘突处。沿着锥形套管置入工作通道，拔出锥形套管，置入内镜系统。X 线透视正位像上，工作套管应位于背后侧。

　　内镜椎间盘切除的基本原则是碎片切除，切除针对包容性或非包容性椎间盘突出。为达到这个目的，需要扩大纤维环的切除范围。内镜下使用钬激光和双极高频探针使后方纤维环和髓核组织萎缩汽化，以达到扩大纤维环切除及摘除黏附在纤维环上的髓核组织的目的。然后识别突出组织的基底部，用手术钳去除。一般而言，减压范围从内侧向外侧。透视下正位像观察向内侧减压到棘突后，工作通道移回椎弓根内侧线和椎间孔。

　　最后，获得充分减压的标准是硬膜囊获得充分的搏动。探针置于硬膜囊和后纵韧带之间，确认有充分的空间和搏动存在，即表示减压充分。整个手术过程中，注意避免漏掉任何碎片组织。

手术方式的改良

除如上所述传统的经椎间孔 PLED 手术，另外几种改良的手术方式也值得讨论，因为不同部位和程度的椎间盘突出的手术策略也有差别。对于椎间盘游离脱出者，一般使用激光纤维环开窗时需尽量增宽（"突出纤维环去顶"），以安全地摘除破裂碎片。这项摘除位于椎弓根水平的游离碎片的技术就是我们所讲的内镜下"靶点切除"的概念[21, 22]。这意味着术中透视下观察到内镜工作通道的尖端位于椎弓根中间区域，硬膜外间隙（"硬膜外镜"技术）和目标椎间隙能够用内镜分两步观察到（"两步法"）（图 15.3）。这能够使术者切实发现并去除游离到椎弓根和关节突区域的碎片（"靶点碎片切除"），也可以通过摘除压迫出口神经根的碎片及扩大椎间孔达到减压的目的。

另外，Kambin 虽然介绍了通过双通道摘除占位超过椎管 50% 的椎间盘突出的手术技术，但认为单通道处理这种病变是足够的[11]。对于此类病例，术者采用如前所述的"两步法"和"硬膜外镜"技术置入内镜系统，通过使用激光行"纤维环去顶"来扩大纤维环开窗，向背侧挑拨内镜到达硬膜外腔直接发现大的突出椎间盘组织（内镜"挑拨"技术）（图 15.4）。当突出物巨大，很难通过内镜通道取出时，术者可使用抓钳抓住碎片组织，与内镜一起移出摘除突出物，保持工作通道通畅。

临床疗效观察

自 2004 年 3 月至 2005 年 4 月，28 例因腰椎间盘突出症行 PLED 手术至少 2 年随访患者。其中男性 12 例，女性 16 例，平均年龄 35.8 岁(16 ~ 68

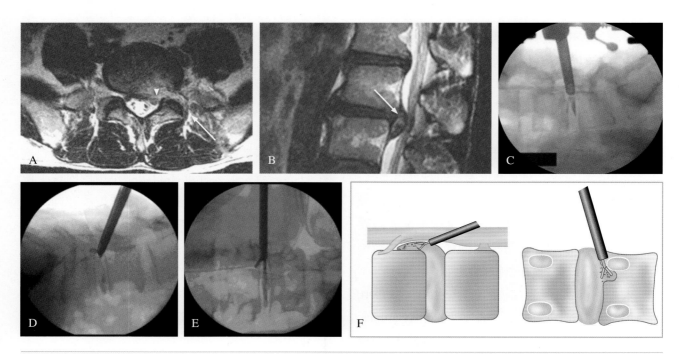

图 15.3 A. PLED 取出游离椎间盘突出 T2 轴位 MRI 像显示左侧椎间孔严重的椎间盘突出，基底部与椎间盘相连，箭头显示预计的手术路径；B. T2 矢状位 MRI 像显示突出的椎间盘向下方游离；C. 术中透视侧位像显示内镜下"两步法"摘除突出椎间盘过程。注意工作通道的安放技巧，通过上下调整能够观察到硬膜外间隙和目标椎间隙；D. 当纤维环开窗足够大时，侧位像可以看到内镜下髓核钳能够相对安全自由达到椎体后缘与硬膜囊腹侧的腔隙；E. 正位像上能够观察到向下到达目标椎间隙；F. 最终摘除游离的碎片，碎片摘除示意图。

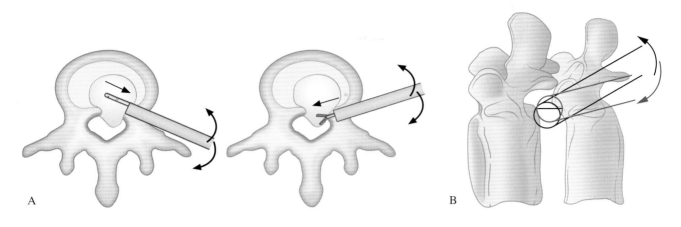

图 15.4　"挑拨"技术示意图，用于内镜下取出较大的椎间盘游离碎片。A. 纤维环扩大开窗后，直接置入内镜和抓钳，取出大的椎间盘碎片；B. 向下调整推进工作通道，能够观察的腹侧硬膜外间隙（"下硬膜外内镜"技术）。

岁），平均随访时间 28.8 个月（20 ～ 38 个月），患者手术节段 27 例为 L4-L5，1 例为 L3-L4。

临床结果评价指标为术前及术后末次随访的腰腿痛 VAS 评分、ODI 评分及患者满意度，同时比较恢复日常活动及工作时间。

腰痛 VAS 评分由术前 8.2 分至术后末次随访时 3.0 分，腿痛 VAS 评分由术前 8.7 分降至末次随访时 2.1 分。ODI 由术前 59.9% 降至 22.3%。平均住院时间 2.6 天（1 ～ 5 天），恢复日常活动时间 5.2 天（1.5 ～ 20 天），恢复工作时间 11.3 天（4 ～ 72 天）。患者满意度为 86.3%。

PLED 要点及技巧

整个手术过程在冷的抗生素和生理盐水灌洗下进行，根据视野情况调整灌洗速度。灌洗有以下优点：

- 持续的水流冲洗小的出血点，保持视野清晰。
- 添加肾上腺素的冷盐水有一定的止血作用。
- 使用射频和激光时，避免局部温度过高，

损害周围重要的结构，如神经根。

- 冲洗液中加入抗生素，利于防止细菌侵入，预防深部感染，如椎间盘炎。

PLED 中最佳钬激光发射器参数设定：20 Hz，每个脉冲 1.5 ～ 2.0 J，30 ～ 40 W/min。为保证安全脉冲激光发射模式设定为连续单次发射[23]。持续水流灌洗下，激光的作用范围降低到仅 0.3 ～ 0.5 mm，可以防止邻近组织的损伤。弹性高频双极电凝是另一个用于止血和清理硬膜外间隙的有用工具。

术中病患反应性的腰痛或腿痛是一个避免行走或出口神经根损伤的重要参考。如果在置入工作通道时，患者诉腿痛，应转动工作通道避开出口神经根。

术中术后可能的并发症

神经损伤

手术初期在穿刺过程中最容易损伤的重要结构是病变水平的出口神经根。这种意外可以通过

在正侧位透视监视下缓慢进针来避免，使穿刺针尖端抵在关节突关节侧面（图 15.2）。一旦碰到关节突关节，稍稍后退，绕过关节突关节进入椎间孔。这样就可以避免出口神经根的损伤，尤其是对于低位腰椎。缓慢进针也有助于观察患者的反应及术中调整进针路径。

腹膜后血肿

与开放手术相比，PLED 很少引起血肿相关并发症，仅有散在的腹膜后血肿病例报道[14, 25]。尽管通过 PLED 手术成功摘除突出的椎间盘在技术上没有难度，血肿仍会发生，术后数小时造成神经损害才被发现（图 15.5）。这是因为相对松散的

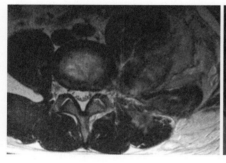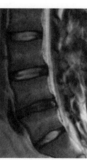

图 15.5 经皮内镜椎间盘切除术后 8 h T2 加权 MRI 轴位相显示左侧腹膜后血肿，将腰大肌推向腹侧。矢状位 MRI 图像显示 L3-L4 水平突出的椎间盘组织完全切除。

腹膜后空间，除非血肿聚集到一定程度引起临床症状才会被发现。

在椎间孔、椎间孔外、退变的椎间盘周围分布大量的血管[26-28]。手术初期阶段，在透视下进行，穿刺针或工作通道或扩张管的尖端有可能损伤这些血管丛，引发出血。直到减压完成，突出的椎间盘通过工作通道取出，术者仍然没有发现这种出血，以致移除工作通道后，血肿逐渐聚集增大[29]。

为避免此种并发症，需要注意以下几个手术技巧：

手术开始穿刺过程中，穿刺针尖端指向椎体后缘线后方，因为透视侧位像上大多源自腰椎节段动脉的供椎间盘血供的血管丛位于椎体后缘线前方。进针角度过小将致工作通道尖端过于偏向前方，易损伤供应血管丛。

术中如发现持续血流，减压完成后不要将工作通道移除。取而代之的是，将内芯重新轻柔插入，压迫出血点几分钟。然后置入内镜重新确认出血点，冲洗。

移除工作通道后伤口如有血液喷出，术者用双手加压压迫椎旁肌及侧腹部，直至血流停止，然后缝合。

最后，术前应在 MRI 或 CT 影像上仔细观察血管走形并牢记于心。穿刺通道应避开重要的腹膜后结构如血管等，进针点应认真选择。

参考文献

1. Mixter WJ, Barr JS. Rupture of the intervertebral disc with involvement of the spinal canal. *N EngL J Med* 1934;211:210–15.

2. Williams RW. Microlumbar discectomy: a conservative surgical approach to the virgin herniated lumbar disc. *Spine* 1978;3:175–82.

3. Kambin P, Cohen LF, Brooks M, Schaffer JL. Development of degenerative spondylosis of the lumbar spine after partial discectomy. Comparison of laminotomy, discectomy, and posterolateral discectomy. *Spine* 1995;20:599–607.

4. Rantanen J, Hurme M, Falck B, et al. The lumbar multifidus muscle five years after surgery for a lumbar intervertebral disc herniation. *Spine* 1993;18:568–74.

5. Weber BR, Grob D, Dvorak J, Muntener M. Posterior surgical approach to the lumbar spine and its effect on the multifidus muscle. *Spine* 1997;22:1765–72.

6. Hoyland JA, Freemont AJ, Jayson MI. Intervertebral foramen venous obstruction. A cause of periradicular fibrosis? *Spine* 1989;14:558–68.

7. Delamarter RB, Bohlman HH, Dodge LD, Biro C. Experimental lumbar spinal stenosis. Analysis of the cortical evoked potentials, microvasculature, and histopathology. *J Bone Joint Surg Am* 1990;72:110–20.

8. Parke WW. The significance of venous return impairment in ischemic radiculopathy and myelopathy. *Orthop Clin North Am* 1991;22:213–21.

9. Olmarker K, Rydevik B, Holm S. Edema formation in spinal nerve roots induced by experimental, graded compression. An experimental study on the pig cauda equina with special reference to differences in effects between rapid and slow onset of compression. *Spine* 1989;14:569–73.

10. Hermantin FU, Peters T, Quartararo L, Kambin P. A prospective, randomized study comparing the results of open discectomy with those of video-assisted arthroscopic microdiscectomy. *J Bone Joint Surg Am* 1999;81:958–65.

11. Kambin P, Gennarelli T, Hermantin F. Minimally invasive techniques in spinal surgery: current practice. *Neurosurg Focus* 1998;4:1–10.

12. Kambin P, McCullen G, Parke W, et al. Minimally invasive arthroscopic spinal surgery. *Instr Course Lect* 1997;46:143–61.

13. Kambin P, O'Brien E, Zhou L, Schaffer JL. Arthroscopic microdiscectomy and selective fragmentectomy. *Clin Orthop Relat Res* 1998;347:150–67.

14. Yeung AT, Tsou PM. Posterolateral endoscopic excision for lumbar disc herniation: surgical technique, outcome, and complications in 307 consecutive cases. *Spine* 2002;27:722–31.

15. Yeung AT. Minimally invasive disc surgery with the Yeung Endoscopic Spine System (YESS™). In: Szabó Z, Lewis JE, Fantini GA, et al. (eds), *Surgical Technology International, VIII.* San Francisco, CA: Universal Medical Press, 1999:267–77.

16. Abernathey CD, Yasargil MG. *Microsurgery of the Lumbar Spine.* Rockville, IL: Aspen, 1990:223–6.

17. Abramovitz JN, Neff SR. Lumbar disc surgery: results of the Prospective Lumbar Discectomy Study of the Joint Section on Disorders of the Spine and Peripheral Nerves of the American Association of Neurological Surgeons and the Congress of Neurological Surgeons. *Neurosurgery* 1991;29:301–7.

18. Schreiber A, Suezawa Y, Leu H. Does percutaneous nucleotomy with discoscopy replace conventional discectomy? Eight years of experience and results in treatment of herniated lumbar disc. *Clin Orthop Relat Res* 1989;238:35–42.

19. Kambin P. Arthroscopic microdikectomy. Mt Sinai J Med 1991;58:159–164.

20. Lee SH, Kim SK, Ahn Y, et al. The preoperative radiological findings that affect the clinical outcomes after percutaneous endoscopic lumbar discectomy. *World Spine J* 2007;1:133–40.

21. Ahn Y, Lee SH, Park WM, Lee HY. Posterolateral percutaneous endoscopic lumbar foraminotomy for L5-S1 foraminal or lateral exit zone stenosis. Technical note. *J Neurosurg* 2003;99(3 suppl):320–3.

22. Moon KH, Lee SH, Kong BJ, et al. An oblique paraspinal approach for intracanalicular disc herniations at the upper lumbar spine: technical case report. *Neurosurgery* 2006;59(suppl 2):ONS1–5.

23. Markolf HN. *Laser–Tissue Interactions: Fundamentals and applications.* Berlin: Springer-Verlag, 1996.

24. Perkins R. Lasers in medicine. In: Whinnery JR, Ausubel JH, Langford HD (eds), *Lasers: Invention to application.* National Academy of Engineering (NAE). Washington DC: National Academy Press, 1987:101–17.

25. Savitz MH, Doughty H, Burns P. Percutaneous lumbar discectomy with a working endoscope and laser-assistance. *Neurosurg Focus* 1998;1:E9.

26. Caglar S, Dolgun H, Ugur HC, et al. Extraforaminal lumbar arterial anatomy. *Surg Neurol* 2004;61:29–33.

27. Gilchrist RV, Slipman CW, Bhagia SM. Anatomy of the intervertebral foraman. *Pain Physician* 2002;5:372–8.

28. Gilchrist RV, Slipman CW, Isaac Z, et al. Vascular supply to the lumbar spine: an intimate look at the lumbosacral nerve roots. *Pain Physician* 2002;5:288–93.

29. Ahn Y, Kim JU, Lee BH, et al. Postoperative retroperitoneal hematoma following transforaminal percutaneous endoscopic lumbar discectomy. *J Neurosurg Spine* 2009;10:595–602.

（张　凯 译，王祥瑞 校）

第16章

经皮内镜下腰椎间盘切除术："由外向内"与"由内向外"技术的争论

Percutaneous endoscopic lumbar discectomy: pros and cons of outside-in versus inside-out technique

Michael Schubert

概　述

在手术治疗腰椎间盘突出症的历史中有许多重要阶段。20世纪早期,首先报道了切除所谓的"脊髓肿瘤"或"软骨瘤"。Oppenheim 和 Krause[1], Steinke[2], Adson 和 Ott[3], Stookey[4] 和 Dandy[5] 等就是其中的先行者。1934 年, Mixer 和 Barr[6] 正确定义了突出的椎间盘组织是引起患者腰痛以及神经症状的原因。传统开放入路下腰椎间盘切除术可追溯到这两位外科医生所做的工作。他们采用椎板切除术处理突出的间盘组织被认为是具有历史意义的贡献,可被认为是现代椎间盘手术的分水岭。

在大部分病例中临床结果较好,但在4% ~ 44%的患者中有持续的甚至更加严重的腰痛,我们一直在尝试尽量减小手术创伤,因大多数问题可能来自于对神经根、肌肉、韧带以及骨性结构的损伤。

Yasargil[7], Williams[8], Wilson 和 Harbaugh[9], Goald[10] 和 Caspar[11] 等一直致力于腰椎间盘突出症微创手术技术的发展与应用,并为此付出了许多努力。

所有这些方法都是经后入路进入椎管并且直接摘除突出、脱出以及游离的间盘组织。它们在完全可视的条件下操作,绝大多数通过显微内镜下操作。

由于传统开放手术的效果不甚理想,许多其他的经皮微创技术也得到了发展。它们均基于将椎间盘看作一个封闭的静液压系统,通过在椎间盘内部的任何位置摘除部分髓核能够大大降低内部的压强并获得疼痛的缓解。可以通过许多不同的入路将破碎的椎间盘组织移除。

1963 年, Smith 等[12] 首次阐述了这个概念,他们利用木瓜蛋白酶将髓核溶解。但由于利用该技术有一定的发生严重副作用的风险,所以现在已经几乎被放弃。现在有许多机械的以及热疗的方法被用于髓核成形术。其中最重要的是激光、射频以及机械髓核切吸术。

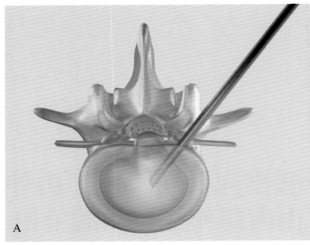

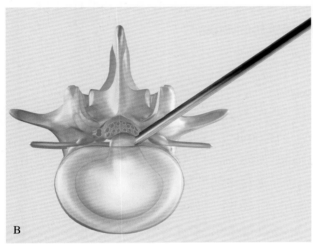

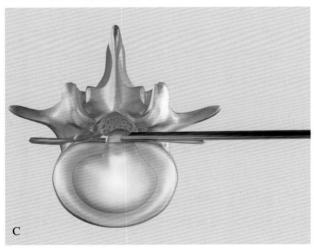

图 16.1　不同的经椎间孔入路到达突出的腰椎间盘。A. 后外侧入路"由内向外"途径（YESS/Vertebris）；B. 后外侧入路"由外向内"途径（TESSYS 和 maxMorespine）；C. 极外侧"由外向内"途径（YESS/Vertebris）。

这些技术绝大部分是通过侧后入路以及经椎间孔入路进行的。因为经皮技术只能在透视引导下进行。它们在手术中的应用受到了限制并且临床效果不明显，而且不能应用于所有的椎间盘突出。

这些创伤极小的经皮椎间盘手术的发展与在直视及局麻条件下经椎间孔镜切除椎间盘的发展是相辅相成的。

1975 年，日本的 Hijikata[13] 以及之后美国的 Kambin 和 Gellman[14] 分别报道了他们在经皮切除中央髓核以及经后外侧椎间孔入路抽吸髓核组织的结果。1983 年，Forst 和 Hausmann[15] 报道了他们在一个改进的关节内镜下直接观察到了椎间盘组织。几年后，Kambin 首次报道了术中在椎间盘镜下观察突出的髓核组织[16]。随着内镜镜头的发展，这项技术也得到了进一步的改进：可调节角度的柔性焦距透镜以及适用于各种不同器械的工作通道不断面世。经后外侧入路椎间孔镜下腰神经减压作为一种"从内向外"的途径，其概念得到了阐述。这意味着我们能够通过在纤维环侧方开窗到达椎间盘内部，从而将破碎的髓核组织摘除。这种路径也可以称之为"盘内技术"或"逆行操作"（图 16.1A）。

该方法经过进一步的发展，由 Thomas Hoogland[17] 将其发展为一种"由外向内"的技术。他用一种特殊的钻孔器扩大椎间孔，使我们能够直接由椎管内部到达突出的间盘组织（图 16.1B）。另一种"由外向内"技术由 Ruetten 等 [18] 提出，经一条极外侧入路完成手术（图 16.1C）。这些入路也被称为"椎管内技术"。

所有这三种经椎间孔内镜手术方法都已得到成功应用并且都有自己的支持者和反对者。迄今为止没有随机对照试验直接比较它们的安全性和有效性，所以只有通过对现有的来自非随机对照试验的临床数据进行分析，从而呈现这项技术的优势与缺点之后，我们才能对这些方法进行一个简短的描述。

不同手术入路的描述

后外侧入路"由内向外"途径（YESS/Vertebris）

这项技术由 Yeung[19] 发展而来，而且现有的设备也有一项由他的名字命名：由 Richard Wolf 公司（克尼特林根，德国）生产的杨氏脊柱内镜系统（YESS）。在欧洲相同的设备则以 Vertebris 命名（Wolf）。

在介入手术过程中，患者俯卧于骨科透视床上，脊柱极度后凸。利用 C 型臂透视机确定三个透视可见的标记物的位置：椎间盘的解剖中心、椎间孔环形窗口中心（在横断面上为椎弓根外侧缘），在侧方投影上将椎间盘均分为两半的直线。利用这些标记，到达椎间孔的体表穿刺点以及穿刺轨迹的角度可以确定下来。

皮肤、皮下组织以及穿刺轨迹进行局部浸润麻醉。一根脊柱穿刺针以与旁矢状切面成 60°~65° 朝向椎间盘中心自皮肤表面插入。在透视监视下，穿刺针不断向椎间孔推进，穿过纤维环进入髓核。在穿刺这个阶段中进行椎间盘造影。将一根导丝插入，然后将一个钝头的锥形封闭导管推进到纤维环表面。由于开窗过程是手术中疼痛最为剧烈的环节，所以我们利用局麻浸润纤维环。我们必须小心地仅让纤维环被麻醉，而不能使神经根也被麻醉。

现在我们实施完全开窗以便密闭导管进一步推进。到达目标后，将密闭导管从工作套管中拔出，放入内镜。轻微移动工作套管可以使我们在一个大角度条件下在镜头中观察到硬膜外间隙、纤维环壁、椎间盘内的情况。

沿着纤维环背侧阻力最小的路径，我们可以通过移除部分髓核的方法从纤维环窗建立一个工作腔隙。这可以利用一个自动刮刀来进行髓核组织的切削。体积的减少意味着椎间盘压力的减小，而移除不稳定的髓核可能导致椎间盘再次突出。

一旦在硬膜外间隙观察到破裂的髓核组织，就有必要进行下一步操作。环形套管必须分开并且切除部分纤维环。可以利用钬激光进一步拓宽纤维环上的通道。这样椎管内的碎片首先会被拉回椎间盘空间然后经内镜通道被移除。

YESS/Vertebris 极外侧入路"由外向内"途径

手术在全麻下进行，患者为俯卧位，并在有正侧位透视条件的情况下进行。皮肤切口根据个体的解剖及病理状况决定。为了使孔更小我们需要建立一个更加靠外侧的通路，这样通路在组织当中穿过的距离会更长，并且移位更大。利用极外侧通路目标位于椎管的切线处。

在侧方观察时，对于 L3-L4 及 L4-L5 节段穿刺区域由下关节突朝向腹侧的部分所限制。我们可以在头侧扩大椎间孔，那么通道向侧方进行较小的偏移是可行的。这能帮助我们减小穿刺到腹腔内或胸腔内的风险。

向椎管内放入套管是经皮肤切口直接朝向目标区域，例如位于椎管内的突出髓核组织。在侧方观察它的最终位置针尖应该在纤维环背侧，在前后位针尖位于椎弓根的中间。然后导丝顺着针道放入，外径 6 mm 的管状扩张器被推至椎间孔的位置。为了更好地控制通路，使组织结构尽可能扩张，应敲紧扩张器，使其能够成功到达椎间孔，将它推进至椎弓根的中间线位置。然后一个 7 mm 的斜口工作套管会被置入。当套管穿过椎间孔时开口转向腹侧，这样背侧的椎管以及神经结构会得到保护。然后置入内镜，在可视条件下去除突出的髓核组织。

TESSYS 和 maxMorespine：后外侧入路"由外向内"途径

在作者的临床研究中，这项介入操作是在镇痛剂的镇痛作用下进行的。在介入操作过程中患者在透视床上呈自然的侧卧位或俯卧位（图16.2）。后正中线上成列的棘突以及髂嵴要在皮肤上标记。估计从侧方到目标节段的距离。从后正中线到穿刺点的精确距离与椎间孔的大小以及患者的体形有关，例如，如果椎间孔较大，病变节段为L2-L3和L3-L4，穿刺路径大约离后正中线10 cm。如果椎间孔是正常大小，病变节段在L4-L5和L5-S1那么离正中线的距离大约为12～14 cm。如果患者比较肥胖或有一个因为关节突关节病变而导致狭窄的椎间孔，那么离后正中线较远更好。

现阶段，利用C型臂透视机在某一位置做侧位透视，一件较长的器械，例如一把抓钳，会在假定的椎间盘突出的方向被定位。必须重视突出椎间盘的位置。总的来说，突出物更多的朝向尾侧，穿刺点更应在偏向头侧和外侧的位置。

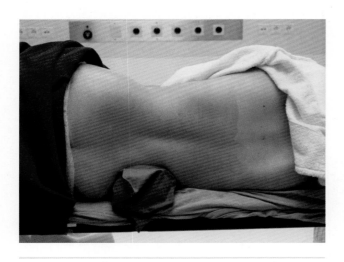

图16.2 在穿刺过程中患者呈侧卧位。

一旦位置确定，穿刺方向就要依靠无菌标记点来确认。水平标记线和斜向标记线的交叉点会提供穿刺点的位置。

穿刺点位置的皮肤采用局麻浸润。脊髓穿刺针推进至椎间孔侧方。在该方向上针常常首先遇到关节突。为使定向更为精确，穿刺针在透视条件下定位。理想的进入点是只需轻微向关节突关节头侧偏倚即可。

TESSYS

移除细的引导棒及导引管。一个尾部弯曲的2 mm的引导棒被推进至导丝左侧的空间。为了更好定位，一个持针器会在弯曲的引导棒尾部被夹紧，这样它就可以指出与引导棒弯曲尾部相同的方向。

移除导丝，在突出的椎间盘峡部仔细锤击，使引导棒弯曲的尾部朝向突出的椎间盘中心推进。在侧方观察，理想情况下引导棒的尖端应该推进至椎间盘后侧，在前后位观察应该在椎管的中心线上。

3 mm的引导管沿着引导棒推进。第一级钻孔器在突出的椎间盘方向插入硬膜外间隙。少量骨质会随着钻孔器的推进被磨除，椎间孔会被拓宽。钻孔的过程在正侧位透视条件下进行。钻孔器不应推进超过椎弓根的中线。

maxMorespine

轻轻捶击穿刺针使其直接朝向突出的椎间盘推进。通常情况下进入椎管内的针的轨迹会经过上关节突的外侧。理想情况下，穿刺针针尖在侧方观察会在椎间盘的后方，在前后位观察则位于椎管的正中线上。

如果我们达到了理想的位置，插入导丝，移

除穿刺针。顺着导丝逐级插入扩张器，直到直径达到 7 ~ 8 mm，使椎间孔逐渐扩大。

TESSYS 和 maxMorespine

移除最后一级钻孔器之后，工作管道顺着导丝或者引导管到达位于硬膜外间隙腹侧的突出的椎间盘（图 16.3A、B）。内镜通过工作管道被放入且椎间孔周围需要仔细检查。总的来说，突出的椎间盘很容易辨认。部分被压缩的神经偶尔能在中间被观察到。作者介绍了一种抓钳能够通过内镜套管移除疏松的椎间盘组织。硬脊膜及神经根在该过程中必须得到严格的保护，确保其不受损伤。在移除所有破碎髓核组织后，应该能观察到神经根的搏动。最后，将开放的工作通道尾部转向 180°。利用不同的抓钳，再一次检查位于椎间盘后方的区域，确保疏松的髓核组织以及微小的碎片全部清除干净。

不同操作过程特征的综述

不同的技术有不同的特征。表 16.1 给出了概述。各种入路最突出的不同在于各自适应证的范围，以及能够清楚观察到的重要结构的范围。

从内部观察椎间盘

一些外科医生认为，为了移除疏松的髓核碎片，从内部观察椎间盘也很重要[20]。这能减少椎间盘突出再发。事实上很多研究显示从椎间盘内移除更多的髓核组织能够减少椎间盘突出再发生率[21]。然而，这种方法与 12 个月后的总体的临床效果相关。尽管有一个较高的再发生率，但患者 1 年后的满意度仍然很好。因此，在移除多少间盘组织时我们需要保持一个精巧的平衡，因为移除较少的髓核那么术后很容易再发突出，而移除较多会导致椎间隙狭窄从而发生之后的下腰痛。

直接从椎间隙内部观察椎间盘髓核组织的重要性可能被我们所低估。

硬膜外间隙通路的建立及可视化

对于需要手术的突出椎间盘，我们经常能在硬脊膜到纤维环背侧之间的腔隙发现游离的髓核组

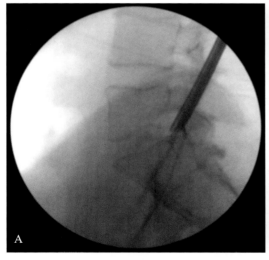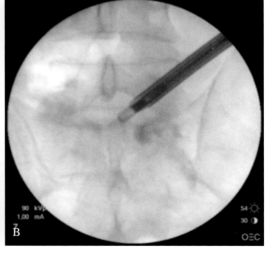

图 16.3　透视下在硬膜外间隙腹侧的抓钳。

表 16.1　不同方法特征的概述

特征/方法	TESSYS	maxMorespine	YESS/Vertebris经椎间孔	YESS/Vertebris极外侧型
技　术	由外向内	由外向内	由内向外	由外向内
从椎间盘内部观察	+	+	+++	+
硬膜外间隙通路的建立及可视化	+++	+++	+	+++
神经组织的可视化	+++	+++	+	+++
包含型突出	+++	+++	+++	++
隆起性突出	+++	+++	+++	+++
椎间孔内/外型突出	+++	+++	+++	+++
髓核挤出纤维环	+++	+++	++	+++
游离型	+++	+++	+	++
髓核脱出向头侧或尾侧移位	++	+++	−	−
L5−S1节段	++	+++	+	−
椎间孔成型	++	++	+	+
纤维环侧方开窗	−	−	×	

织。总体而言游离组织与椎间盘间隙没有直接关系。在陈旧性椎间盘突出游离组织的连续性被破坏。因此，移除一部分是不现实的。根据临床经验，纤维环破裂位置的直径经常比突出的髓核小。在这些病例中由椎间隙内部整体观察突出到硬膜外间隙的髓核是不可能的，也不可能由椎间盘内部拉出疏松的破裂髓核。因此在椎管内直接观察突出的间盘组织，对于一个减压手术来说是更为适合的（图 16.4）。

神经组织的可视化

椎间盘手术的根本目的在于神经根减压。一例成功介入手术要求能直接观察到受压的神经根。只有这样才能确保移除所有压迫神经根的髓核组织并使受压的神经根得到完全的松解（图 16.5）。

纤维环侧方开窗

对于该问题有一些争论。一些研究者认为在椎间孔区域对纤维环开窗是对其的进一步损伤，可能害处大于益处。一些研究者认为在该区域进行开窗无害。可能更加安全，因为顺着该轨迹直接进入椎间隙能够远离神经结构。然而，大多数突出的髓核会压迫穿出的神经根使其向头侧偏离，因此，经过 Kambin 三角的通道能够直接安全地到达硬膜外间隙且不触碰神经根。

在包容型椎间盘突出中，经纤维环侧方开窗的途径能够帮助其余已经很薄弱的背侧纤维环。没有临床证据支持这个假说。根据作者的经验，背侧纤维环十分薄弱以至于轻微的"敲击"就会破裂。所以，从椎间盘内部建立一条途径并不总是能够成功。

椎间孔成形术

侧方骨性结构的狭窄常常导致病理性的压迫，这是手术当中必须处理的。这经常作为支持开放切除术为金标准的人争论的焦点。然而，利用 TESSYS 和 maxMorespine 的方法，我们可以进行椎间孔成形。利用特殊的铰刀以及磨钻椎间孔可以被小心地拓宽并且常规进行骨性结构的减压。

相似的工具最近也被利用到其他技术当中。

适应证

很明显对于椎间孔内或外型突出经椎间孔入路对于所有节段都是最佳选择。这种情况与椎管内突出不同。从头侧到尾侧椎间孔的直径在减小。这种情况随着退变造成的狭窄可能会进一步加重,尤其在下位腰椎。到达 L5-S1 的通道经常会被髂嵴所遮挡。经椎间孔的后外侧入路到达椎管会变得更加困难。只有利用专门的铰刀或磨钻才能使几乎所有类型、所有节段的椎间盘突出工作通道的建立变得更加可行。极外侧入路曾被描述为一种能够代替"由外向内"的技术。然而,在该入路的 L5-S1 节段,髂嵴的阻挡限制了它。在高位腰椎节段则有较高的穿刺进入腹腔或胸腔的风险。

临床结果

到目前为止,没有直接比较"由内而外"和"由外而内"的方法的随机对照试验结果。Nellsteijn 等[22] 发表了一篇经椎间孔镜椎间盘切除术的综述,他们也讨论了关于两种方法之间是否有差异的问题,他们将两种技术定义为"椎间盘内"和"椎管内"。在研究中发现单纯椎间盘内技术有 14 例不受控的病例,而椎管内技术有 16 例。该数据来自于 1 267 例实施椎间盘内手术的患者和 4 985 例实施椎管内手术的患者。这两组数据没有显著差异(图 16.6)。有些显著性差异能够反映脊柱手术中非随机对照试验的不同,即选择患者标准的不同,手术过程细节的不同,外科医生经验的不同。

有两篇短文说明了关于 YESS 技术和 TESSYS 技术的比较[23, 24]。尽管不是临床随机实验,这两篇发表的文章中展示了在确定单一变量,即同一名外科医生进行两种手术时所获得的具有代表性的数据。两篇文章中提到的两种技术的总体疗效

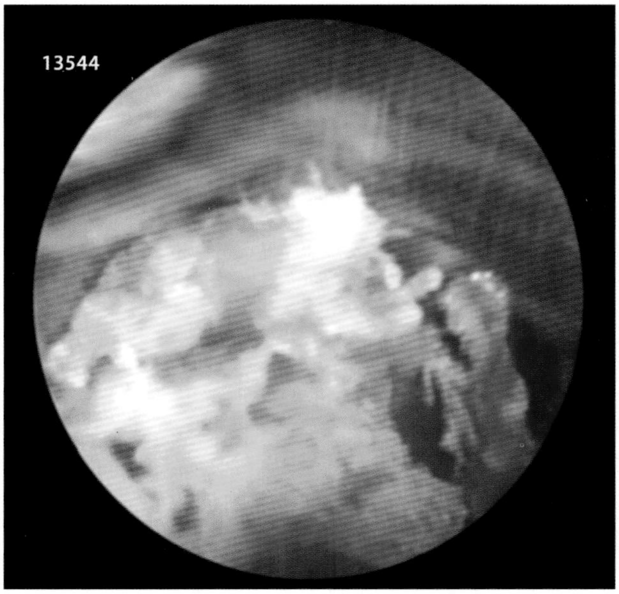

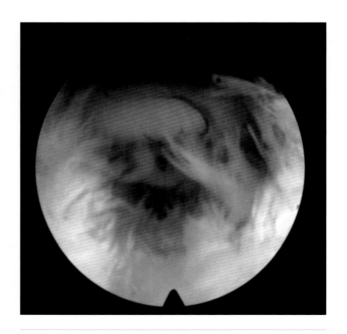

图 16.4　操作过程中在椎管内直接观察破碎的髓核。

图 16.5　神经根经证实得到松解:通常情况下操作结束后我们需要观察到神经根的搏动,证实其已得到松解。

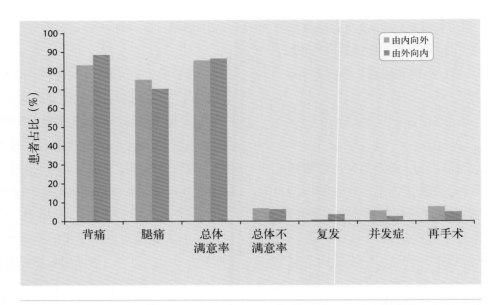

图 16.6　Nellensteijn 等[22] 对不同的经椎间孔入路进行分析，没有发现它们之间的显著差异。

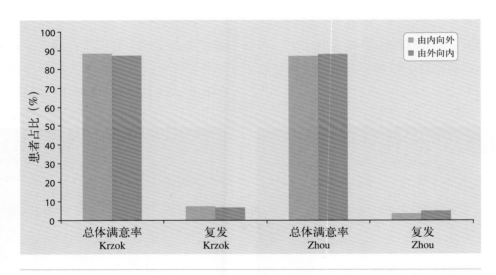

图 16.7　两份报道中对"由内向外"和"由外向内"两种方法进行了直接比较，没有发现结果有显著差异。然而，"由内向外"途径适应证的选择更为严格[23, 24]。

及复发率都没有明显差异（图 16.7）。然而，两篇文章中也都指出，采用 YESS 技术实施的手术对于可能产生的适应证有更多限制要求，因此文章中均建议采用 TESSYS 技术作为有广泛适应证的有效方法。

作者进行了一项超过 3 年，包括 612 例利用TESSYS 内镜技术进行手术的临床研究[25]。在该研究中患者必须满足以下标准：有顽固的腰神经根疾病，保守治疗无效，有一系列腿部力量减弱的症状。所有患者在 MRI 显示有游离型椎间盘突出且主动直腿抬高试验阳性。仅在一个节段进行手术，平均年龄 43.8 岁（18 ～ 65 岁）。之前均无脊柱手术史；32% 为女性，68% 为男性。7 例在 L2-L3 节段进行手术，25 例在 L3-L4，225 例在 L4-L5，14 例在 L5-L6，287 例在 L5-S1。我们进行专门的评估包括 Mcnab 评分以及 VAS 疼痛评分。结果在手术 3 个月后的临床随访中进行检查，术后 1 年及 2 年我们会进行同样的问卷调查。

经过两年的随访，该方法对 91.2% 的患者有效（n=558），其中有 95.3% 的患者表现出了较好或者非常好的效果（74.4% 非常满意，20.6% 满意）。在治疗的患者中认为效果一般或者不好的只有 4.7%（3.9% 认为一般，0.8% 非常不满意）。病例中术后腿部麻木情况改善的有 63.9%，完全消退的有 33.8%（n=448）。术后症状没有改善的有 6.3%，症状恶化的患者只有 0.3%。背痛的 VAS 疼痛评分平均改善 7.2，腿痛的 VAS 疼痛指数改善 7.4。在 558 名患者中有 545 人表示能够再次承受同类手术。

79% 的患者术后重新开始工作（n=441）。他们中所有人都重新开始工作，相比平均状态，有一些患者术后能够开始进行运动。

没有产生严重的并发症，只有 0.3% 患者在 3 个月后产生了短暂的不适感，复发率是 3.6%。

结 论

在椎间盘突出治疗中，传统微创椎间盘切除术仍然被认为是金标准。不仅是由于其临床效果较好，在使用该技术中还发现这种方法能为附属的骨性结构减压。因此，尽管由于传统微创手术的创伤小而较易被接受，但内镜技术仍然能够在金标准被代替之前与之相抗衡。

通过内镜由外而内并经由后外侧进入椎间孔的方式实施经椎间孔椎间融合术的技术，并由此建立 TESSYS 和 maxMorespines 方法，也许可以很好地满足这种挑战：几乎所有形式的椎间盘突出都可以治疗，椎间孔较易成形，在所有的病例中可以确定神经根得到了松解。

将 TESSYS 的随机对照实验的初步数据和 2010 年 Britspine 中的传统微创椎间盘切除术的实验数据进行比较得出，至少两种技术在临床得到的结果肯定是相同的[26]。对于使用 TESSYS 的患者术后卧床时间显著缩短——从 40 h 缩短到 16 h。目前，比较 TESSYS 和传统微创椎间盘切除术的多中心随机对照实验（TESCORT）已经开始进行。

对笔者诊所中的患者进行的试验所获得的数据显示出非常好的效果，且并发症低。患者满意度高且复发率低，这种良好效果体现在所有种类的腰椎间盘突出症中，除了极少数向后方突出的腰椎间盘突出症压迫硬脊膜的情况。因此，需要将这种由外而内的技术作为已被认为金标准的传统微创椎间盘切除术之外的替代术。

参考文献

1. Oppenheim H, Krause, F. Über Einklemmung bzw. Strangulation der cauda equina. *Dtsch Med Wschr* 1909;35:697–700.
2. Steinke CR. Spinal tumors: statistics on a series of 330 collected cases. *J Nerv Ment Dis* 1918;47:418–26.
3. Adson AW, Ott WO. Results of the removal of tumors of the spinal cord. *Arch Neurol Psychiatry* 1922;8:520–38.
4. Stookey B. Compression of spinal cord due to ventral extradural chondromas: diagnosis and surgical

treatment. *Arch Neurol Psychiatry* 1928;20:275–91.

5. Dandy WE. Loose cartilage from intervertebral disk simulating tumor of the spinal cord. *Arch Surg* 1929;19:660–72.

6. Mixter WS, Barr IS. Rupture of intervertebral disc with involvement of the spinal canal. *N Engl J Med* 1934;211:210–15.

7. Yasargil MG. Microsurgical operation of herniated lumbar disc. In: Wüllenweber R, Broch, M, Hamer J, et al. (eds) *Advances in Neurosurgery*, vol 4. Berlin: Springer, 1977: 81–2.

8. Williams RW. Microlumbar discectomy. A 12-year statistical review. *Spine* 1986;11:851–2.

9. Wilson DH, Harbaugh R. Microsurgical and standard removal of the protruded lumbar disc: a comparative study. *Neurosurgery* 1981;8:422–7.

10. Goald HJ. Microlumbar discectomy: followup of 147 patients. *Spine* 1978;3:183–5.

11. Caspar W. A new surgical procedure for lumbar disc herniation causing less tissue damage through a microsurgical approach. In: Wüllenweber R, Broch, M, Hamer J, et al. (eds), *Advances in Neurosurgery*, vol 4. Berlin: Springer, 1977:74–7.

12. Smith L, Garvin PJ, Gesler RM, Jennings RB. Enzyme dissolution of the nucleus pulposus. *Nature* 1963;198:1311–2.

13. Hijikata S, Yamagishi M, Nakayama T, et al. Percutaneous discectomy: a new treatment method for lumbar disc herniation. *J Toden Hosp* 1975;5:5–13.

14. Kambin P, Gellman H. Percutaneous lateral discectomy of the lumbar spine. A preliminary report. *Clin Orthop* 1983;174:127–32.

15. Forst R, Hausmann B. Nucleoscopy–a new examination technique. *Arch Orthop Trauma Surg* 1983;101:219–21.

16. Kambin P. *Arthroscopic Microdiscectomy: Minimal intervention in spinal surgery*. Baltimore, MA: Urban & Schwarzenberg, 1991.

17. Hoogland T, Scheckenbach C. Low-dose chemonucleolysis combined with percutaneous nucleotomy in herniated cervical disks. *J Spinal Disord* 1995;8:228–32.

18. Ruetten S, Komp M, Godolias G. An extreme lateral access for the surgery of lumbar disc herniations inside the spinal canal using the full-endoscopic uniportal transforaminal approach–technique and prospective results of 463 patients. *Spine* 2005;30:2570.

19. Yeung AT, Tsou PM. Posterolateral endoscopic excision for lumbar disc herniation: surgical technique, outcome, and complications in 307 consecutive cases. *Spine* 2002;27:722.

20. Yeung AT, German JW, Foley KT, Wang JC. Curve countercurve: discectomy: endoscopic foraminal or standard transcanal? Which approach would you recommend for a posterolateral herniated disc at L4–5? *Spineline* 2004;5:18–24.

21. Carragee EJ, Spinnickie AO, Alamin TF, Paragioudakis S. A prospective controlled study of limited versus subtotal posterior discectomy: short-term outcomes in patients with herniated lumbar intervertebral discs and large posterior anular defect. *Spine* 2006;31:653.

22. Nellensteijn J, Ostelo R, Bartels R, Peul W, Royen B, Tulder M. Transforaminal endoscopic surgery for symptomatic lumbar disc herniations: a systematic review of the literature. *Eur Spine J* 2009;19:181–204.

23. Krzok G. Endoscopy – Follow up after 800 patients. *Internet J Minim Invas Spinal Technol* 2009;3(4). Available at: www.ispub.com/journal/the-internet-journal-of-minimally-invasive-spinal-technology/volume-3-number-4/endoscopy-follow-up-after-800-patients.html (accessed April 1, 2012).

25. Schubert M, Helmbrecht A. Die transforaminale endoskopische lumbale Nukleotomie bei allen Arten von Bandscheibenvorfällen. Mikrochirurgische versus endoskopische Behandlung. *CHAZ* 2010;519–26.

24. Zhou. The techniques skill and clinical choices of the YESS™ and TESSYS® in percutaneous transforaminal endoscopic discectomy for the lumbar disc herniations [abstract]. The Fourth International Congress of Chinese Orthopedic Association, 2009.

26. Molyneux S, Spens HJ, Gibson A. Transforaminal endoscopic or micro-discectomy – early results of a randomized controlled trial. *J Bone Jt Surg Br Proc*. 2012;94B:85.

（刘彦斌 译，杨　群 校）

第17章

经皮内镜腰椎间盘切除术：椎板间入路
Percutaneous endoscopic lumbar discectomy: interlaminar approach

Gun Choi, Sang-Ho Lee, Abhishek Kashyap, Guilherme Meyer

引　言

　　腰椎间盘突出症的治疗方法经历了完全的革新。内镜脊柱手术的原则是采用扩张而不是切割来通过软组织，由此带来许多有利之处。最大的优点就是减少了软组织损伤及其不良后果，即较小的椎旁肌剥离、产生不稳定的机会更少、硬膜外瘢痕的发生率更小[1]。由于对组织的操作少，因而允许手术在局麻下进行，并缩短住院时间、更快返回工作。到达椎间盘最常用的内镜入路是经椎间孔径路，但有时这一入路在L5-S1间隙由于高髂嵴、大的L5横突、关节突肥大或椎间隙及神经孔狭窄等一些解剖学的约束而受到限制（图17.1）[2, 3]。

　　在这些特殊情况下，外科医生可采用椎板间入路到达椎间盘病变处[1, 4]。单通道椎板间内镜入路是微创的，它可以防止硬膜外脂肪和黄韧带的广泛损伤[1]。这一创伤的降低对于减少硬膜外瘢痕形成是有利的（有临床症状的硬膜外瘢痕形成达10%），同时允许进行后续手术操作，这是传统技

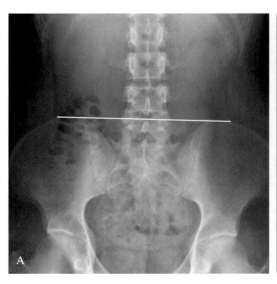
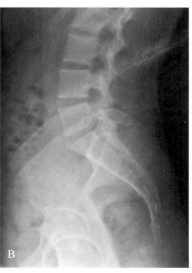

图17.1　高髂嵴（白线）阻挡了经椎间孔入路到达椎间盘。正侧位片显示由于高髂嵴导致难以进入椎间孔。

术不可能做到的。

在上腰椎，如果椎板间窗允许工作套管顺利通过，则突出的椎间盘组织可以通过此椎板间窗予以去除。在此，笔者描述L5-S1间隙的椎板间入路，以及到达向下移位的L4-L5突出椎间盘的经L5-S1椎板间入路。

椎板间入路的解剖基础

L5-S1 椎间隙的骨－韧带解剖（图 17.2）

上位椎体的椎板通常悬垂至椎间隙水平。这种悬垂的幅度在上腰椎水平最大，并随着向尾端接近而逐渐减少。S1椎板上缘至L5-S1椎间盘上终板的距离为13.9 mm（10.5 ～ 19 mm），而L5椎板下缘至L5-S1椎间盘下终板的距离为3.0 ～ 8.5 mm[5]。L5椎板在L5-S1椎间隙的悬垂和其上其他腰椎椎间隙相比，产生了L5-S1水平较大的椎板间窗。上位椎板的下缘相对于下位椎板的上缘偏后，因此上位椎板通常像窗帘一样遮盖椎板

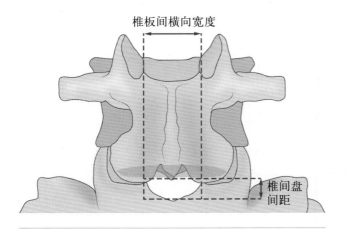

图 17.2 椎板间隙的骨性解剖。椎板椎间盘间距及椎板间横向宽度共同构成较大的椎板间窗，允许工作套管的安全进入和操作。

间隙。在L5-S1间隙，这一"窗帘"所处的位置较远。另外，椎板间的横向宽度（下关节突下内侧之间的距离）在L5-S1水平也是最大的[5]。

黄韧带厚2.5 ～ 3.5 mm，延展于椎板间隙[6]。黄韧带是活跃的韧带组织，有重要的生物力学作用，同时也是阻止来自位于其上的肌肉损伤处的成纤维细胞迁移的生物屏障。这些成纤维细胞一旦进入硬膜外间隙，则可造成硬脊膜周围纤维化。因而应该保持黄韧带的完整性[7, 8]。L5-S1的黄韧带最薄，这既有有利之处也有不利之处。在L5-S1水平放置套管最为容易。由于这一水平黄韧带的薄弱，其保护性屏障作用的完整性容易丢失。单通道内镜在通过黄韧带时劈开纤维，当内镜退出时这一裂隙又容易闭合，因而可以保护黄韧带的完整性。

L5-S1 椎间盘的病理解剖（神经和椎间盘突出类型）

L5-S1水平的硬膜囊仅包含马尾神经，并且神经组织较为稀疏。S1神经根与其上方其他腰神经相比，出硬膜囊的位置相对更偏向头侧[9-11]。尸体解剖研究了腰神经根起点和相应椎间隙的位置关系，发现S1神经根的起点在75%的标本中位于L5-S1椎间隙上方，25%在椎间隙水平，未发现有低于椎间隙水平发出的[11]。S1神经根从硬膜囊发出的起始角度平均为（17.9± 5.8）°[10]。与上方的腰椎节段相比，这一角度较小。S1神经根的这一特殊性决定了椎间盘突出的类型（图 17.3）。与肩部型突出相比，腋部型突出更为常见。

腋部型突出的椎间盘组织位于硬膜囊和经行的S1神经根之间，推挤S1神经根向外侧偏移，到达L5-S1关节突下方，形成一个位于硬膜囊和S1神经根之间的潜在区域。肩部型突出的椎间盘碎块位于经行的S1神经根外侧，S1神经根被推向

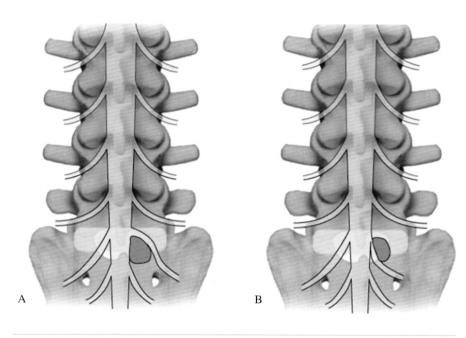

图 17.3　L5-S1 水平的椎间盘突出类型。A. 腋部型最为常见；B. 肩部型突出不常见。

硬膜囊，形成一个沿 S1 椎弓根上内侧的潜在空间。椎间盘突出推移神经组织移位形成的潜在区域可以用作安全实施椎板间 PELD 技术的靶标。

椎板间经皮内镜腰椎间盘切除的手术技术

麻醉

　　PELD 造成的相关组织手术创伤程度较轻，但这一好处却伴随着对组织仅能二维定向以及触觉缺乏等不利之处，这会增加医源性神经损伤的机会。因此，为提高手术安全性，笔者推荐在局麻下实施 PELD。在有疑问的情况下（分辨是不是神经组织），患者能够通过感觉（疼痛）和运动（足趾和踝关节运动的缺失与否）向医生反馈。另有额外的好处包括不需要长时间住院、可以实施于因合并症不适合全身麻醉的患者。

　　局部麻醉联合清醒镇静用于椎板间 PELD。推荐使用 1% 利多卡因作为局麻药，因为这一浓度的利多卡因在手术期间仅降低感觉而不降低运动反应。皮肤和入路经行组织的浸润需要 1 ~ 2 ml，硬膜外阻滞需要 3 ~ 4 ml。相对于经椎间孔 PELD，椎板间入路 PELD 时硬膜外阻滞是通过在开始侧卧位手术之前的俯卧位尾端途径给予的。这可以提供充裕的时间达到硬膜外阻滞状态（如果立即给予冲洗液则会导致局麻药的洗出），并能在插入可能引起剧烈疼痛的顺序扩张器之前达到良好镇痛。外科医生在手术开始之前需要通过椎间盘途径重复给予硬膜外阻滞。

　　清醒镇静需要联合应用短效镇静剂（咪达唑仑）和阿片类镇痛药（瑞芬太尼）。在病房里或手术开始前 1 h 肌内注射咪达唑仑 3 mg（0.05 mg/kg）。在手术室里，如果患者仍然紧张，则追加原始一半剂量的咪达唑仑。瑞芬太尼以 1 μg/(kg·min) 静脉持续输注。

患者体位（图 17.4）

按照外科医生的习惯，椎板间 PELD 可以在侧卧位或俯卧位实施。俯卧位可以使患者维持于固定姿势，利于手术医生对解剖结构的更好定位。笔者更倾向于采用患侧在上的侧卧位。此种体位使手术医生易于操控工作套管和植入物。侧卧体位还可减少硬膜外出血，并且由于重力作用硬膜囊更易偏向内侧，提供更多的操作空间。

手术步骤

定义靶标和轨道

由于内镜的工作区域有限，精确定位（术前计划和椎间盘染色造影）是安全、快速、成功完

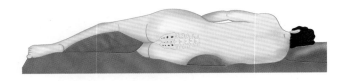

图 17.4　患者置于侧卧位。

成手术的重要步骤。如前面讨论的，L5-S1 水平的椎间盘突出可大致划分为两个类型（见图 17.3）。在轴位 MRI 和 CT 图像上，突出椎间盘的位置及其与相应硬膜囊和 S1 神经根的关系应仔细研究。轴位 CT 用来计算皮肤切口相对于椎弓根内缘和后正中线的位置（图 17.5）。为了定位突出的椎间盘，外科医生于椎间盘突出的相反方向做一皮肤进入点也很重要，即对于向下移位的椎间盘突出应选择上方皮肤入口，而对于向上移位的椎间盘突出则选择下方皮肤入口（图 17.6）。在最终摆好体位后，

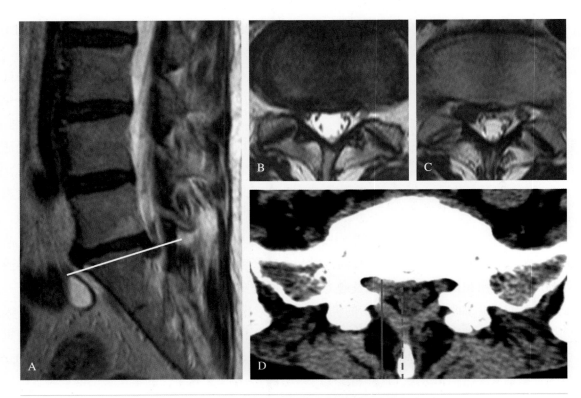

图 17.5　在术前影像上确定靶标。A. L5-S1 椎间盘突出的 T2-W MRI 影像；B、C. 此水平的 MRI 轴位像显示突出椎间盘与神经根和硬膜囊的关系；D. 轴位 CT 图像用来计算穿刺针轨道（红线）与后正中线（蓝色虚线）之间的距离。

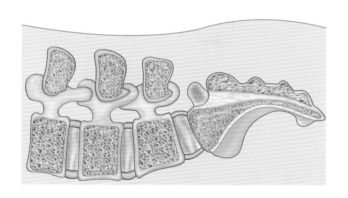

图 17.6　为了获得理想的轨道（红线），皮肤的进入点应与突出团块的方向相反。

外科医生在患者的皮肤上标记标志点并进行前后位透视（图 17.7）。

　　靛胭脂可以对酸性的髓核进行选择性染色，因而有助于在内镜视野下识别突出的椎间盘碎块[12]。这种染料可通过纤维环裂隙泄露至硬膜外腔，泄露的方向与破裂的椎间盘碎块的解剖位置一致。可通过注射体积比为 2∶1∶2 的显影葡胺、靛胭脂、生理盐水组成的不透 X 线的混合液

2 ～ 3 ml 来完成椎间盘染色造影。腋部入路时椎间盘造影需在手术开始前患者俯卧位时经后外侧完成，而在肩部入路时需在手术期间进行造影。

工作套筒的放置及定向碎块切除

腋部入路

　　腋部型突出的靶标是 S1 神经根及硬膜囊组成的三角。安全的入路位于棘突与 S1 椎弓根之间的中点，三角的最低部位接近于 S1 的椎板（图 17.8 A、C）。皮肤及所经组织路径用 1% 利多卡因浸润麻醉。穿刺针在侧位透视下进入硬膜外间隙，突感阻力消失时提示已进入该间隙。术者通过硬膜外造影来确认针的位置并重复行硬膜外阻滞（图 17.9）。导丝替代穿刺针，并在透视下逐级置入各

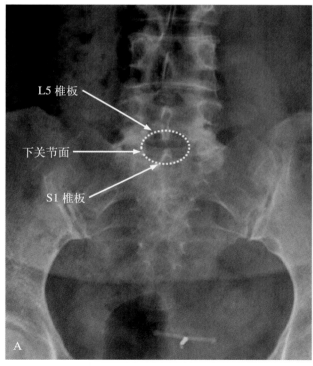

L5 椎板

下关节面

S1 椎板

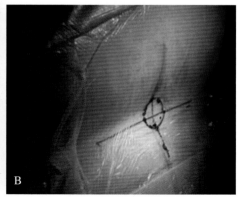

图 17.7　A、B. 在前后位透视上所识别的代表椎板间隙的放射学标志及在患者背部的标记。

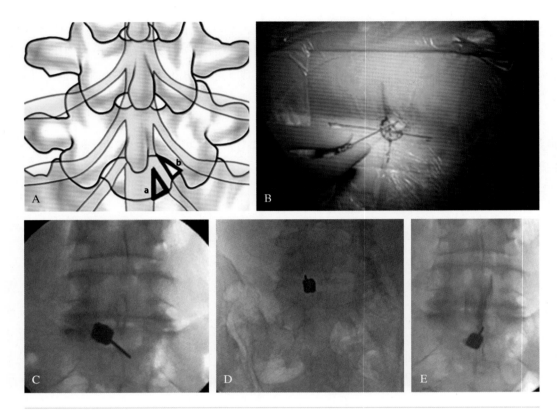

图 17.8　确定靶标。A. 对于腋部入路靶标（a 三角）位于棘突和 S1 椎弓根之间的中点，靠近 S1 椎板；对于肩部入路靶标（b 三角）位于 S1 椎弓根内缘，靠近 L5 椎板；B. 插入穿刺针；C. 腋部入路；D. 肩部入路；E. 实施硬膜外腔造影，显示穿刺针和神经组织的相对位置。

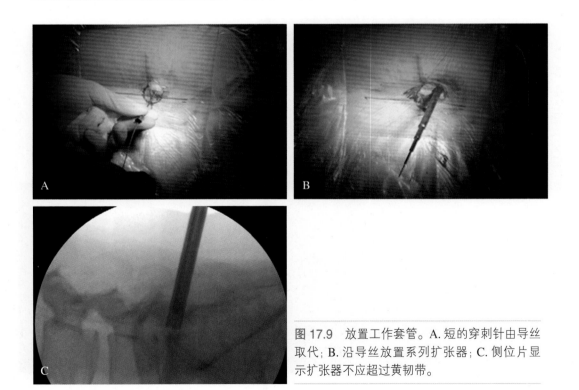

图 17.9　放置工作套管。A. 短的穿刺针由导丝取代；B. 沿导丝放置系列扩张器；C. 侧位片显示扩张器不应超过黄韧带。

种直径的扩张器，扩张器不能超过黄韧带（侧位片上椎板水平）。此时术者通过圆形工作套筒及内镜来确认是否位于黄韧带之外。

黄韧带是头尾走向的黄色纤维（图 17.10）。解剖探针分离黄韧带，同时将套筒置入硬膜外间隙。硬膜外间隙是通过它略带红色的硬膜外血管组织来确认的（图 17.10B）。术者利用射频探头切除硬膜外脂肪及血管来辨认神经根、硬膜囊及染成蓝色的髓核。（图 17.10C）如果暴露清晰，术者此时即可进行突出组织的摘除，有时突出组织的视野被神经组织所遮挡，在这种情况下，术者在监视下将导丝置入碎片组织，同时再次逐级置入扩张器，到达腋下的碎片组织。术者也可应用斜口套筒，把它当作神经拉钩使用（图 17.11）。切除完成后术中须通过触及游离的 S1 神经根以检查减压是否充分，并且将切除组织的大小与术前的影像作比较。

肩部突出

靶标为内缘是 S1 神经根、上缘是 L5 椎板下缘及外缘是下关节突内缘所形成的倒三角区域。安全进入点位于椎板间隙上外侧角靠近椎板下缘处。（见图 17.8A、D）穿刺针置入间盘组织，行椎间盘染色造影，在导丝置入后，接下来的步骤与腋下入路相似。

椎板间 PELD 的延伸应用

通过 L5-S1 椎板间 PELD 切除 L4-L5 向下移位型椎间盘突出

通过 PELD 处理高度移位的椎间盘突出有很高的失败率，原因是碎片的残留。这主要指因为

通过椎弓根外的孔道很难看到椎间盘碎片[13]。作者建议针对超出椎弓根下缘的突出物应采用开放式显微腰椎间盘切除术。有一种新的入路已设计出来用以处理此类突出[14]。

解剖差异

由于椎板间隙在 L5-S1 较为宽大，可以较为轻易地将 7 mm 工作套筒放至突出组织。L5 椎板的后方遮挡是斜行的，所以术者可将套管置于椎弓根中部的水平。L4-L5 向下方脱位的组织通常位于 L5 神经根的腋部，引起 L5 神经根向外侧移位。由于 S1 神经根位置高，突出组织位于推移 S1 神经根向内侧移位。在 S1 神经根的肩部有潜在空间。

手术步骤

俯卧位经后外侧入路行椎间盘染色造影后，患者被摆成侧卧位。

安全区域在 S1 神经根的肩部。穿刺针的皮肤进入点在 L5-S1 间盘尾侧，以利于套筒向头侧倾斜。硬膜外造影后穿刺针置入 S1 肩部。逐级扩张后圆形套筒置于靶标上方。对突出椎间盘周围组织解剖后，确认蓝色组织碎块并予以移除。L5 和 S1 神经根均需清晰可见以确保充分减压。

术后流程

镇静效果消失后，患者即可在腰托保护下下地活动。根据每家医院的流程，患者可于手术当日或稍后出院。腰托需佩戴 6 周，同时行腰背肌等长训练。患者可根据个人情况返回工作岗位。

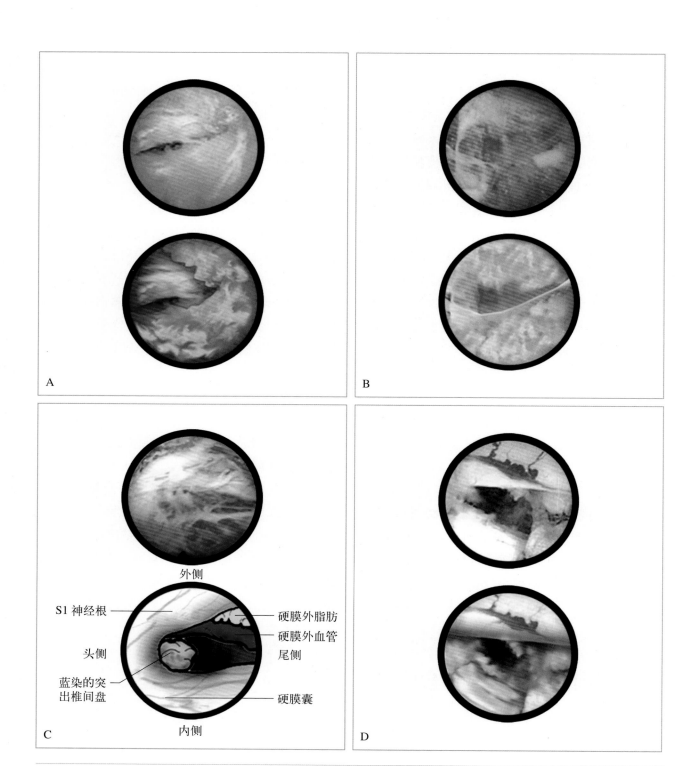

图 17.10　椎板间 PELD 的内镜视野。A. 显示术者在椎板间隙外侧，正在观察黄韧带；术者可解剖黄韧带纤维，轻柔转动镜头，劈开黄韧带纤维；B. 术者观察硬膜外腔，由于硬膜外血管而使视野呈典型的红色色调；C. 术者使用射频探头解剖硬膜外脂肪，可见位于腋部蓝染的突出椎间盘。有时术者可直接看到椎间盘（椎间盘染色造影非常重要）；D. 经碎块切除后可见游离的 S1 神经根。

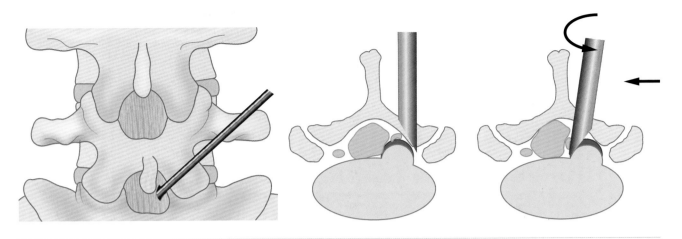

图 17.11　有时不能直接到达椎间盘。术者可使用斜口套管作为神经拉钩。

临床结果

2007 年 3 月至 2009 年 2 月期间，31 位患者接受椎板间入路来处理 L5-S1 椎间盘突出。23 位男性患者和 8 位女性患者均以腿痛为主要症状。腰背痛平均 VAS 评分从 5.35 降至 1.74，腿痛的平均 VAS 评分则从 8 降为 1.9。ODI 指数从 82.48% 降为 23.43%。所有患者随访时间在 1.5 年以上，作者未发现大的并发症。手术采用本文所描述的技术，患者在术后 12 ~ 48 h 出院。

结　论

椎板间 PELD 是针对 L5-S1 椎间盘突出的一种极为简便的入路，它保留了黄韧带及周围组织，故可减少脊柱手术失败的发生率。

典型病例

图 17.12 ~ 17.14 为代表病例描述。

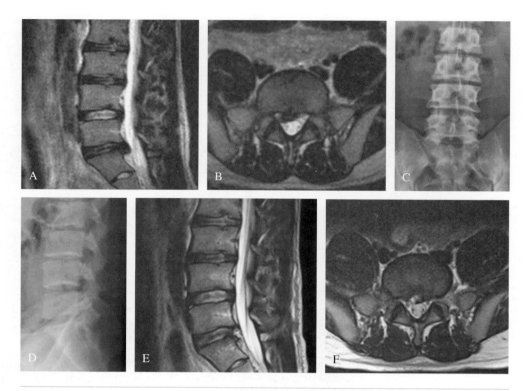

图 17.12　病例 1：腋下入路。A、B. 21 岁男性，L5-S1 椎间盘突出；C、D. 高髂嵴阻挡了经椎间孔孔到达 L5-S1 椎间盘；E、F. 术后影像描显示通过椎板间入路减压的神经组织。

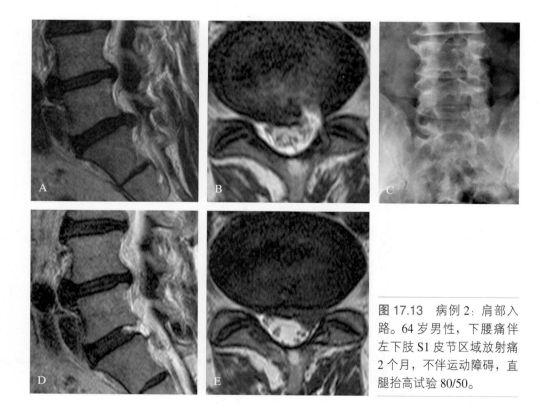

图 17.13　病例 2：肩部入路。64 岁男性，下腰痛伴左下肢 S1 皮节区域放射痛 2 个月，不伴运动障碍，直腿抬高试验 80/50。

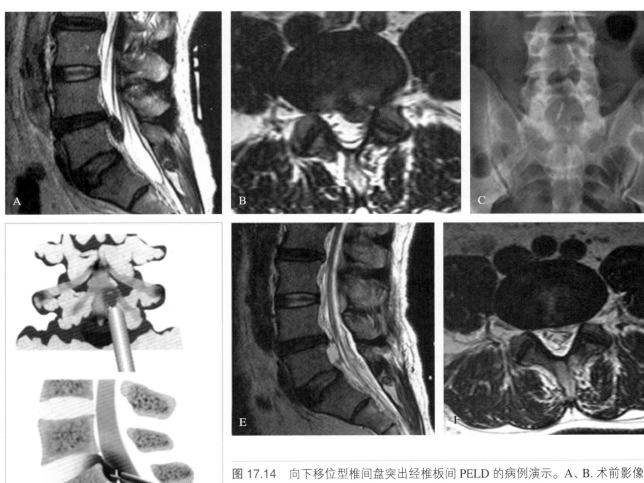

图 17.14　向下移位型椎间盘突出经椎板间 PELD 的病例演示。A、B. 术前影像；C. 较宽的椎板间窗允许到达向下移位的突出椎间盘；D. 通过椎板间窗放置工作套筒通过并切除突出碎块的示意图；E、F. 术后片显示游离的椎间盘碎块已被完全切除。

参考文献

1. Choi G, Lee SH, Raiturker PP, et al. Percutaneous endoscopic interlaminar discectomy for intracanalicular disc herniations at L5-S1 using a rigid working channel endoscope. *Neurosurgery* 2006;58:ONS59–68; discussion ONS59–68.

2. Mirkovic SR, Schwartz DG, Glazier KD. Anatomic considerations in lumbar posterolateral percutaneous procedures. *Spine* 1995;20:1965–71.

3. Reulen HJ, Muller A, Ebeling U. Microsurgical anatomy of the lateral approach to extraforaminal lumbar disc herniations. *Neurosurgery* 1996;39:345–50; discussion 50–1.

4. Ruetten S, Komp M, Merk H, et al. Use of newly developed instruments and endoscopes: full-endoscopic resection of lumbar disc herniations via the interlaminar and lateral transforaminal approach. *J Neurosurg Spine* 2007;6:521–30.

5. Ebraheim NA, Miller RM, Xu R, et al. The location of the intervertebral lumbar disc on the posterior aspect of the spine. *Surg Neurol* 1997;48:232–6.

6. Olszewski AD, Yaszemski MJ, White AA, 3rd. The anatomy of the human lumbar ligamentum flavum. New observations and their surgical importance. *Spine* 1996;21:2307–12.

7. Askar Z, Wardlaw D, Choudhary S, et al. A ligamentum flavum-preserving approach to the lumbar spinal canal. *Spine* 2003;28:E385–90.

8. Aydin Y, Ziyal IM, Duman H, et al. Clinical and radiological results of lumbar microdiskectomy technique with preserving of ligamentum flavum comparing to the standard microdiskectomy technique. *Surg Neurol* 2002;57:5–13; discussion -4.

9. Cohen MS, Wall EJ, Brown RA, et al. 1990 AcroMed Award in basic science. Cauda equina anatomy. II: Extrathecal nerve roots and dorsal root ganglia. *Spine* 1990;15:1248–51.

10. Hasegawa T, Mikawa Y, Watanabe R, et al. Morphometric analysis of the lumbosacral nerve roots and dorsal root ganglia by magnetic resonance imaging. *Spine* 1996;21:1005–9.

11. Suh SW, Shingade VU, Lee SH, et al. Origin of lumbar spinal roots and their relationship to intervertebral discs: a cadaver and radiological study. *J Bone Joint Surg Br* 2005;87:518–22.

12. Kim IS, Kim KH, Shin SW, et al. Indigo carmine for the selective endoscopic intervertebral nuclectomy. *J Korean Med Sci* 2005;20:702–3.

13. Lee SH, Kang BU, Ahn Y, et al. Operative failure of percutaneous endoscopic lumbar discectomy: a radiologic analysis of 55 cases. *Spine* 2006;31:E285–90.

14. Choi G, Prada N, Modi HN, et al. Percutaneous endoscopic lumbar herniectomy for high-grade down-migrated L4-L5 disc through an L5-S1 interlaminar approach: a technical note. *Minim Invasive Neurosurg* 2004;53:147–52.

（赵长清 译，赵 杰 校）

第18章

经皮内镜下腰椎椎间孔成形术
Percutaneous endoscopic lumbar foraminoplasty

Won-Chul Choi

行内镜下腰椎手术有两种手术入路，即经椎板间隙入路和经椎间孔入路。如果突出的椎间盘组织位于相应椎间盘水平，可以通过经椎间盘纤维环的缺损处来切除突出椎间盘组织。然而，对于脱出髓核远离椎间盘水平的游离型椎间盘突出症，在外科治疗时，需要术者拥有非常成熟的手术技巧。为了充分清除游离较远的椎间盘组织，需要进行相应部位的解剖和暴露切开。而在内镜下进行手术的过程中，我们可以通过椎间孔成形术来清除在椎管和椎间孔内的游离椎间盘组织。脱出的椎间盘组织可能会越过椎间隙水平向头部或尾部移位，对此类情况，可以通过切除椎间孔周围骨性结构或者韧带以便清除游离椎间盘组织。对于向头侧移位型和椎间孔内型椎间盘突出，椎间孔韧带和黄韧带成为手术的主要障碍；对于向尾侧移位型椎间盘突出而言，上关节突、下位椎体椎弓根和黄韧带包围游离椎间盘组织，进而阻碍手术的进行。椎间孔成形术就是为清除这些相关障碍结构而诞生的一项新技术，从而更好地清除游离移位的椎间盘组织。

适应证和禁忌证

椎间孔成形术大大拓宽了经皮椎间孔内镜技术（percutaneous transforaminal endoscopic surgery, PTES）的适应证。尽管对于经皮椎间孔镜技术来说，从椎间盘水平向头侧或尾侧切除游离移位的椎间盘组织为禁忌证，但椎间孔成形术可以去除像黄韧带、椎间孔韧带、上关节突和下位椎体椎弓根这些"障碍结构"，从而清除游离移位的椎间盘组织。在L5-S1水平，髂嵴会阻碍手术的进展。PTES的绝对禁忌证为侧隐窝狭窄、脊柱不稳（如脊椎前移）和马尾综合征。

手术方法

患者俯卧于X线可透视床上，局麻和经静脉使用镇静剂，这足以使患者在保持清醒的情况下最大限度地减轻疼痛并且保持安静状态。镇静剂主要为芬太尼和咪达唑仑，我们能够得到患者的持续反馈，从而避免神经损伤。咪达唑仑在术前一次性经肌内注射 0.05 mg/kg；芬太尼为经静脉用药，起始量为 0.8 mg/kg，在术中根据具体情况作适量添加使用。皮肤切入点距中线为 8 ~ 12 cm，这一距离需要根据患者腰部宽度而做具体的调整。运用 MRI 和 CT 来测量皮肤切入点与正中线的距离，并制定到达椎间盘组织碎片所在部位的最佳路径，以此避开腹膜后以及脊柱内的神经结构。在手术过程中，根据前后位和侧位 X 线投影，确定病变椎间盘水平，并作相应水平面皮肤标记。患者摆好体位并准备妥当，铺盖无菌手术铺巾，将腰椎穿刺针穿入病变椎间盘间隙，准确的穿刺位点和穿刺轨道是手术成功的关键。利用腰椎穿刺针将导丝插入，将管状扩张器和拥有斜面开口的工作套管逐次通过小切口置入工作通道。工作通道的理想位置一般为正位 X 线透视椎弓根内侧连线和侧位 X 线片椎间孔的下界。（图 18.1）

斜面开口的工作套管可以作为切骨装置使用，需要切除上关节突骨量的多少取决于工作通道与锥形椎间孔之间的间隙大小。用扩张器头端的钻头在环状的孔壁上开通工作通道，通过切除部分上关节突的骨质来扩大工作通道，以此来清除向上或向下游离移位的椎间盘组织。（图 18.2）椎间孔成形术需要的其他器械还有电磨钻和骨扩孔钻。

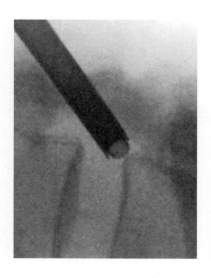

图 18.1 在 X 线指引下，用骨扩孔钻沿工作通道进行骨切除。扩大的椎间孔范围为清除游离的椎间盘组织提供了合适的空间，并可放置工作套管。

由内镜所提供的清晰视野使得电磨钻的使用更加安全。对于向头端移位的游离椎间盘组织，手术过程中的软组织障碍比如椎间盘韧带、黄韧带可以由侧射钬激光（YAG 激光器或射频器）来清除。当脱出的椎间盘组织越过椎间隙水平向尾侧移位时，必须切除部分下位椎体和椎弓根来暴露移位的游离椎间盘组织。用扩张器轻微敲打工作通道周围的结构有助于环切时避免神经损伤。在某些情况下，环切和椎体成形是同时进行的。

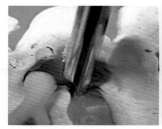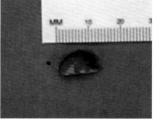

图 18.2 工作套管可以用作骨切割器（左）；从上关节突切除的骨组织块（右）。工作套管与椎间孔很接近，故用套管的边缘将上关节突的下面切除。在内镜下切除的游离的骨组织碎片，需切除的骨量的多少取决于椎间孔和工作套管直径的间隙大小。

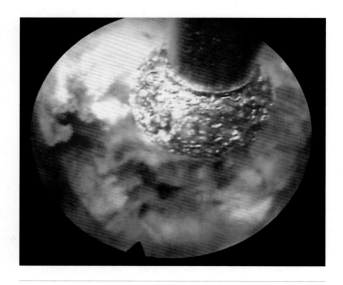

图 18.3 镜下电磨钻。这种电磨钻是为椎间孔成形术专门设计且在镜下使用的，与激光和骨扩孔钻相比更安全、有效、省时。

用内镜钳清除骨碎片，继而用侧射钬激光（YAG 激光器）清除黄韧带直至可以直视硬膜外间隙。可以通过调整工作套管改变视野的方向，以此实现对硬膜外间隙以及椎间孔间隙的探查。向上移位的椎间盘组织通常位于硬膜和向外走行的神经根之间的腋区。工作套管可接近这一腋区，避开向外走行的神经根而不激惹神经。神经根阻滞有助于上述操作引起的剧烈疼痛。向下移位的椎间盘组织通常位于横行的神经根下面或者在下位椎弓根后面。可以移开横行的神经根或者切除上关节突的下面部分及部分下位椎弓根，仅仅在椎间盘组织游离较远的患者中才会切除部分椎弓根。可以通过射频探针来调整神经根的位置，射频探针可以很好地完成对横行神经根与硬膜囊之间硬膜外间隙的探查。

结　果

回顾性分析了从 2002 年 1 月到 2006 年 6 月接受此手术治疗的 59 例患者（男性 34 例，女性 25 例），这些手术均由同一医生操作，均采用椎间孔成形术，59 例患者均为症状性轻度椎间盘突出。年龄 24 ～ 79 岁，平均 50 岁。其中 39 例病变于 L4-L5 水平，12 例病变于 L3-L4 水平，5 例病变于 L5-S1 水平，3 例病变于 L2-L3 水平。所有患者均未有同节段脊椎的手术史，术前根性疼痛程度评分：VAS 评分法为 4 ～ 10 分，平均 8.01 分；ODI 评分法为 24 ～ 91 分，平均为 61.6 分。随访 5 ～ 59 个月，平均为 25.4 个月，其中 1 例患者因为本身存在的健康问题在随访期间死亡。剩余 58 例患者根性痛 VAS 评分为 0 ～ 6 分，平均为 1.56 分；ODI 法为 2 ～ 62 分，平均为 10.76 分。术前和术后 VAS 和 ODI 评分的改善均有统计学意义（$P<0.05$）。住院天数为 24 ～ 38 h，平均 34 h，平均 3.8 周恢复正常工作或者是正常的日常活动。

案例 1

48 岁，男性，右腿神经根性痛，MRI 显示 L4-L5 椎间盘向尾侧游离移位，椎间盘组织游离到下位椎弓根水平，故采用椎间孔成形术建立理想的手术通道。术后游离的椎间盘组织完全清除（图 18.4）。

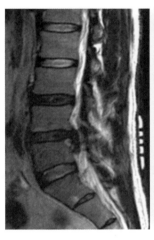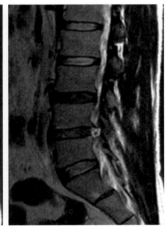

图 18.4　术前（左）术后（右）MRI 显示术后完全清除移位的椎间盘组织碎片。

案例 2

31 岁，男性，左腿神经根性痛，MRI 显示病变椎间盘向头侧游离移位，椎间盘组织游离到上位椎弓根水平，PTES 联合椎间孔成形术成功将游离椎间盘组织完全清除（图 18.5）。

术后治疗

术后当天或者第 2 天患者即可出院。术后建议卧床休息 4 h，可进行缓慢移动。术后通常运

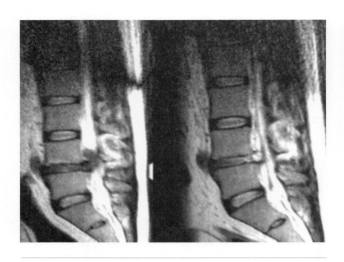

图 18.5　术前（左）术后（右）MRI 显示术后完全清除移位的椎间盘组织碎片；侧位 MRI 显示椎管内不均匀信号（为灌注的水，很快被吸收）。

用 MRI 确认游离椎间盘组织是否完全清除，术后 MRI 可显示椎间孔成形术操作过程中骨切除的范围（图 18.6）。一般术后可做相关的神经学检查如直腿抬高试验和肌力评估确认手术效果。

术后服用抗生素 3 天；建议佩戴腰部支具约 2 周时间；根据工作的具体性质来决定何时进行正常的工作，办公室类工作在术后 4 周即可恢复正常工作，术后 1 个月可进行合适的体育运动。

并发症

曾有数例关于侧后入路手术并发症的报道，即使是用混有抗生素的盐溶液持续灌注，与内镜手术有关的感染也会有所发生。经椎间盘手术操作后，容易诱发椎间盘炎，单用抗生素或者补救性手术（如融合术和反复内镜下灌注）可以解决这一手术并发症。向外走行的神经根的神经节，由于手术操作过程中接触性的损伤导致神经损伤，这可能会引发麻痹或者肌无力。这些症状通常是

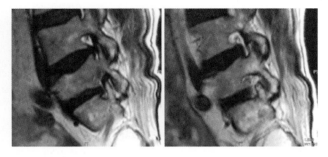

图 18.6　术前（左）术后（右）MRI 比较显示切除的上位关节突和扩大的椎间孔。

暂时性的，通常在术后 1 ～ 2 周内自然消退。

为了避免接触性的神经损伤，术者必须重视患者的反应，如果在向椎间孔内推进扩张器和工作套管的过程中出现神经激惹现象，那么推进器械的前进方向应向尾侧偏移，以此来避开神经节。在手术过程中，出现硬膜外静脉出血是令医生比较头痛的问题，通常可以用水压或者射频电凝来控制。但是，与向外走行的神经根毗邻的根动脉出血会导致非常严重的后果。由腹膜后血肿导致的血容量降低或是严重腹部疼痛的情况，应当将血肿及时清理。骨切除部位的出血可以用明胶海绵吸附上凝血酶来止血。脑脊液漏可以自然停止，不会导致严重后果，但是从硬脑膜破裂处疝出的神经根会导致严重的根性腿痛。通过注射或植入黏合性材料可以减轻神经根膨出；若效果不佳，应该切开复位并缝合硬膜。机械性并发症比如说骨钳破碎有时会发生。破碎的手术钳部分可以在内镜下取出。

讨　论

经皮经椎间孔椎间盘手术（percutaneous transforaminal disc surgery, PTDS）最早于 1973 年提出 [1]，起初，PTDS 手术结果不一，没有稳定的

手术效果。然而，现在各种各样的 PTDS 手术技术在许多专门手术器械比如内镜、电钻、灵活的射频探针以及激光等的辅助之下克服了解剖上的种种限制，因此 PTDS 的手术适应证得到了大大拓宽。多通道的内镜有着非常宽的角度，更清晰的视野，因此椎间盘的结构可以一一辨认，如椎间盘、骨结构、韧带、脂肪、血管以及神经，这使得我们可以更安全的发现和清除游离椎间盘组织。如今，PTDS 有着非常广的适用范围，特别是游离型椎间盘突出症。

当椎间盘组织从后纵韧带膨出后，发生游离移位的情况占 35% ～ 72%[2-5]。向头侧移位时，游离椎间盘组织通常位于椎板狭部之下，两侧椎弓根之间。开放性手术切除此类游离椎间盘组织需要广泛的切除骨组织，然而这又会导致术后脊椎不稳[6]。Ditsworth 等[7] 在 PTDS 术中采用 2.8 mm 的工作通道内镜时，很难清除游离椎间盘组织。如果能够找到合适的轨道，即使是向头侧游离较远的椎间盘组织也可以被清除。为了找到理想的推进轨道，采用椎间孔成形术同时切除环状边缘以此辅助显示硬膜外间隙，用一斜形插管显示椎间盘间隙。Knight 等[8-10] 用激光椎间孔成形术移动向外的行走神经根和横行神经根，尚有一些其他学者采用激光进行椎间孔成形术的相关报道[11, 12]。激光可以非常有效的切除韧带等软组织并有良好的止血效果，然而在椎间孔成形术中仅仅采用激光是远远不够的，因为激光费时而且不能切除硬组织。Ahn 等[13] 使用骨扩孔钻和侧射钬对 L5-S1 椎间孔狭窄的患者进行了椎间孔成形术。

Schubert 和 Hoogland 也对此做了相关报道，使用骨扩孔钻进行椎间孔成形术来清除游离移位的椎间盘[14]。然而，骨扩孔钻通常是在动态 X 线透视的指导下进行，我们无法直视操作过程，因为不能控制相关的手术视野。最为安全有效的椎间孔成形术器械是内镜下金刚磨钻[15]。内镜直视下操作可以避免对神经组织的误伤，可去除下位椎体的上关节突甚至椎弓根或椎体等硬性组织。经椎间孔内镜手术对脱出型椎间盘突出有很高的治愈率。然而，对于游离移位的椎间盘，上文所阐述的椎间孔成形术对此会有更好的治疗效果。总之，经椎间孔手术入路的限制包括椎间孔的大小。

扩大椎间孔的操作在 PTES 中并不作为常规使用，但是通常会采用一些能够达到并清除各个部位和方向的游离移位椎间盘组织的手术操作。PTES 手术的学习曲线非常陡峭，对常规开放性手术标准的掌握是非常必要的。Ruetten 等[16] 强调，必须将更多精力放在内镜手术学习曲线的最后一个阶段，这样才可以更好地避免并发症的发生。PTES 联合椎间孔成形术作为一种安全有效的微创外科技术，为腰椎间盘突出症的治疗提供了一种可供病患和医生选择的治疗新途径。

参考文献

1. Kambin P, Brager MD. Percutaneous posterolateral discectomy: anatomy and mechanism.: *Clin Orthop* 1987;223:145–54.

2. Brock M, Patt S, Mayer HM. The form and structure of the extruded disc. *Spine* 1992;17:1457–61.

3. Ebeling U, Reulen HJ. Are there typical localizations of lumbar disc herniations? A prospective study. *Acta Neurochir* 1992;117:143–8.

4. Kuzeyli K, Cakir E, Usul H, et al. Posterior epidural migration of lumbar disc fragment: report of three cases. *Spine* 2003;28:E64–7.

5. Schellinger D, Manz HJ, Vidic B, et al. Disk fragment migration. *Radiology* 1990;175:831–6.

6. Osman SG, Nibu K, Panjabi MM, et al. Transforaminal posterior decompression of the lumbar spine. A comparative study of stability and intervertebral

foramen area. *Spine* 1997;22:1690–5.

7. Ditsworth DA. Endoscopic transforaminal lumbar discectomy and reconfiguration: a postero-lateral approach into the spinal canal. *Surg Neurol* 1998;49:588–97.

8. Knight MT, Ellison DR, Goswami A, et al. Review of safety in endoscopic laser foraminoplasty for the management of back pain. *J Clin Laser Med Surg* 2001;19:147–57.

9. Knight MT, Goswami A, Patko JT, et al. Endoscopic foraminoplasty: a prospective study on 250 consecutive patients with independent evaluation. *J Clin Laser Med Surg* 2001;19:73–81.

10. Knight MT, Vajda A, Jakab GV, et al. Endoscopic laser foraminoplasty on the lumbar spine – early experience. *Minim Invas Neurosurg* 1998;41:5–9.

11. Yeung AT. the evolution of percutaneous spinal endoscopy and discectomy: state of the art. *Mt Sinai J Med* 2000;67:327–32.

12. Yeung AT, Tsou PM. Posterolateral endoscopic excision for lumbar disc herniation: Surgical technique, outcome, and complications in 307 consecutive cases. *Spine* 2002;27:722–31.

13. Ahn Y, Lee SH, Park WM, et al.: Posterolateral percutaneous endoscopic lumbar foraminotomy for L5S1 foraminal or lateral exit zone stenosis. Technical note. *J Neurosurg* 2003;99 (suppl 3):320–3.

14. Schubert M, Hoogland T. Endoscopic transforaminal nucleotomy with foraminoplasty for lumbar disc herniation. *Oper Orthop Traumatol* 2005;17:641–61.

15. Choi G, Lee SH, Kim JS, at al. Percutaneous endoscopic approach for highly migrated intracanal disc herniations by foraminoplastic technique using rigid working channel endoscope. *Spine* 2008;33:508–15.

16. Ruetten S, Komp M, Merk H, et al. Full-endoscopic and transporaminal lumbar discectomy versus conventional microsurgical technique. *Spine* 2008;33:931–9.

（李　军 译，菅凤增 校）

第19章

经皮内镜下腰椎纤维环成形术
Percutaneous endoscopic lumbar annuloplasty

Chan-Shik Shim, Sang-Ho Lee

导 言

慢性腰痛可由多种原因引起，如腰椎间盘和小关节退行性变，纤维环撕裂，腰椎运动节段不稳和退行性腰椎滑脱等。文献表明[1]，约40%的慢性腰痛与椎间盘病变有关，即椎间盘源性下腰痛（discogenic low back pain），此疾病主要有5种典型的临床特征：坐位耐受下降，伸展运动受限，持重困难，不能长期维持固定姿势，和活动后腰部疼痛加剧等[2]。

目前，盘源性腰痛的发病机制和病理过程仍存在争议，椎间盘受损、退行性变或髓核突出均可导致疼痛。致痛原因可能是纤维环撕裂后新生肉芽组织内神经末梢受压，伤害性感受器接收并传递疼痛刺激信号（图19.1、19.2）[3]。磁共振成像（MRI）是诊断盘源性腰痛的常用辅助手段，典型的腰痛患者行MRI检查时，常发现T2加权

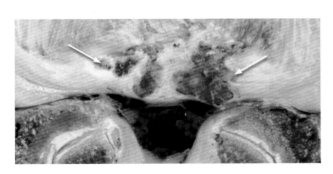

图19.1 后侧纤维环处的肉芽组织、撕裂纤维环内肉芽组织（白色箭头）（Courtesy of Dr Wofgang Pauschning，Academic University Hospital，Uppsala, Sweden，经允许引自Lee和Kang）。

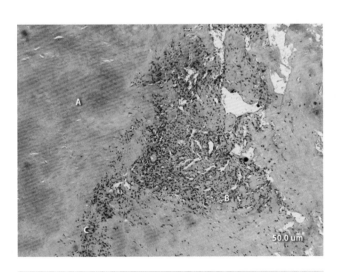

图19.2 肉芽组织显微镜图。施行PELA手术的患者组织病理切片，显示破裂纤维间隙内的肉芽组织。A：纤维环；B：增殖血管；C：肉芽组织内细胞浸润（HE染色，4×10）（经允许引自Lee和Kang）。

像椎间盘后侧纤维环出现高信号区（HIZ）（图19.3），但 HIZ 的发生率、诊断盘源性腰痛的敏感性和特异性尚存较大争议。除 MRI 检查外，椎间盘造影也可应用于该疾病的诊断。由于纤维环撕裂，注入椎间盘的靛蓝脂染料可漏入硬膜外腔并同时诱发或加重患者原发腰痛（图19.4）[4, 5]，这两种阳性表现可用于证实盘源性腰痛的存在，但由于该检查有创，存在假阳（阴）性可能[6]，且需要和正常节段椎间盘进行比较[7]，所以常用于手术治疗前的疾病诊断。

盘源性腰痛的治疗主要包括保守治疗和椎间融合。多数患者经非手术治疗可获得满意效果，但当长期保守治疗后症状仍无改善时，应考虑行手术治疗。椎间融合和人工椎间盘置换是目前治疗盘源性疼痛的主要手术方式。在进行创伤较大的传统开放手术之前，患者可尝试脊柱微创治疗。常见的治疗盘源性腰痛的微创手术包括椎间盘内电热凝术（interadiscal electrothermal therapy, IDET）、射频消融术、冷凝消融术和经皮内镜腰椎间盘切除术。根据具体术式和术者的不同，各种微创手术的临床疗效也有所差异[8-13]。经皮内镜

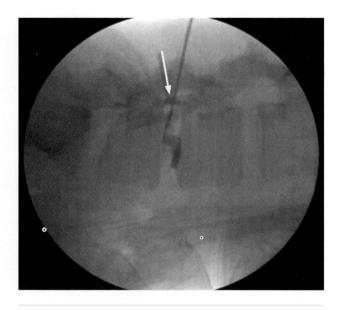

图 19.4 椎间盘造影剂漏入硬膜外腔 染料漏入硬膜外腔（白色箭头）确认纤维环撕裂并可诱发患者原发腰痛（经允许引自 Lee 和 Kang）。

激光纤维环成形术（percutaneous endoscopic laser annuloplasty, PELA）是进行纤维环成形的激光辅助脊柱内镜微创技术（图19.5）。术中采用的 Ho:YAG（狄：钇－铝－石榴石激光）已广泛应用于各类腰椎、颈椎间盘突出症的微创手术。与传统的内镜激光腰椎间盘切除术相比，PELA 采用的可屈曲导管直径仅 3 mm，手术创伤更小，手术的目标区域是伴有肉芽组织生长的后侧撕裂纤维环，激光可清除肉芽组织并促进纤维环愈合。

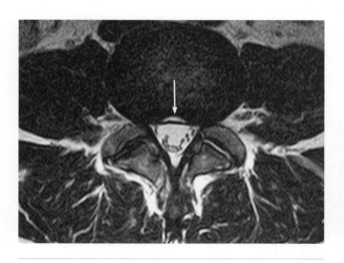

图 19.3 慢性腰痛患者 MRI T2 加权像后侧纤维环呈高信号区（白色箭头）（经允许引自 Lee 和 Kang）。

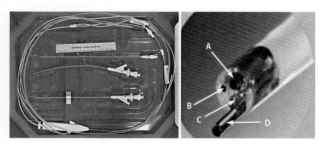

图 19.5 激光辅助脊柱内镜设备（LASE）（左）和激光探头（右）。A. 成像光纤；B. 照明光纤；C. 灌注通道；D. 激光纤维（经允许引自 Lee 和 Kang）。

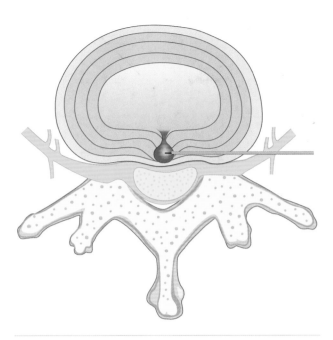

图 19.6 经皮内镜腰椎纤维环成形术目标区域。手术目标区域为撕裂的后侧纤维环和肉芽组织（经允许引自 Lee 和 Kang）。

适应证和禁忌证

适应证

PELA 手术的适应证是长期保守治疗无效的慢性腰痛患者，此类患者应具有以下特征：

- MRI T2 加权像后侧纤维环区域呈现典型的退行性椎间盘高信号区
- 椎间盘造影诱发或加重腰痛，造影剂漏入硬膜外腔以明确纤维环撕裂
- 伴有或不伴有局限性中央型腰椎间盘突出症

禁忌证

- 脱出型或游离型椎间盘突出症
- 椎管狭窄症

- 节段性不稳
- 多节段退行性变
- 骨折、肿瘤或炎症等其他病理状态

手术技术

术前椎间盘造影可确定纤维环破裂并诱发或加重原发腰痛。造影和 PELA 手术可同时或分次进行。造影时造影剂漏入硬膜外腔并诱发腰痛的患者方可行手术治疗。若注射造影剂后未能诱发患者腰痛或未在硬膜外腔观察到蓝色染料，则不应进行下一步手术。

- 患者体位呈俯卧位。
- 根据术前 MRI 轴向位片确定体外穿刺点和角度，体外克氏针定位在病变椎间盘后部纤维环中点（图 19.7），进针点通常距后正中线 12 ～ 15 cm。
- 透视下将穿刺针穿至硬膜外腔，通过椎间孔（图 19.8A、B）。注射硬膜外腔造影剂显示硬膜囊和神经根，避免损伤。然后穿刺针进一步深入至纤维环，注射不透射线的靛蓝脂造影剂，将病变的椎间盘蓝染。
- 插入导丝，退出穿刺针，沿导丝依次放置工作通道和激光导管。

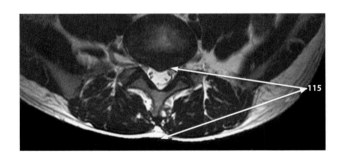

图 19.7 经皮内镜腰椎纤维环成形术穿刺路径。在 MRI 轴位片上测量穿刺点与正中线距离（经允许引自 Lee 和 Kang）。

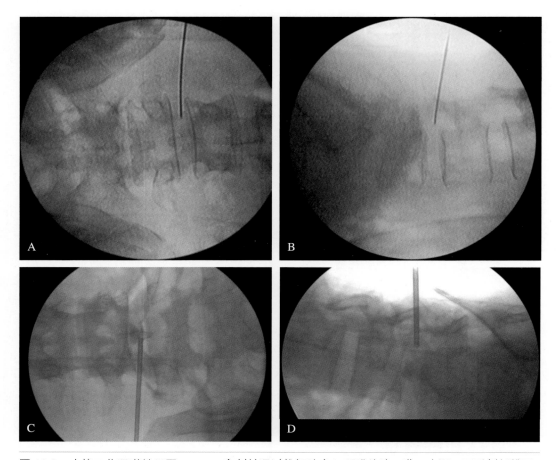

图 19.8　内镜工作通道放置图。A、B. 穿刺针通过椎间孔穿入硬膜外腔，进一步深入至后侧纤维环，退出穿刺针，依次放置导丝和工作通道；C、D. 工作通道前段定位于后侧纤维环中线（经允许引自 Lee 和 Kang）。

● 采用 Ho:YAG 激光进行手术治疗。激光能量设置在 0.5 ~ 1.2 J（10 ~ 20 Hz）。旋转、屈曲激光导管，使其直达肉芽组织和撕裂纤维环。内镜下可观察到靛蓝脂染料将退变的髓核组织染成蓝色（图 19.9）。受损的纤维环呈淡红色，而正常的纤维环呈白色，二者有明显区别。激光释放的能量可消融肉芽组织，并促使受损纤维环回缩、变硬，逐渐闭合。

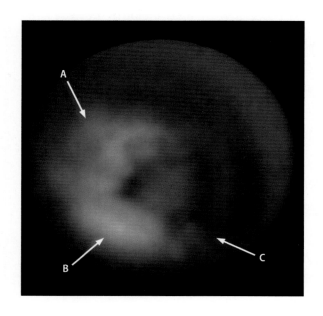

图 19.9　PELA 手术内镜视野图。A：突入撕裂纤维环的退变髓核组织被染为蓝色；B：正常的白色纤维环；C：激光探头（经允许引自 Lee 和 Kang）。

● 肉芽组织消融从纤维环中心开始，然后将激光导管逐渐撤出，直至纤维环外缘和硬膜外脂肪。

● 对于中央型腰椎间盘突出的患者，可采用小的内镜髓核钳或自动髓核切除器（Clarus Medical, Minneapolis, MN, USA）把突出组织从工作通道中取出。

● 术毕取出激光导管和工作通道。皮肤胶布即可闭合切口，无需缝合。手术时间 30 ～ 45 min，平均激光能量 10 000 ～ 13 000 J。

术后管理

术后 2 周内患者需佩戴柔软护腰支具，之后即可恢复日常活动，但术后 6 周内不可进行剧烈活动。

临床结果

有学者对一组 30 例施行单节段 PELA 手术的年轻患者（平均年龄 31 岁, 22 ～ 45 岁）进行随访，平均随访时间 9.7 个月，发现 VAS 评分从术前 8.0 分降至术后 2.4 分[2]（图 19.10）。ODI 评分从术前平均 79.0 分降至术后 22.4 分。随访中无 VAS 评分或 ODI 评分上升者。Macnab 评分术后疗效优良率 90%，其中疗效显著者 16 例（53.3%），疗效明显者 11 例（36.7%），疗效一般者 3 例（10%），所有患者未见术中不良反应或术后神经损害。2 例患者术后反映疼痛未好转，其中 1 例患者后施行人工椎间盘置换术，另外 1 例拒绝后续手术治疗。

关于患者选择的讨论

HIZ 和 Modic 改变是椎间盘源性腰痛的敏感标志，但有文献指出[14]，随着椎间盘退行性变的进展，HIZ 逐渐消失，而 Modic 改变取而代之成为疾病的典型特征。有一部分相对年轻的腰痛患者 MRI 检查发现，后侧纤维环呈现典型的 HIZ 表现，这一类患者较适合施行 PELA 手术。HIZ 的病理学机制目前仍不清楚，但多数研究认为 HIZ 的出现代表纤维环撕裂和新生血管肉芽组织形成。椎间盘周围纤维环只有外 1/3 具有神经支配，一旦椎间盘受损，随着其退变，新生血管肉芽组织将沿撕裂纤维环方向由外向内生长，新生肉芽组织神经支配丰富，被认为是盘源性腰痛的致痛原因[3]。

目前，盘源性腰痛的治疗仍存争议。以腰椎间融合为主的手术治疗，即使术前严格把握适应证，术后疗效也并非完全满意[15]。另外，由于具有上述 HIZ 典型影像学表现的患者相对年轻，日常活动较活跃，所以施行椎间融合术后负面效果并不少见。对于此类患者，手术治疗的同时应尽量保护其脊柱节段活动度，因此，在传统手术之前可首先尝试各类微创手术。PELA 手术的导管能直达纤维环间隙内的肉芽组织，激光释放的能量可清除肉芽组织，促进破裂纤维环回缩、愈合。

另一方面，MRI 检查呈 Modic 改变是椎间盘退变进展的表现，这一类慢性腰痛患者不再适合施行 PELA 手术。患者的腰痛多源自于退变椎间盘的机械支持受损和纤维环周围广泛神经末梢增生，而并非后侧纤维环局部撕裂。该类患者行椎间融合或人工椎间盘置换后疼痛症状可明显缓解。

此外，轻度的中央型椎间盘突出症患者也可从 PELA 手术中获益。该类疼痛对激光切除术或

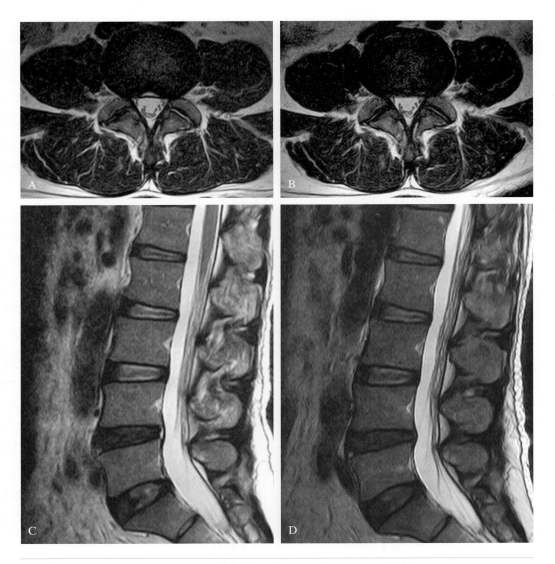

图 19.10　45 岁男性患者施行 L4-L5 PELA 手术的 MRI 图像。左侧：术前；右侧：术后 15 个月（经允许引自 Lee 和 Kang）。

纤维环成形术反应良好[16, 17]。局部中央型椎间盘突出主要引起腰痛，而不是腿痛，采用激光或内镜锯清除病灶后疼痛可迅速缓解。与传统经皮内镜椎间盘切除术相比，PELA 的手术通道直径更小，所以后者更加微创，术中患者不适感更轻，术后恢复也更快。

结　论

目前，盘源性腰痛的治疗仍有争议。PELA 手术比其他内镜手术更加微创，比 IDET 手术更加可靠。对于 MRI 表现典型、椎间盘造影可诱发或加重原发腰痛，尤其是不愿接受开放手术的患者，PELA 是有效的微创手术方式。

参考文献

1. Schwarzer AC, Aprill CN, Derby R, et al. The prevalence and clinical features of internal disc disruption in patients with chronic low back pain. *Spine* 1995;20:1878–83.

2. Lee SH, Kang HS. Percutaneous endoscopic laser annuloplasty for discogenic low back pain. *World Neurosurg* 2010;73:198–206.

3. Peng B, Hou S, Wu W, et al. The pathogenesis and clinical significance of a high-intensity zone (HIZ) of lumbar intervertebral disc on MR imaging in the patient with discogenic low back pain. *Eur Spine J* 2006;5:583–7.

4. Chen JY, Ding Y, Liu QY, et al. Correlation between MR imaging and discography with provocative concordant pain in patients with low back pain. *Clin J Pain* 2011;27:125–30.

5. Lam KS, Carlin D, Mulholland RC. Lumbar disc high-intensity zone: the value and significance of provocative discography in the determination of the discogenic pain source. *Eur Spine J* 2000;9:36–41.

6. Cohen SP, Hurley RW. The ability of diagnostic spinal injections to predict surgical outcomes. *Anesth Analg* 2007;105:1756–75.

7. Carragee EJ, Don AS, Hurwitz EL, Cuellar JM, Carrino J, Herzog R. 2009 ISSLS Prize Winner: Does discography cause accelerated progression of degeneration change in the lumbar disc: A ten-year matched cohort study. *Spine* 2009;34:2338–45.

8. Assietti R, Morosi M, Miqliaccio G, et al. Treatment of discogenic low back with intradiscal electrothermal therapy (IDET): 24 months follow-up in 50 consecutive patients. *Acta Neurochir Suppl* 2011;108:103–5.

9. Chou R, Atlas SJ, Stanos SP, Rosenquist RW. Nonsurgical interventional therapies for low back: a review of the evidence for an American Pain Society clinical practice guideline. *Spine* 2009;43:1078–93.

10. Freeman BJ, Fraser RD, Cain CM, et al. A randomized, double-blind, controlled trial: intradiscal electrothermal therapy versus placebo for the treatment of chronic discogenic low back pain. *Spine* 2005;30:2369–77.

11. Park SY, Moon SH, Park MS, et al. Intradiscal electrothermal treatment for chronic lower back patients with internal disc disruption. *Yonsei Med J* 2005;46:539–45.

12. Saal JA, Saal JS. Intradiscal electrothermal treatment for chronic discogenic low back pain: prospective outcome study with a minimum 2-year follow-up. *Spine* 2002;27:966–73.

13. Kallewarrd JW, Terheggen MA, Groen GJ, et al. Discogenic low back pain. *Pain Pract* 2010;10:560–79.

14. Marshman LA, Metcalfe AV, Krishna M, Friesem T. Are high-intensity zone and Modic changes mutually exclusive in symptomatic lumbar degenerative discs? *J Neurosurg Spine* 2010;12:351–6.

15. Carragee EJ, Lincoln T, Parmar VS, Alamin T. A gold standard evaluation of the "discogenic pain" diagnosis as determined by provocative discography. *Spine* 2006;31:2115–23.

16. Ahn Y, Lee SH. Outcome predictors of percutaneous endoscopic lumbar discectomy and thermal annuloplasty for discogenic low back pain. *Acta Neurochir* 2010;152;1695–702.

17. Tsou PM, Alan Yeung C, Yeung AT. Posterolateral transforaminal selective endoscopic discectomy and thermal annuloplasty for chronic lumbar discogenic pain: a minimal access visualized intradiscal surgical procedure. *Spine J* 2004;4:564–73.

（张海龙 译，马　辉 校）

第20章

经皮内镜辅助下经椎间孔腰椎椎体间融合术
Endoscopically assisted transforaminal percutaneous lumbar interbody fusion

Rudolf Morgenstern, Christian Morgenstern

引 言

椎间盘退变性疾病（degenerative disc disease, DDD）与椎间盘高度丢失和疼痛症状有关。常规治疗是有创的开放性椎间盘切除后进行腰椎椎间融合（包括经椎间孔腰椎椎间融合术、后路腰椎椎间融合术、前路腰椎椎间融合术），采用这种治疗的手术患者有一个很长的恢复期。

经椎间孔腰椎椎体间融合术（transforaminal lumbar interbody fusion, TLIF）被认为是一种微创治疗腰椎退变性疾病和腰椎滑脱的方法[1]。在经椎间孔腰椎椎体间融合术中，椎体间融合是通过后方椎弓根螺钉固定椎体和经后侧或后外侧植入椎间融合器完成的。

一些研究[1]阐明了与传统开放手术相比之下的像 TLIF 等脊柱微创技术的优点。但是，尽管有其优点，TLIF 仍有一定的创伤操作，比如部分椎板切除、小关节切除和黄韧带破坏等。

本章阐述一种全新的创新性 360°经皮经椎间孔腰椎椎体间融合术。这种技术通过两个微创的 15 mm 小切口经皮经椎间孔通道工作（一个切口用于后方经小关节置入椎弓根钉，另一切口用于经椎间孔植入椎间融合器），逐步扩张组织用以保护神经根。因此，经典微创 TLIF 技术所要求的骨切除在这种技术中被去除。

本研究被设计成一个非随机多中心研究来证明经皮经椎间孔腰椎椎体间融合术的可行性。两组患者作为研究对象：一组使用一种可膨胀的椎间融合器（美国加州尔湾 Interventional Spine 公司），另一组使用不可膨胀的 PEEK（聚醚醚酮）椎间融合器（美国加州圣克莱门特 Octane Vertiflex 公司）。该工作通道装置是 PerX360 系统的一部分（Interventional Spine 公司），被用于帮助安装经皮 TLIF 的两种椎间融合器。

2010 年至 2012 年间，共有 20 例患者接受了经皮经椎间孔腰椎椎体间融合术。在西班牙巴塞罗那的 Teknon 医疗中心，这些患者明确诊断并接受治疗。所有患者术前均被告知此手术所需时间，后续的要求，手术技术的难度以及潜在的并发症。书面告知并得到所有患者的同意。

入选标准如下：DDD 伴随椎间盘源性疼痛和（或）经磁共振和放射成像正侧位片确认腰椎滑脱达Ⅱ度且伴或不伴神经根性疼痛。（使用 Bourassa-Moreau 等[2] 在 2010 年描述的方法测量腰椎过伸过屈位 X 线片）。排除标准为骨质疏松症、滥用药物、肿瘤、骨感染或系统性疾病。

在手术前、术后 3 周、术后 3 个月、术后 6 个月及术后 12 个月，患者使用 Oswestry 伤残指数（ODI）及视觉模拟评分法（VAS）进行评估，并进行术后连续的 CT 评估。采用配对 t 检验评估两组手术前后评分，两组均有显著差异。

如前所述的两组患者被研究：一组被植入一个可膨胀的椎间融合器，另一组被植入不可膨胀的PEEK 椎间融合器。在第一组（A组）中，腰痛的（伴随或不伴随神经根性疼痛）12 个病例（8 位女性，4 位男性）使用新的经皮经椎间孔腰椎椎间融合术和 14 个可膨胀椎间融合器进行治疗（表20.1）。这些患者中，9 位呈现出不同退变等级的DDD，2 位患者有腰椎滑脱Ⅰ度或Ⅱ度，1 位患者呈现椎间孔软骨瘤。

在第二组（B组）中，腰痛的（伴随或不伴随神经根性疼痛）8 例（5 位女性，3 位男性）被医治，并使用新的经皮经椎间孔腰椎椎体间融合术以及 8 个刚性的 PEEK 融合器（表 20.2）。

A组的平均年龄为（49.8±17.8）岁，B组的平均年龄为（61.4±17.4）岁（表 20.1 和表 20.2）。总之，12 位患者呈现出不同程度的 DDD，7 例患者腰椎滑脱在 L4-L5 或 L5-S1 水平。4 例患者曾经接受过不同程度的椎间盘切除术，而另外 4 例患者曾经接受过不同程度的关节融合术或后路螺钉内固定手术。

表 20.1　A 组患者资料

椎间盘水平	诊　断	年龄（岁）	性别（男/女）	麻　醉	治　疗
L5-S1	腰椎滑脱Ⅰ级	51	女	全麻	椎弓根钉+棒
L3-L4	DDD	32	男	全麻	椎弓根钉
L5-S1	DDD	33	女	局麻+镇静	椎弓根钉+棒[a]
L2-L3	DDD	62	男	局麻+镇静	椎弓根钉
L4-L5	腰椎滑脱Ⅱ级	76	女	全麻	椎弓根钉+棒
L5-S1	DDD	47	男	全麻	椎弓根钉
L2-L3	软骨瘤	57	女	全麻	椎弓根钉+棒+关节突钉
L4-L5/L5-S1	DDD	53	女	全麻	椎弓根钉+棒
L4-L5	DDD	65	女	全麻	椎弓根钉
L4-L5	DDD	45	男	局麻+镇静	椎弓根钉
L3-L4	DDD	39	女	全麻	椎弓根钉
L2-L3/L3-L4	DDD	37	男	全麻	椎弓根钉

注：a 术前后路内固定；DDD：椎间盘退变性疾病。

表 20.2　B 组患者资料

椎间盘水平	诊　断	年龄（岁）	性别（男/女）	麻　醉	治　疗
L4−L5	DDD	50	女	全麻	椎弓根钉+棒
L4−L5	DDD	40	男	全麻	椎弓根钉+棒
L3−L4	DDD	39	女	全麻	椎弓根钉+棒+关节突钉
L4−L5	腰椎滑脱 I 级	79	男	全麻	椎弓根钉+棒
L5−S1	腰椎滑脱 II 级	71	女	全麻	椎弓根钉+棒
L4−L5	腰椎滑脱 I 级	71	女	全麻	椎弓根钉+棒
L4−L5	腰椎滑脱 I 级	68	男	全麻	椎弓根钉+棒
L5−S1	腰椎滑脱 II 级	64	女	全麻	椎弓根钉+棒

注：DDD：椎间盘退变性疾病。

手术技术

内镜通道

经椎间孔通道与经椎间孔椎间盘切除术或椎间孔成形术一样可以通过内镜来使之可视化。作者使用可视化内镜演示了神经根管出口和硬膜外腔的情况。这证明了通过早期病例确认该术式可以抵达椎间隙空间的重要性。因此，如果外科医生认为合适的情况下，工作通道及其器械不仅可以在透视的情况下被使用还可以与内镜系统一起使用。当椎间孔中的神经连接或神经分叉的存在被怀疑时可视化通道的作用可能是非常重要的（图 20.1）。

经皮经椎间孔腰椎椎间融合术使用可膨胀椎间融合器

可膨胀椎间融合器（图 20.2）必须在脊柱内固定辅助下使用（即关节突螺钉固定系统、关节压缩系统，以及后路椎弓根棒系统）。

患者应当在采取俯卧且向前弯曲的姿势下进行手术，必须提早做好准备并使用无菌技术。

在插入可膨胀椎间融合器前，应在融合器内放入羟基磷灰石骨基质（DBM）、β-磷酸三钙（β-TCP）或自体骨。如果有必要，先行椎间孔成形术，然后行经皮经椎间孔椎间融合手术。

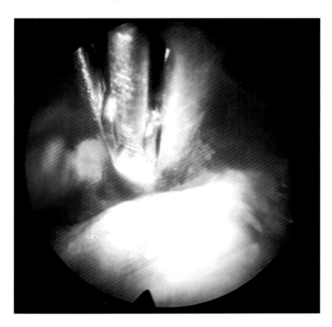

图 20.1　经椎间孔镜下通过套管通道观察神经根。

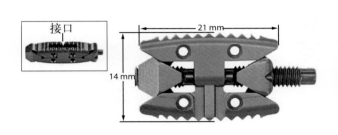

图 20.2　可膨胀钛质椎间融合器（由 Interventional Spine 公司提供）。

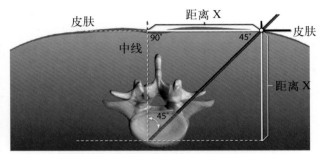

皮肤表面中点到皮肤切口和植入物预期位置的距离相等，其角平分线即为穿刺椎间盘的轨迹（45°~55°夹角）。

图 20.3　后外侧经椎间孔入路导针置入椎间盘的轴位图（由 Interventional Spine 公司提供）。

如 2002 年 Yeung 和 Tsou[3] 描述的将 18 G 的针插入到椎间盘（图 20.3）。以 1∶10 的靛蓝胭脂红与碘帕醇用于椎间盘对比造影术来确认椎间盘退变的节段水平。通过在 15 mm 的皮肤切口里放置一个 7 mm 外径的斜面扩张器渐步扩张组织（图 20.4，阶段 1）。

一旦阶段 1 圆满定位到了近端纤维环上，"拉 1"按钮被按动，同时通过向椎间盘环推动近端的手柄完成阶段 2（图 20.4）。

如果套叠式伸缩器接触关节突关节的侧面或下方椎弓根的上缘，则该系统可以用来切割一条通过骨头的路径并允许通道系统推进到需要的地方。为了实行椎间孔成形术，将套叠式伸缩器绕纵轴线旋转 ±45°，从而可以任意执行切割功能（图 20.5）。椎间孔成形术用来扩大椎间孔，在不损害神经根的基础上插入椎间融合器。（一旦遇到椎间孔极端狭窄的情况，椎间孔成形术可以直接在内镜视野下使用具有 6.3 mm 外径、3.7 mm 工作通道的 30°内镜，消去部分上关节突和扩大椎间孔而不接触或损害神经结构[4]。但是，这并不是在报道的任何病例中都是有必要的。）

仪器不应沿圆周方向旋转，以避免干扰出行神经根。应注意，以确保仪器的光滑边缘总是面

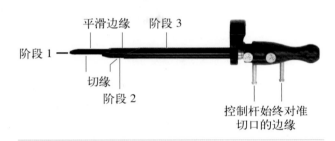

图 20.4　三阶段可伸缩式置入工具（由 Interventional Spine 公司提供）。

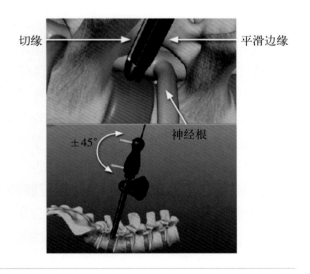

图 20.5　椎间孔成形术通过旋转可伸缩式工具完成（由 Interventional Spine 公司提供）。

向出行神经根。一旦阶段 2 成功地定位在近端纤维环，应按"拉 2"按钮，解锁阶段 3。

　　然后，推进阶段 3 到纤维环。套管必须被插入，直到达到与纤维环边缘的椎间孔接触（图 20.6）。固定阶段 3，旋转阶段 1 和阶段 2 到设定的 180°。旋转的方向取决于手术医生从患者的哪个面进入。如果从患者的右面进入，顺时针旋转。如果从患者的左面进入，则逆时针旋转。顺时针旋转阶段 3 约 180°，使得护套的最长侧的位置朝向神经根，从而保护神经根在随后的外科手术步骤中免受干扰。然后通过拉把手远离阶段 3，从而移除阶段 1 和阶段 2。

　　到达椎间盘的经皮工作通道现在已经建立，通过此通道可以执行其他外科操作。

　　椎间盘切除术应该至少切除 80% 的椎间盘髓核。应保证纤维环的完整性，以容纳椎间融合器。

　　首先使用一个 7 mm 环钻来切除部分纤维环，以到达必要的椎间隙。

　　插入刮削器到椎间盘间隙，然后转动来粉碎髓核组织。用髓核钳取走髓核碎片。

　　最后，取走终板软骨，用刮匙和圆头锉处理剩余的椎间盘组织。

　　在整个过程中应该使用抽吸导管以保证手术视野清晰。

　　椎间盘切除充分后，用植骨系统（Interventional Spine 公司）将 DBM、β-TCP 或自体骨移植需要放置在椎间盘的前方和侧方，并把植入骨夯实。

　　在插入可膨胀椎间融合器前，在融合器内放入 DBM、β-TCP 或自体骨。然后将它折叠，并通过套叠式伸缩器的第 3 阶段，将未展开的椎间融合器植入椎间隙。椎间融合器的放置应在荧光屏的监视下进行，直到到达椎间盘的最佳位置（图 20.6）。椎间融合器的扩张是在 C 型臂 X 线侧位片的监视下通过经皮 11.5 mm 直径的直套管完成的（图 20.7、20.8）。

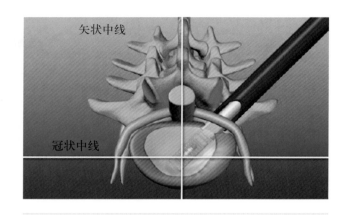

图 20.6　可膨胀椎间融合器植入椎间盘并准备扩张的轴位图（由 Interventional Spine 公司提供）。

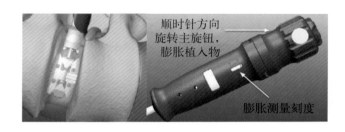

图 20.7　旋转置入工具使椎间融合器膨胀（由 Interventional Spine 公司提供）。

　　最后，用 1-0 可吸收缝线缝合皮肤和筋膜（图 20.9）。

使用不可膨胀 PEEK 椎间融合器的经皮经椎间孔腰椎椎体间融合术

　　B 组患者使用与此相同的手术方法，但使用的是不可膨胀的 PEEK 椎间融合器，而不是可膨胀的椎间融合器。使用这种不可膨胀的融合器的唯一限制是该融合器的尺寸应该适应套叠式伸缩器第 3 阶段套管的内径。

后路脊柱内固定术

　　在任何情况下，为了实现 360° 的椎间融合，

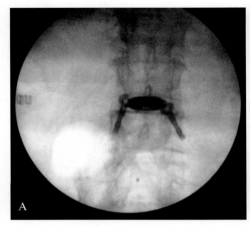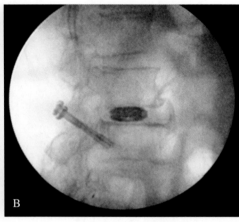

图 20.8　透视图显示在植入可膨胀椎间融合器的 L2-L3 椎间盘内使用关节突螺钉进行后路内固定的正位和侧位图像。

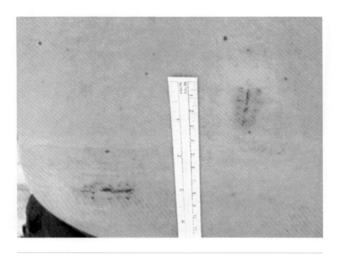

图 20.9　皮肤切口的缝合图 [后外侧入路（可膨胀的融合器）和后路（关节突螺钉）]。

后路内固定都是必要的。在此研究中，以下 2 个后路固定系统之一将视情况用于稳定手术的椎间盘。

后路椎弓根螺钉装置

脊柱过度前凸、反曲或椎体滑脱到 Ⅱ 级 [2] 时，如果有必要，使用椎弓根螺钉和后路固定棒来添加一个后路固定和部分滑脱复位系统（图 20.10）。

在皮肤上切开 4 个平行于中线小切口（每个 15 mm），在透视的情况下使用经改进的"Magerl"技术将 4 个经皮空心钛钉沿每个水平椎弓根置入 [5]。

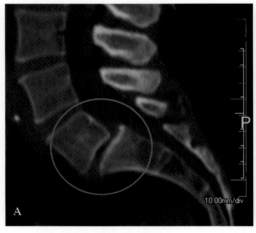

术前 CT 扫描

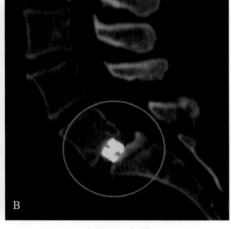

术后 CT 扫描

图 20.10　A. 术前矢状位 CT 扫描显示 L5-S1 滑脱 Ⅰ 级；B. 术后 CT 扫描显示一个可膨胀椎间融合器用以 L5-S1 的滑脱复位。

如果有必要，在 4 个螺钉和 2 个插入的钛螺栓的帮助下，可以前后复位后固定。

关节螺钉加压装置

一旦椎间盘退变性疾病伴随腰背疼痛综合征，则选择使用关节螺钉加压装置来完成后路内固定及节段性地增加脊柱前凸（前方融合器扩张，后路加压装置）（图 20.11）。

用于后路内固定的关节螺钉加压装置是由 Interventional Spine 公司制作的（Perpos 系统，4.5 mm Bone-Lok PLS 植入物）。为了稳定脊柱后柱水平，以下技术被用于植入关节螺钉加压装置，以便在正常愈合过程中在椎间隙实现一个坚实的骨融合。开始时，通过使用前后位和侧位透视图像来确定所述植入物将进入骨骼的进针点。找到关节突上进针点的一个有效的方法是使用 K- 线和标记笔在皮肤上做标记，并确定执行以下操作：脊柱中线，所需治疗上位椎体的终板下端，与上下椎弓根的内侧缘之间画一条线。皮肤切口下方筋膜需要被切开，以容纳 Interventional Spine 公司的传送组织撑开器。直到第一个撑开器进入并接触到关节，该传送点一直被放置在 K- 线前面。一个钻头和空心导针应该进入到骨骼内，直到顶部到达合适的深度（从第二台显示器保存的图像确定

略微靠近钻头的远端），该深度是确定的并通过透视核实。一旦深度已经达到，导针会被移除。植入的螺钉应该是连续顺时针方向转动，通过一系列 X 线透视图像以保证正确的深度。只使用一只手压缩，外科医生可以通过透视观察自固垫圈的倾斜角度并靠着骨骼来分辨何时植入并被正确定位，且表明该系统是完全压缩的。需要的压缩量是使用"连续透视"和触觉反馈来核实的。

结　果

患者整个手术平均时间为 2 h，在苏醒室静脉镇痛 1 h。术后 CT 扫描记录椎间融合器的位置和椎弓根螺钉的位置（图 20.12）。

在手术当日，所有患者能够在身体不弯曲下直立行走。所有患者手术后不到 24 h 出院。所有患者只有轻微的腰背部疼痛，能够用口服镇痛药物和抗炎药物控制。

患者随访结果 VAS 评分和 ODI 评分见图 20.13 和图 20.14。A 组和 B 组的 VAS 评分和 ODI 评分没有明显差异（$P < 0.05$）。

平均随访（10.1 ± 7.2）个月，最长随访 18 个月。根据 Macnab 标准 A 组的数据结果 10 例优，2 例

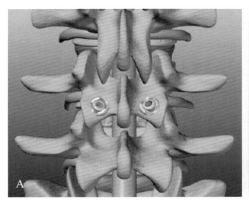
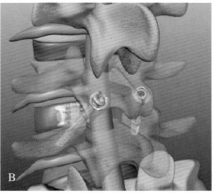

图 20.11　经皮关节突螺钉后路固定与可膨胀的椎间融合器 360° 融合（由 Interventional Spine 公司提供）。

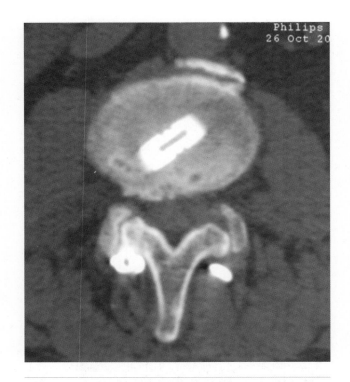

图 20.12 轴位 CT 扫描显示在 L2-L3 正中心位置有一个可膨胀的融合器。

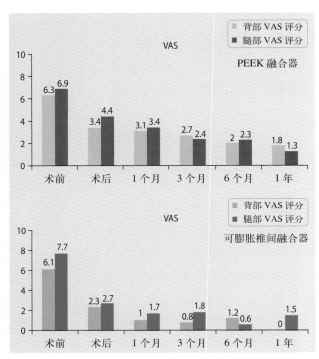

图 20.13 使用 PEEK（聚醚醚酮）融合器患者与使用可膨胀椎间融合器患者不同时间 VAS 评分。

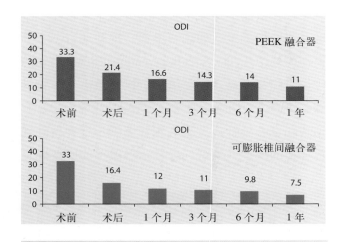

图 20.14 使用 PEEK（聚醚醚酮）融合器患者与使用可膨胀椎间融合器患者不同时间 ODI 评分。

良好，这 2 例患者出现了短暂的感觉异常。没有效果可或差的报道。

在 B 组，6 例患者结果优，1 例良好，1 例可，没有效果差。

所有患者无重大并发症发生。A 组的 2 例暂时感觉迟钝的患者口服糖皮质激素治疗 4 周后得到解决（糖皮质激素 2 mg/8 h 和加巴喷丁 75 mg/8 h）。

B 组 1 例患者经历了短暂的中度下肢无力、感觉迟钝，但 2 周后完全康复。

讨论和结论

作者提供了一个新的方法来证明经皮经椎间孔椎间融合术的可行性。这种椎间孔成形和逐步扩张组织的方法与经典的微创 TLIF 相比具有创伤小的特点。它只需要一个 15 mm 大小的皮肤切口[7]，没有经典微创 TLIF 必须的上关节突部分切除。

据我们所知，这是第 1 次用内镜的方法把可膨胀椎间融合器用于经椎间孔椎体间融合。

在早期的病例中已确定经皮手术方法的安全性，内镜下看到神经根和硬膜外空间的是非常重要的。经皮方法与内镜相结合，有助于发展套叠式伸缩器的设计，现在只能在透视下完成。

这些系统的设计使外科医生在经皮内镜使用手术过程中的所有步骤能够确认器械的解剖位置。这是可能的，因为套叠式伸缩器的第一扩张器（外径 3 mm）是与常规内镜相同的仪器。该伸缩器的"阶段 1"仪器外径为 7 mm。这允许使用一个 6.3 mm 外径的常规内镜扩张器和外径 7 mm 的内镜套管（图 20.15）。

伸缩器扩张的第 3 阶段可以在内镜视野上直接看到清除髓核前后的椎间盘内部情况（图 20.16、20.17）。

而且，文献中报道[1]的经典微创 TLIF 最小皮肤切口长 30 mm，术后下床时间是（3.2±1.9）天，平均住院（9.3±2.6）天。然而，这个新内镜辅助经皮经椎间孔 TLIF 方法的切口仅 15 mm 长（图 20.9），术后 6 h 下床行走，总住院时间 <24 h。

椎间融合器的膨胀为后路的内固定（图 20.18）提供了即刻的稳定性，让患者站立和行走，手术后一般在 4 h 由 DDD 或节段性狭窄引起的腰痛或神经根性疼痛消失。

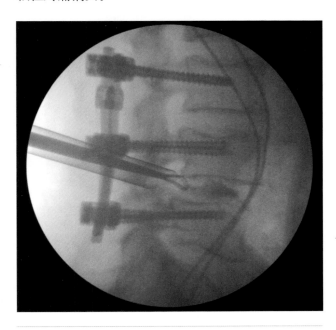

图 20.16　套叠式伸缩器：最后带髓核钳的套管插入椎间盘。

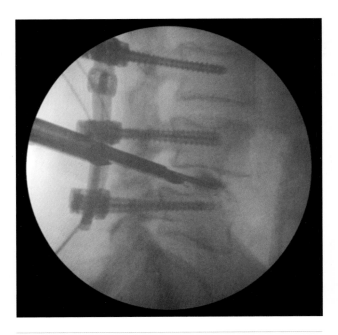

图 20.15　套叠式伸缩器：从椎间孔通道进入椎间盘的三个扩张阶段。

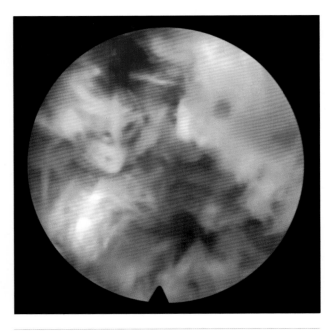

图 20.17　髓核摘除后，椎间盘内部空间的内镜观察图。

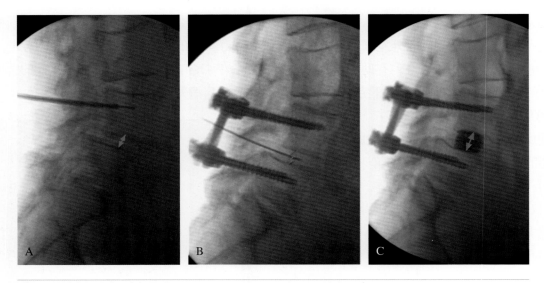

图 20.18　透视图显示：在 L4-L5 椎间盘未撑开（左图），只通过后路内固定方式将其撑开（中图），最终以可膨胀椎间融合器使其撑开（右图），高度从 7 mm 增加到 13 mm。

以往其他膨胀装置[8]的经验在可膨胀椎间融合器的设计中非常有用，因为融合器的骨接触表面增加了稳定性，融合器一旦膨胀后位置固定。该融合器的膨胀大小应该由外科医生根据膨胀过程中所需的椎间盘高度来确定。

经皮可膨胀椎体间融合器和经皮后路内固定（包括椎弓根钉系统或经小关节螺钉系统）与开放性手术比较创伤小，而且可以方便分散和减少滑脱患者的应力。

该椎间植入物和椎弓根螺钉固定系统已在文献中[1]被广泛描述。本研究的新颖性在于后外侧入路的 TLIF 通过自然的椎间孔植入融合器到椎间隙，不去除任何骨结构。与此相反，对于一个典型的微创 TLIF 它需要切除椎板的下缘，上下关节突和黄韧带[1]。因此，新的经皮 TLIF 方法对于椎间盘退变性疾病和滑脱达 Ⅱ 级的患者是一种很有前途的、微创的外科技术。

该报道中所有患者的恢复快速并且令人满意，第 1 周疼痛均改善，A 组 VAS 评分从 7.7 分到 2.7 分，ODI 从 33 分到 16.4 分，B 组 VAS 评分从 6.9 分到 4.4 分，ODI 从 33.3 分到 21.4 分（图 20.13、20.14）。两组在 VAS 和 ODI 评分上无显著性差异（$P < 0.05$）。这表明，经皮 TLIF 可膨胀的椎间融合器与经皮 TLIF 经典的 PEEK 融合器具有相似的结果。虽然统计学无显著差异，但我们注意到，使用可膨胀椎间融合器治疗的患者疼痛消失更快和恢复率更高（图 20.19 和图 20.20 中的 VAS 和 ODI 评分对比）。可以想象的是，融合器的膨胀可以提供固定结构的即时稳定性，能更快地缓解疼痛。

总之，所提出的内镜辅助经皮 TLIF 技术是一种治疗椎间盘退变性疾病合并或无 Ⅱ 级腰椎滑脱的良好的手术方法。在作者的印象里，患者第 1 周的康复时间似乎比常规微创 TLIF 技术更快，这可能与在经皮 TLIF 方法过程中骨质结构和周围软组织损伤较小有关。到目前为止，作者病例的随访结果并不与以往其他微创或开放 TLIF 技术的经验有所不同。

但是，需要有更多病例进行多中心研究，以证实这个结果的可靠性。

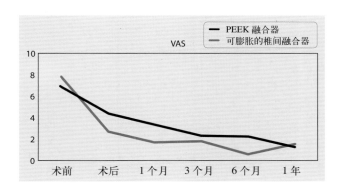

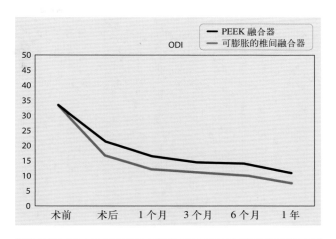

图 20.19 使用 PEEK（聚醚醚酮）融合器患者与使用可膨胀椎间融合器患者的 VAS 评分随时间变化图。

图 20.20 将使用 PEEK（聚醚醚酮）融合器患者与使用可膨胀椎间融合器患者的 ODI 评分随时间变化图。

参考文献

1. Shunwu F, Xing Z, Fengdong Z, Xiangqian F: Minimally invasive transforaminal lumbar interbody fusion for the treatment of degenerative lumbar diseases. *Spine* 2010;35:1615–20.

2. Bourassa-Moreau E, Mac-Thiong JM, Labelle H. Redefining the technique for the radiologic measurement of slip in spondylolisthesis. *Spine* 2010; 35:1401–5.

3. Yeung AT, Tsou PM: Posterolateral endoscopic excision for lumbar disc herniation: Surgical technique, outcome, and complications in 307 consecutive cases. Spine 2002;27:722–31.

4. Morgenstern R. Transforaminal endoscopic stenosis surgery; comparative study of laser and reamed foraminoplasty. *Eur Musculoskel Rev* 2009;4:1–6.

5. Powers CJ, Podichetty VK, Isaacs RE: Placement of percutaneous pedicle screws without imaging guidance.

Neurosurg Focus 2006;20:E3.

6. Macnab I. Negative disc exploration. An analysis of the causes of nerve-root involvement in sixty-eight patients. *J Bone Joint Surg Am* 1971;53:891–903.

7. Morgenstern R. Full endoscopic TLIF approach with percutaneous posterior transpedicular screw fixation in a case of spondylolisthesis grade I with L4-L5 central stenosis. *J Crit Spine Cases* 2010;3:115–19.

8. Morgenstern R, Morgenstern C, Jané R, Lee SH. Usefulness of an expandable interbody spacer for the treatment of foraminal stenosis in extremely collapsed disks: preliminary clinical experience with the endoscopic posterolateral transforaminal approach. *J Spinal Disord Tech* 2011;24:485–91.

（孙建忠 译，张西峰 校）

第21章

椎间孔镜在脊柱退变性疾病中的应用

Endoscopy of the aging spine

Ralf Wagner

历　史

在 1893 年，WA Lane 首次叙述通过腰椎减压手术来治疗腰椎管狭窄 [1]。Sachs、Fraenkel 以及 Bailey、Casamajor 曾分别在 1900 年和 1911 年描述过身体前屈就能缓解疼痛的典型跛行症状 [2, 3]。Van Gelderen 提出黄韧带肥厚是引起疼痛和导致椎管狭窄的原因 [4]。而 Mixter 和 Barr 则试图采用椎板切除术治疗神经根性疼痛 [5]。1954 年 Verbiest 提出了椎管狭窄的临床特征及诊断标准 [6, 7]。1973 年 Kambin 开始通过后外侧通道行经皮间接脊髓减压术 [8]。1996 年 Kambin 和 Zhou 提出了伴侧隐窝狭窄的神经根减压方法 [9]。Foley 等在 1999 年描述了内镜技术在极外侧椎间盘突出症治疗方面的应用 [10]。Knight 等在 2001 年将侧面发射激光技术运用于内镜下的椎间孔成形术 [11]。Hoogland 和 Schubert 进一步发展运用扩孔器，经皮内镜行腹侧椎管的手术 [12]。

经椎间孔途径有利于保护脊柱的背侧韧带和骨结构，降低术后脊柱不稳的风险，尤其保护了多裂肌 [13]。

脊柱退变的诊断学困惑

处理脊柱退变性疾病时，我们应该在术前个体化分析每个患者的情况。然而年轻患者对待椎间盘突出引起的相关疼痛往往能忍受，而老年患者的症状可能更加复杂。脊柱的退行性变可能会导致脊柱畸形、不稳，或者神经压迫，因为退变会引起骨或软组织的改变。因此需解决诊断的挑战和提出理想的手术方案。

问题常常源自上面提到过的方面。神经的根性痛或者神经性跛行是老年患者一个明确的手术指征，然而通过经皮椎间孔镜治疗腰痛很困难。在休息时常常缺乏临床症状，而老年患者则症状复杂(即可能出现或者缺乏椎间小关节炎、骨质疏松症或脊柱不稳症状)，可能会给外科手术的决策带来困难。

诊 断

腰椎磁共振（MRI）是首选的影像学检查方法，它能很好地显示出腰椎的椎间盘和韧带结构。然而对于身体内有移植物或起搏器的老年患者，MRI是禁忌证，这个时候则需要行腰椎CT扫描。作者还推荐行腰椎直立位X线摄片，用来评价在重力负荷下脊柱的负重特征和变化。在一些情况下腰椎的功能性屈伸位X线片可能有助于评价腰椎不稳。对于严重的畸形可能需要全脊柱X线摄片。在多节段狭窄，选择性的神经根阻断有助于确定引起疼痛的责任节段。

当考虑外科内镜治疗方法（即经皮椎间孔镜）时，当然会有一些特殊的考虑和技术限制。软组织很容易去除，而骨性狭窄或者韧带肥厚可能是主要的困难。原因主要在于操作通道的大小（3.8 mm）以及镊子和其他工具的力量，如设计带一定弯曲度的一定硬度的磨钻看起来很困难，但是它是个有前景的问题，有待未来进一步研究。

解剖因素

椎管内主要为硬膜囊，而侧隐窝是从硬膜囊的外侧部向椎弓根的内侧延伸。脊神经以头侧椎弓根的下部和尾侧椎弓根的上部为界。发出的神经根大概占据椎间孔的30%[14]。在低位腰椎，如L4-S1，如果患有椎间小关节炎，椎管的容积会减小的更多。因为椎间盘的纤维环的强度减弱和后膨胀，造成了椎管狭窄，也常常导致骨赘的形成和小关节的增生。这些改变会导致椎间小关节的进行性退变及椎间孔内神经根和椎间盘的进一步侵蚀，可能导致黄韧带的折叠加剧，引起椎管外侧和中间区域的压迫[15]。

椎管狭窄可以是单节段或多节段，也可以是单侧或者双侧的，L4-L5间隙最常见。因为椎间盘的高度丢失及矢状面畸形，导致椎管容积的减少[1, 16-20]。根据解剖分类：中央型椎管狭窄、侧隐窝型及由于骨质增生导致的椎间孔狭窄型，需要区分开。经皮椎间孔减压术对神经根管的减压比后路对神经根管的减压范围要广，也没有增加腰椎在任何方向的运动范围，因此，经皮椎间孔减压手术引起的腰椎不稳的风险被降到最低[21]。

椎管狭窄

椎间盘突出引起的中央型椎管狭窄

椎间盘突出最常见的节段为L4-L5、L5-S1。一般椎管中央突出很少导致下腰部疼痛和最终发展为神经性跛行的马尾神经根压迫。脊椎退变引起的椎间盘中央型突出大部分可以与年轻患者一样采用经皮椎间孔镜技术治疗。显微外科和经皮内镜可以治疗单纯型椎间盘突出和椎管狭窄引起的神经根炎、神经根病[22]。对于L3-L4和更高的节段，为了能到达椎管的中央和对侧，工作套管的位置必须与椎间盘平行（图21.1）。在双侧通道的情况下，患者取俯卧位可缩短手术时间和避免术中患者体位的改变。

因为髂嵴的高度和患者的性别，在较低的腰椎节段到达椎管中央非常困难。考虑到腹侧神经结构的位置，椎管可以逐步减压。在无游离髓核的中央型椎间盘突出患者中，影响到高位椎管的患者，其行微创椎间盘切除术失败率最高[23]。依据作者的经验，内镜外科中也会出现相同的问题，可能是因为需要去除大块的后纵韧带来给中央椎管减压（图21.2）。

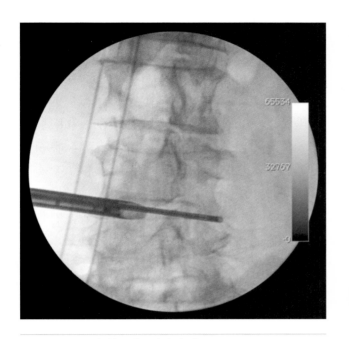

图 21.1 工作套管的位置与椎间盘平行。

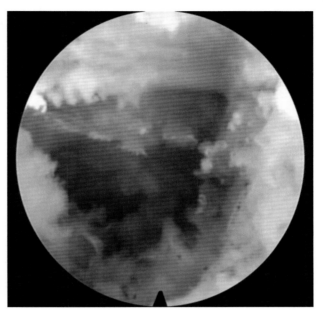

图 21.2 内镜减压术后后纵韧带的缺如。

另一个问题可能是内镜手术后脊柱不稳和严重腰痛的增加，以及椎间盘体积的减少。内镜椎间盘减压术后的脊椎退行性变可能会导致脊椎节段的塌陷，从而引起脊柱不稳，导致腰部的疼痛（图21.3）。渐进性的腰痛通常需要行外科手术治疗，如小关节去神经术或融合术。

黄韧带内皱引起的中央型椎管狭窄

黄韧带内皱可导致椎管后方压迫，因而作者自己对于前方压迫或者去除椎间盘突出的经验就很少有用了。在单侧腿痛的情况下，间接的腹侧减压可能会增大椎管的容积缓解腿痛。

为了有一个好的视野去观察神经结构，黄韧带的椎间孔内部分需要去除。请注意，因为增生的小关节突，通过的神经根可能会被推向前而靠近肥厚的椎间孔内黄韧带的后面。如果没有给予足够的重视，这会导致神经损伤。

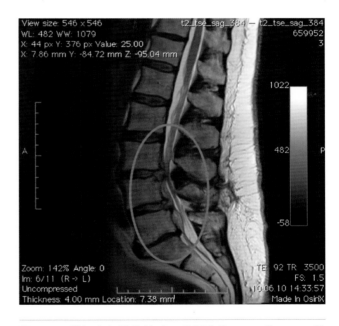

图 21.3 椎间盘切除椎管减压后塌陷的 L3-L4 和 L4-L5 椎间隙。

侧隐窝狭窄型椎管狭窄

侧隐窝狭窄常常导致单侧躯体的神经根性疼痛。为了有足够的操作空间，因此靠近下方的脊椎的后部和隐窝必须作为目标，为了能到达病变区域。局部通过的神经根往往被推向前，必须小心地将神经根与黄韧带分离出来。因此，为了不伤及椎弓根内侧的神经结构，操作通道尤其是钻孔的间距必须小心设计。当内镜视野下操作时，经过的神经根到肥厚的黄韧带的附件分离时可能会出现困难。因此，手术操作前需要先有一个清晰的视野并判断出解剖标志（图 21.4）。

通道一旦被确定，减压术就可以用钻头或铰刀操作了。判断出椎弓根和椎间关节后，作者通常去除椎孔内的黄韧带，然后准备由尾侧到头侧分离出行走神经根（图 21.5、21.6）。如果行走神经漂浮在内镜液中，没有压迫的征象，那么手术就可以结束了。术后 MRI 检查可以显示出减压的范围（图 21.7）。

椎间孔狭窄型

椎间孔内神经根受压迫比椎管内少许多，而且诊断有时困难 [24]。椎间孔狭窄导致出行神经根压迫出现综合征。病理学上主要是椎间孔内椎间盘的改变或骨性压迫，通常结合有脊柱旋转和矢状位上的不稳。保守治疗无效的严重神经根病变的患者通常考虑采用外科手术干预。神经根在神经根管受压迫的患者大部分为老年患者，因此对腰椎后部结构损伤最小的手术有很大的需求。临床发现包括了 Kemp 现象：低位腰椎背伸，导致了椎间隙和椎间孔区域的狭窄加重，神经根管狭窄病变基础是突出的椎间盘、增生的黄韧带、椎体的骨赘和退变的关节突关节共同导致的 [25]。

Cinotti 等认为在中央型或混合型椎管狭窄的患者中，伴椎间孔狭窄型可能有所增加 [26]。在手术之前需要先评估神经孔的宽度，然后用铰刀逐步操作。铰刀的轨迹必须超过关节突关节内侧，这样才能铰除到足够的小关节部骨质（图 21.8）。

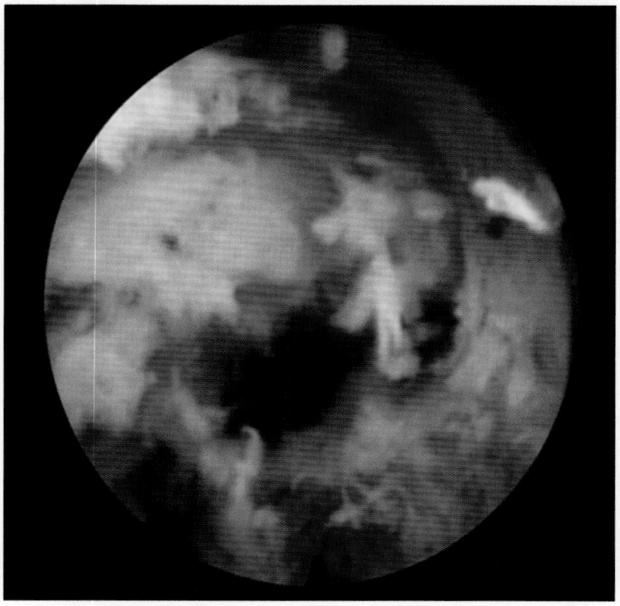

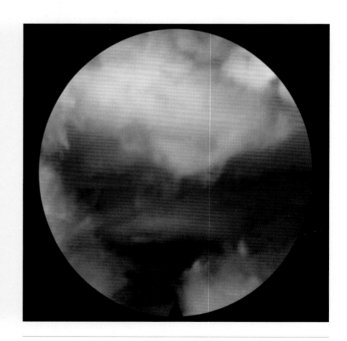

图 21.4 内镜视野下的侧隐窝和椎弓根。

图 21.5 走行根与黄韧带的关系。

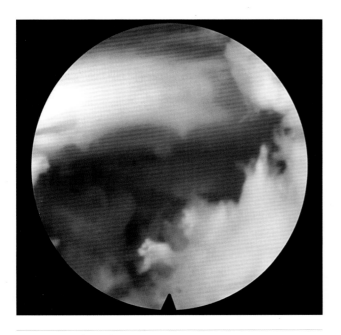

图 21.6　神经根减压后。

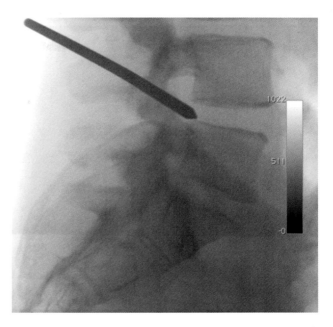

图 21.8　操作套管放置的位置。

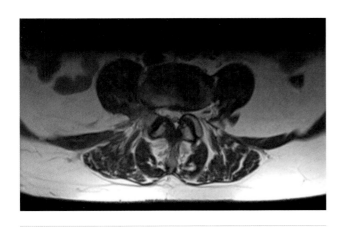

图 21.7　患者术后的 MRI 图片显示,右侧侧隐窝减压充分。

腰椎多节段狭窄

对于采用经皮椎间孔镜技术治疗的腰椎多节段狭窄,推荐使用单侧通道,这样在神经损伤了的情况下,患者仍然可以活动。L3-L4、L4-L5 和 L5-S1 水平通过相同的侧方通道就可以到达。为了能到达腰骶部,这个侧方通道必须足够远。快速通道虽然限制了进入的时间,但允许多节段减压操作 (图 21.9)。

脊柱不稳

Frymorer 依据影像学发现和脊柱手术后并发症,将脊柱退变引起的脊柱不稳进行了分类 [27, 28]。

轴向旋转不稳

对于脊柱轴向不稳病例,在直立位 X 线片上

在内镜控制下,特殊的钻头有助于打开椎间孔。

与其他病理类型的椎管狭窄病例一样,在继续向前向椎间孔移动去寻找出行神经根之前,经过的神经根、下位椎弓根和小关节突必须找到。为了整个椎间孔区域的减压,出行神经根一旦被找到,必须向椎间孔外牵出。为了充分打开椎间孔需要突破关节突的内侧面。

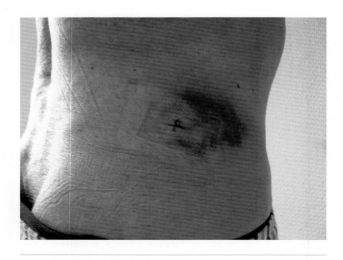

图 21.9　患者多节段减压术后 1 天。

表现为棘突和椎弓根排列错乱。因为常常有椎间盘突出，所以会引起神经根问题和腰痛，这些是由于患者弯腰运动造成的。这种情况可以采用经皮椎间孔镜方法治疗，尤其对于那些有脊柱不稳因素的腿痛患者。大多数时候椎间孔狭窄引起出行神经根性痛，需要与其他类型椎管狭窄相鉴别。

退变性脊柱滑移，骶椎滑移

退变性脊柱不稳就是相对于上方的椎体向前移位，并且 Meyerding 给它进行了分类。影像学上的改变包括椎体边缘骨赘和真空椎间盘，他们可能就是一个共存的相互作用因素。患者抱怨跛行的症状，这种滑移大多数发生在 L4-L5。这与小关节突关节面平均成 60°角的方向有关[29]。

在处理退行性脊柱滑脱症时，需要向患者告知椎间孔镜手术引起的组织破坏可能进一步影响滑移椎体，即可能会导致脊柱更加不稳。尤其对于单侧腿痛，通过椎间孔镜的方法可以获得不错的效果。常常在椎间孔部位可以看到肥大的黄韧带，它很靠近出行的神经根。操作部位的准备可能很困难，尤其当累及出行的神经根时。焦点是

椎间孔的充分减压，而不会去除太多的椎间盘组织。术后患者经常抱怨仍有腰痛，这种腰痛可以用小关节去神经疗法或稳定的物理疗法治疗。

退变性椎间盘疾病

椎间盘退行性变的过程是多因素的，它可以用低位腰痛的临床表现来定义。影像学磁共振 T2 像和椎间盘造影上表现为椎间盘脱水征。患者常常抱怨低位腰痛，有时结合坐骨神经的疼痛。尽管脊柱不稳和退行性椎间盘疾病之间的关系还没被发现，但 Fujiwara 等发现了异常滑移与椎间盘退变间的关系[30]。内镜途径可以使后纵韧带去神经支配。操作通道须位于后纵韧带的后面，去神经疗法可以通过双侧通道完成。对于巨大的椎间盘突出，椎间盘体积的减少和后纵韧带的去神经支配有希望成为腰痛的治疗方法。

退行性腰椎侧凸

退行性腰椎侧凸通常与侧隐窝狭窄和在畸形凹侧的椎间孔狭窄联系在一起。不同的神经支配腰部组织，找到正确的疼痛源可能有困难。外科治疗的目的是解除引起脊柱进一步不稳的神经组织的压迫。因为椎间孔或者隐窝狭窄，患者常表现为单侧腿痛。选择性的神经根阻滞之后，临床可以选择有压迫的神经行椎间孔镜手术。请注意，神经结构通常与骨结构有不同的解剖关系，因为曲率的旋转和狭窄的部分。L3-L4、L4-L5 和 L5-S1 水平可以通过同一个皮肤切口到达。在手术之前，任何肾脏的位置异常需要进行检查。(图 21.10、21.11)

后路椎间盘切除术后复发性椎间盘突出

椎间盘切除术后复发性椎间盘突出的发病率

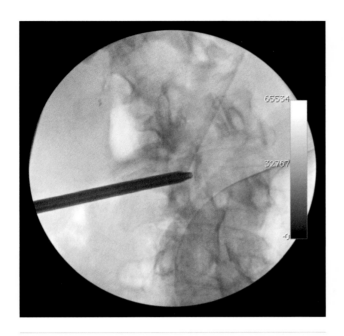

图 21.10 退行性脊柱侧凸的患者。

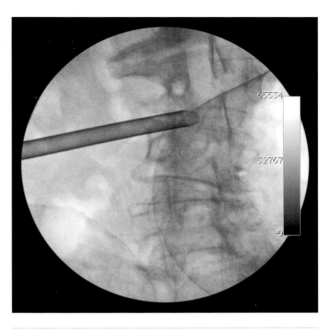

图 21.11 操作套管在退行性腰椎侧凸患者凹侧面的位置。

为 5% ~ 11%，这是手术失败最常见的原因[31]。瘢痕组织使得再次从后路开放手术变得困难，且远期存在节段不稳的风险。被压迫的神经根周围被瘢痕组织包围，同时伴有坐骨神经痛的临床表现，这些患者适合行内镜治疗。可以充分减压神经组织并改善腰痛。Ruetten 等曾报道一个完全成功的内镜手术的结果与开放的显微椎间盘切除术相似[32]。瘢痕组织与神经之间粘连，有时需要用双探针松解，硬脊膜与瘢痕组织粘连常导致硬脊膜撕裂。在伴有后椎板切除术综合征的患者中，关节突关节的主要结构被切除。在行椎间孔镜手术过程中需要特别的小心，以避免神经损伤。

脊柱后路融合术

相邻节段的退行性变的问题已经为大家熟悉[33]。超过 20% 做过从 L4 到骶骨的脊柱融合术的患者会出现脊柱不稳的影像学表现[34]。融合部之上的节段更容易出现影像学上的不稳，这是由于椎间盘退变还是螺钉置入造成的压力增加导致的，仍然不清楚[35]。在早期通常相邻节段的退变导致单侧腿痛，且在 MRI 上表现为椎间盘突出。在这些病例中，对于神经组织的减压，使开放性手术变得困难，经皮椎间孔镜则可以不受影响。作者更喜欢患者侧卧位，采用不需肌肉松弛的普通麻醉。这样神经对于双极电凝或者操作的直接反应可以被观察到。镇痛镇静下的局麻和 Lasegue 检查能够更有效地确定可能的疼痛反应。

并发症

腰椎内镜减压术的并发症包括硬脊膜撕裂（图 21.12）、术后血肿、神经并发症，以及下关节突骨折。手术相关的并发症的总的发病率为 8%，所以对于椎间盘突出，外科医生应该先采用内镜手术，然后才是腰椎减压术。过早的腰椎减压手术并发

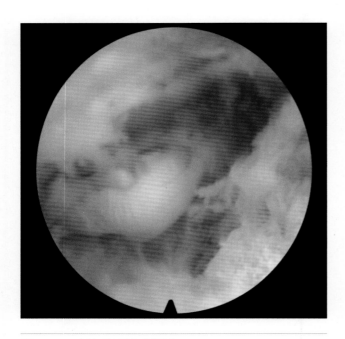

图 21.12　偶尔的硬脊膜撕裂。

仔细处理。

另一个问题是术后几天，患者出现的患侧下肢持续的疼痛和感觉迟钝，并出现触摸患侧下肢踝关节时疼痛剧烈，这在术后康复阶段显著影响到患者，加巴喷丁、止痛片、可的松和物理疗法有助于解决这一问题。

症的发病率更高。在开放性手术的相关并发症中，硬脊膜撕裂很少，在不同的外科医生中发病率不同，但是意外的硬脊膜切开的总发病率是 12.66%。通常在老年患者中，由于黄韧带骨化和硬膜外纤维化，发生率更高[36]。在椎间孔镜手术时发生硬脊膜撕裂，通常不需要远期处理或者排除脑脊液。作者术后没有观察到脑脊液漏。

经皮椎间孔镜腰椎间盘切除术后发生腹膜后血肿需要时刻注意。充足的技术和解剖考虑可以避免这些并发症，尤其是以前就有手术瘢痕的患者[37]。出血可能就需要一个更大的切口手术吻合或结扎血管，少量的出血可以通过引流排除。

椎管以狭窄为主的患者，因为椎弓根很小，将工作通道准确放置到腹侧很困难，手术时必须

总　结

经皮椎间孔镜下椎管减压术能有效地给狭窄的椎管减压，并为椎管狭窄患者保留脊柱的运动功能，提供一个安全、有效的疗法，也为脊柱关节突成形创造出了一个通道[38]。

有关腰椎管狭窄经皮椎间孔镜手术方面的系统文献综述，其中 69% ～ 83% 报道手术效果满意，其并发症率在 0% ～ 8.3%，二次手术的并发症率在 0% 到 20% 不等[39]。

总之，脊柱内镜手术有逐渐增长的趋势，而并发症有下降的趋势。内镜手术的并发症发生率并不比传统手术高，这告诉我们这种手术方法是安全的[40]。

虽然没有有效的随机对照实验方面的证据，证明经皮椎间孔镜手术对腰椎管狭窄的有效性，但作者依据自己的经验认为，对于老年患者这种手术很有前景。特别是在较少的出血和瘢痕组织以及较低感染率方面的优点，使经皮椎间孔镜手术在以后越发具有竞争力。

参考文献

1. Lane W. Case of spondylolisthesis associate with progressive paraplegia: laminectomy. *Lancet* 1893;i:991.

2. Sachs B, Fraenkel J. Progressive ankylotic rigidity of the spine. (spondylose rhizomelique). *J Nerv Ment Dis*

1900;27:1–15.

3. Bailey P, Casamajor L. Osteoarthritis of the spine as cause of compression of the spinal cord and its roots:with reports of 5 cases. *J Nerv Ment Dis* 1911;38:588–609.

4. Van Gelderen C. Eine orthotisches (lordotisches) Kaudasyndrom. *Acta Psychiatr Neurol* 1948;23:57–68.

5. Mixter WJ, Barr J. Rupture oft he intervertebral disc with involvement of the spinal canal. *N Engl J Med* 1934;211:210–15.

6. Verbiest H. A radicular syndrome from developmental narrowing oft he lumbar vertebral canal. *J Bone Joint Surg Br* 1954;36:230–7.

7. Verbiest H. Further experiences of pathological influence on developmental narrowing oft he lumbar vertebral canal. *J Bone Joint Surg Br* 1956;38:576–83.

8. Kambin P, ed. *Arthroscopic Microdiscectomy: Minimal intervention spinal surgery*. Baltimore, MD: Urban & Schwarzenberg, 1990.

9. Kambin P, Zhou L. History and current status of percutaneous arthroscopic disc surgery. *Spine* 1996;21(24 suppl):57S-61S.

10. Foley KT, Smith MM, Rampersaud YR. Microendoscopic approach to far-lateral lumbar disc herniation. *Neurosurg Focus* 1999;7:e5.

11. Knight MT, Ellison DR, Goswami A, Hillier VF. Review of safety in endoscopic laser foraminoplasty for the management of back pain. *J Clin Laser Med Surg* 2001;19:147–57.

12. Schubert M, Hoogland T. Endoscopic transforaminal nucleotomy with foraminoplasty for lumbar disc herniation. *Oper Orthop Traumatol* 2005;17:641–61.

13. Osman, SG, Nibu K, Panjabi MM, Marsolais EB, Chaudhary R. Transforaminal and posterior dekompression oft he lumbar spine: a comparative study of stability and intervertebral foramen area. *Spine* 1997;22:1690–5.

14. Hasue MN, Kunogi J, Konno S, Kikuchi S. Classification by position of the dorsal root ganglia in the lumbosacral region. *Spine* 1989;14;1261–4.

15. Young-Hing K, Reilly J, Kirkaldy-Willis WH. The ligamenum flavum. *Spine* 1976;1:226–34.

16. Hasegawa T, An HS, Haughton VM, Nowicki BH. Lumbar foraminal stenosis; critical heights of the intervertebral dics and foramina. A cryomicrotome study in cadavera. *J Bone Joint Surg Am* 1995;77:32–8.

17. Jenis LG, Aj S. Spine update. Lumbar foraminal stenosis. *Spine* 2000;25:389–94.

18. Cinotti G, Santis P, Nofroni I, Postacchini F. Stenosis of lumbar intervertebral foramen:anatomc study on predisposing factors. *Spine* 2002;27:223–9.

19. Crock HV. Normal and pathological anatomy oft he lumbar spinal nerve root canals. *J Bone Joint Surg Br* 1981;4:487–90.

20. Garfin SR, Rydevik B, Lind B, Masie J. Spinal nerve root compression. *Spine* 1995;20:1810–20.

21. Osman SG, Nibu KM, Panjabi MM, Marsolais EB, Chaudhary R. Transforaminal and posterior decompression of the lumbar spine. A comparative study of stability and intervertebral foramen area. *Spine* 1997;22:1690–5.

22. Savitz MH. Soft disc herniation in patients with lumbar stenosis. *Neurosurg Focus* 1997;3(2):e7.

23. Lee SH, Kang HS, Choi G, et al. Operative failure of percutaneous endoscopic lumbar discectomy: a radiologica analysis of 55 cases. *Spine* 2006;31:E285–90.

24. Kunogi J, Hasue M. Diagnosis and operative treatment of intraforaminal and extraforaminal nerve root compression. *Spine* 1991;16:1312–20.

25. Toshio D, Harimaya K, Matsumoto, Y et al. Endoscopic decompression for intraforaminal and extraforaminal nerve root compression. *J Orthopaed Surgery Res* 2011;6:16.

26. Cinotti G, De Santis P, Nofroni I, Postacchini F. Stenosis of lumbar intervertebral foramen: anatomic study on predisposing factors. *Spine* 2002;27(3):23–9.

27. Frymorere JW. Segmental instability. Rationale for treatment. *Spine* 1985;10:325–7.

28. Boden S, Frymorer J. Segmental instabiltiy. In:Frymorer J. ed. *The Adult Spine: Principles and practice*, 2nd ed. Philadelphia, PA: Lippincott-Raven, 1997.

29. Boden SD, Riew KD, Yamaguchi K, Branch TP, Schellinger D, Wiesel SW. Orientation of the lumbar facet joints:association with degenerative disc disease. *J Bone Joint Surg Am* 1996;78:403–11.

30. Fujiwara A, Tamai K, An HS, et al. The relationship between disc degeneration, facet joint oseoarthritis, and stability oft he degenerative lumbar spine. *J Spinal Disord* 2000;13:444–50.

31. Suk KS, Lee HM, Moon SW, Kim NH. Recurrent lumbar disc herniation: results of operative management. Spine 2001;26:672–6.

32. Ruetten S, Komp M, Merk H, et al. Full-endoscopic interlaminar and transforaminal lumbar discectomy versus conventional microsurgical technque: a prospective, randomized, controlled study. *Spine* 2008;33:931–9.

33. Schlegel JD, Smith JA, Schleusener RL. Lumbar motion segment pathology adjacent to thoracolumbar, lumbar and lumbosacral fusions. *Spine* 1996;21:970–81.

34. Frymorer JW, Hanley EN Jr, Howe J, et al. A comparision of radiographic findings in fusion and nonfusion patients ten or more years following lumbar disc surgery. *Spine* 179;4:435–40.

35. Aota Y, Kumano K, Hirabayashi S. Postfusion instability at the adjacent segments after rigid pedicle screw fixation for degenerative lumbar spinal disorders. *J Spinal Disord* 1995;8:464–73.

36. Sairyo K, Sakai T, Higashino K. Complications of endoscopic lumbar decompression surgery. *Minim Invasive Neurosurg* 2010;53:175–8.

37. Ahn Y, Kim JU, Lee BH, et al. Postoperative retroperitoneal hematoma following transforaminal endoscopic lumbar discectomy. *J Neurosurg Spine* 2009;10:595–602.

38. Chiu JC. Evolving transforaminal endoscopic microdecompression for herniated lumbar discs and spinal stenosis. *Surg Technol Int* 2004;13:276–86.

39. Nellensteijn J, Ostelo R, Bartels R, et al. Transforaminal endoscopic surgery for lumbar stenosis: a systematic review. *Eur Spine J* 2010;19:879–86.

40. Matsumoto M, Hasegawa T, Ito M, et al. Incidence of complications associated with spinal endoscopic surgery: nationwide survey in 2007 by the Comittee on Spinal Endoscopic Surgical Skill Qualification of Japanese Orthopaedic Association. *J Orthop Sci* 2010;15(1):92–6.

（金根洋 译，王文军 校）

第22章

腰椎经椎间孔内镜手术的技术路线、临床预后及手术指征

Technique, clinical results, and indications for transforaminal lumbar endoscopic surgery

Kai-Uwe Lewandrowski

背 景

微创技术治疗腰椎管狭窄症已经在脊柱主流手术中占有一席之地。许多术者报道，腰椎微创入路术后患者能更快的康复，并投入到正常的工作中去。近些年来，内镜技术发展迅速，一系列革新系统的出现及光源设备的改进，使得微创经皮椎间孔减压变得切实有效[1-4]。

该技术在许多方面都具有优势。首先，由于切口足够小，手术可以在镇静药物的作用下局麻完成，因此患者可以在门诊进行治疗[5-8]。其次，由于其他外科专业已广泛开展了经皮路径手术，例如腹腔镜胆囊切除术、阑尾切除术等普外科和泌尿外科手术，因此目前的患者对微创手术都抱有比较高的期望。第三，椎板切除和（或）融合手术等开放性脊柱手术长期的术后并发症，例如椎板切除术后脊柱不稳和硬膜外粘连，会给患者日后再次手术带来不良的影响，尤其是如何进行

脊柱的重建，是手术者不得不去思考的问题。除此之外，卫生政策制定者、审查委员会及保险付款人都在寻求一种更经济的方式，使其受益人能在门诊就能得到应有的手术疗效。

虽然，经皮经椎间孔内镜入路相比于传统开放椎板切除入路在进行神经减压时对脊柱活动节段的骚扰要小得多，据报道传统椎板切除术后的脊柱不稳和硬膜外粘连的发生率高达25%，但是问题的焦点仍然集中在这些所谓的优势是否真正能改善临床预后[9-11]。

在该研究中，作者通过影像学分型系统（CT和MRI）将患者进行区分，以此来评估经椎间孔内镜入路治疗腰椎管狭窄症的临床疗效。由于骨性椎间孔狭窄而造成腰椎源性间歇性跛行症状的患者采取了内镜下经椎间孔入路椎间孔成形术。作者试图通过影像学的分型系统来分析临床的预后。最终，该研究的目的是为了提出一种临床指南，使得不同的患者获得正确的入路选择。

患者人群

所有参加该项病例研究的患者都获得了充分的知情同意权。该项回顾性研究包含了 220 例进行经皮内镜椎间孔成形术和微创椎间盘切除术的患者，总共 228 个节段（表 22.1）。所有的患者都有一名术者完成治疗（该文作者）。入选标准如下：

表 22.1　患者分布和突出类型（220 例患者）

椎间盘脱出	24
椎间盘突出	82
椎间盘膨出	33
椎间孔狭窄	114

● 临床上出现神经性间歇性跛行症状，包括根性疼痛，感觉麻木和运动功能的减退
● 通过术前的 MRI 和 CT 提示出现了和椎间孔狭窄有关的临床症状（即侧隐窝的高度和神经根出口的宽度在轴位片上 ≤ 3 mm）
● 保守治疗无效，经椎间孔激素注射治疗至少 12 周
● 年龄在 35 ～ 85 岁
● 术前通过动力位片提示有节段性不稳和严重的中央椎管狭窄的患者被排除在外

术前工作和临床随访

术前，所有患者进行了 X 线、MRI 和 CT 检查。术后，如果患者在 6 周后仍未有临床症状的改善，那么也将进行 CT 平扫。

患者在术后 6 周进行第 1 次临床随访，然后在 3、6、12 和 24 个月后进行同样的随访。所有的结果都通过最后的随访再进行统计。研究中，患者采用了 VAS 评分对其治疗后的腿痛进行了评估，而作者采用了 Macnab 问卷[12]。简单地说，如果患者没有出现疼痛和活动受限，那么他的随访结果会被评估为"优秀"。如果患者出现偶尔的疼痛或感觉麻木，但是不影响日常生活，也不需要任何止痛药物，那么结果将是"良好"。如果患者虽然疼痛得到了一定的改善，但是仍需要抗疼痛治疗，那么结果将是"普通"；如果他们的活动功能甚至更差，或者需要再次手术来缓解症状，那么结果将是"差"。

椎间孔狭窄的影像学分类

Lee 将神经根在其出口处受侵犯的骨性区域进行了定义，从而对椎间孔狭窄进行了分型。1 区：入口，硬脊膜到椎弓根；2 区：中段，沿椎弓根路径；3 区：出口：椎弓根到关节突关节外侧[13]。

在入口区，最常见的椎间孔狭窄的原因是上关节突的增生肥厚；在中段，由于是椎弓根峡部下方的骨赘生成；在出口区，则是由于关节突关节的半脱位和增生肥厚（图 22.1）。

Hasegawa 将椎间盘和椎间孔的高度进行了分类[14]，高度在 5 mm 或以上的被认为是正常的，降低到 3 ～ 4 mm 被认为是可疑狭窄，2 mm 及以下就被认定为狭窄。术前采用矢状位和冠状位 MRI 和 CT 平扫来评椎间孔狭窄的位置和程度。只有在矢状位 MRI 和 CT 平扫中神经根出口的宽度在 3 mm 及以下的患者，及在冠状位 MRI 和 CT 平扫中侧隐窝的高度在 3 mm 及以下的患者才能入选该研究。此外，每例患者主要的狭窄部位仅有一处。

手术技术

所有的手术都采取内镜下经椎间孔入路，使用所谓的经皮"由外向内"技术，将工作套管放置在椎间孔较低的位置，如此可以避免损伤神经根。套管的任何部分都未放置在椎间盘区域。

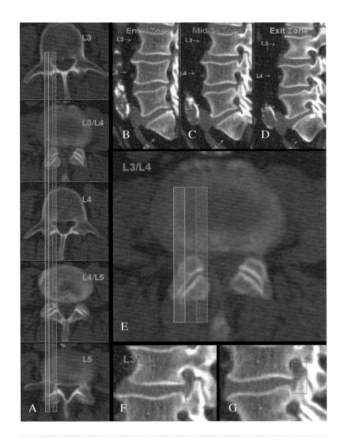

图22.1　术前一名70岁男性患者的CT平扫：A. 左面显示的是L3-L5的轴位CT层面；B ~ D.CT矢状位上橘黄色阴影位置显示入口区域，蓝绿色阴影为中段区域；绿色阴影位置显示为出口区域；E. CT轴位显示L3-L4节段在椎间孔中段区域的狭窄；F、G. CT矢状位显示L3-L4和L4-L5的中段区域。椎间孔高度（黄色阴影区域）<3 mm，因此狭窄诊断明确。在L4-L5节段，椎间孔高度<5 mm，因此也怀疑存在狭窄（黄色阴影区域）。

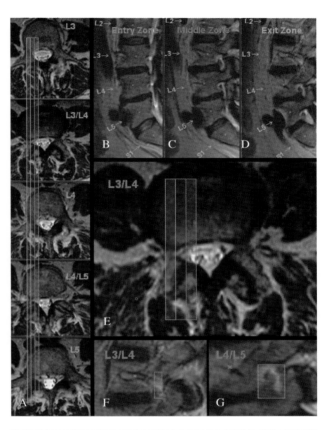

图22.2　术前一名64岁女性患者的MRI平扫：A. 左面显示的为L3-L5的MRI轴位层面；B ~ D. 显示MRI矢状位上橘黄色阴影位置显示入口区域，蓝绿色阴影为中段区域；绿色阴影位置显示为出口区域；E. MRI轴位显示L3-L4节段在椎间孔中段区域的狭窄；F、G. MRI矢状位显示L3-L4和L4-L5的中段区域。椎间孔高度（黄色阴影区域）<3 mm，因此狭窄诊断明确。在L4-L5节段，椎间孔高度<5 mm，因此也怀疑存在狭窄（黄色阴影区域）。

　　所有的患者都采取俯卧位及局部麻醉镇静。在某些情况下，由于高起的髂骨，L5-S1的很难到达，因此会采用侧卧位。如何确定皮肤上的进针点和手术策略在其他章节已经描述，此处不再赘述。进针点在L3-L4节段一般为外侧7 ~ 9 cm，L4-L5节段为8 ~ 10 cm，L5-S1节段为10 ~ 12 cm。

　　目标椎间孔的定位方法如下：用一根150 mm长度的针插入Kambin三角的安全区域（内侧为硬膜囊，外侧为出口神经根，远端为下位椎体的

椎弓根）。理想状态下，定位针头将被放置在椎间孔下方的外侧区域，这样既可以离椎间盘足够近，又不会戳伤椎间盘[5]。在前后位上，针头应该被放置在内侧椎弓根的连线上。随后，插入一根导丝并将定位针拔除。扩张器、钻头及环锯是椎间孔减压必不可少的工具。7 ~ 9 mm直径的铰刀也是常用工具，但在此项研究中并未使用（表22.2）。

　　对于椎间孔成形术，通常采用包括内镜专用的骨凿、钻头、Kerrisoon咬骨钳和经皮环锯等不

表 22.2　Foraminoplasty instruments 椎间孔成形术器械

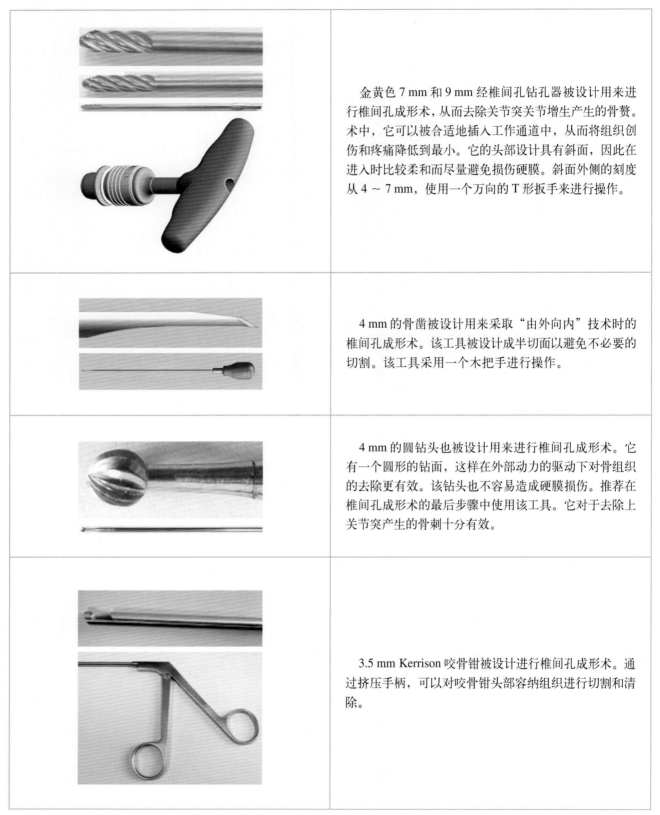

金黄色 7 mm 和 9 mm 经椎间孔钻孔器被设计用来进行椎间孔成形术，从而去除关节突关节增生产生的骨赘。术中，它可以被合适地插入工作通道中，从而将组织创伤和疼痛降低到最小。它的头部设计具有斜面，因此在进入时比较柔和而尽量避免损伤硬膜。斜面外侧的刻度从 4 ~ 7 mm，使用一个万向的 T 形扳手来进行操作。

4 mm 的骨凿被设计用来采取"由外向内"技术时的椎间孔成形术。该工具被设计成半切面以避免不必要的切割。该工具采用一个木把手进行操作。

4 mm 的圆钻头也被设计用来进行椎间孔成形术。它有一个圆形的钻面，这样在外部动力的驱动下对骨组织的去除更有效。该钻头也不容易造成硬膜损伤。推荐在椎间孔成形术的最后步骤中使用该工具。它对于去除上关节突产生的骨刺十分有效。

3.5 mm Kerrison 咬骨钳被设计进行椎间孔成形术。通过挤压手柄，可以对咬骨钳头部容纳组织进行切割和清除。

（续表）

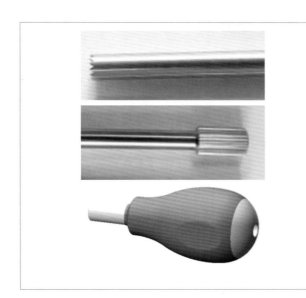

3 ～ 7 mm 环锯被用于扩大椎间孔成形术。它们可以被放置在椎弓根或关节突关节，通过 1 mm 和 1.65 mm 的钢丝和尼龙导丝进入工作通道。所设计的把手安装在环锯的尾端，为了更好地配合长导丝，它也可以进入通道。

同的工具来去除上下关节突周围增生的骨赘（图 22.3 ～ 22.6）。术前，根据压迫部位的不同所制定不同的手术策略，并以此为椎间孔成形术准备不同的设备。如果内镜检查椎间孔发现松弛的椎间盘，那么可以采用特制的钳子和咬骨钳来予以清除。椎间孔的减压需要在不用的方向上重复多次，这样才能清除压迫的病因。硬膜外出血在生理盐水冲洗下采用射频针头进行控制（Ellman-Ellman

International LLC, USA）。

统计学方法

采用 SPSS15.0 同时进行交叉分析和关联性测量。将 Mcnab 问卷和椎间孔区域分型分别作为行

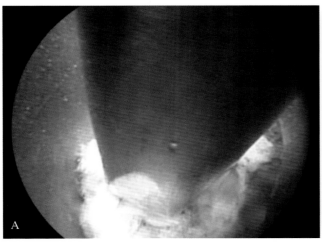
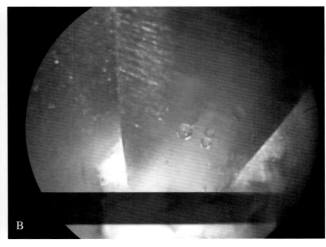

图 22.3　内镜下应用骨凿进行椎间孔成形术。工作通道被放置在关节突关节的外上侧。骨凿被引入工作通道后，首先进行一个向上的动作，接着旋转骨凿 180° 进行一个向下的动作，以此去除关节突关节上增生的骨赘。

和列的变量，年龄（>50 岁和 <50 岁）作为控制变量（层因子），交叉分析用来为每一个有意义的层因子制定一套统一的数据和方法库。如果临床预后和椎间孔狭窄区域分型没有联系，即变量的贡献是相等的，那么该相关性模型就能计算出预期的变量综合体的数值。本研究采用卡方检验和似然比卡方检验来验证数据的一致性。

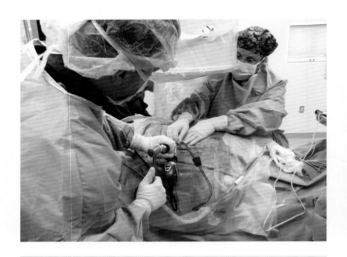

图 22.4　骨凿被引入内镜的中央工作通道。木质把手用来控制骨凿进行椎间孔成形术。一般来说，直接从外侧入路进入椎间孔更有优势。正确的椎间孔成形术是先进行一个向上的动作，接着旋转骨凿 180° 进行一个向下的动作。

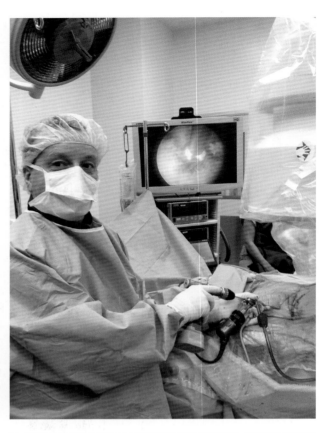

图 22.6　椎间孔钻头可以被直接引入内侧工作通道。该钻头由一个马达驱动，可以进行正转和反转。该工具最适合用来扩大椎弓根下缘的椎间孔。

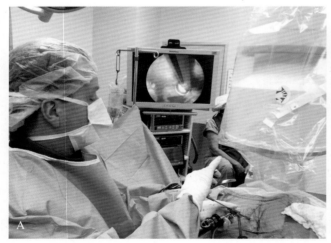

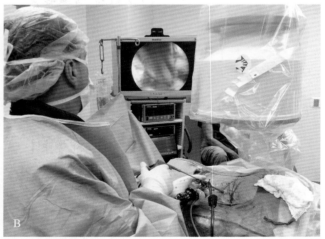

图 22.5　Kerrison 咬骨钳被用来对椎间孔成形术做最后的处理。135° 斜口的 Kerrison 咬骨钳最适合用来对侧隐窝内侧的致压物进行减压。Kerrison 咬骨钳被放置在关节突关节的前面，用手握使其旋转 180° 后去除骨组织。

结　果

总共 220 名患者参与了本研究：其中男性 88 名，女性 132 名。平均年龄 52.4 岁，从 37 岁到 86 岁。所有参与本研究的患者都进行了 2 年的随访。在研究中，212 例患者进行了单节段的手术，8 例患者进行了 2 个节段的手术。因此，总共有 220 例患者进行了 228 个节段的手术。

其中，L4-L5 节段最多（132 个节段，57.9%），其后分别是 L5-S1（62 个节段，27.2%），L3-L4（31 个节段，13.6%），和 L2-L3（3 个节段，1.3%）。根据 Macnab 问卷，95.2%（24/220）椎间盘脱出的患者都获得了优秀和良好的结果。在该组中，平均 VAS 评分从术前的（7.2±1.4）分降低到了最后一次随访的（2.3±1.6）分（$P<0.01$）。椎间盘突出的患者获得优秀和良好的比例是 60.4%（82/220）。在该组中平均 VAS 评分从术前的（7.8±1.9）分降低到了最后一次随访的（3.3±1.8）分（$P<0.01$）。可见，椎间盘突出的患者最后的临床疗效并没有像椎间盘脱出的患者那样令人满意（$P<0.03$）。

在狭窄组中，71.9%（114/220）有根性症状的患者获得了优秀或良好的结果；其中 82 名患者为中段和出口段的椎间孔狭窄。其余 32 名患者都获得了普通和差的结果，而他们都是入口段椎间孔狭窄。临床预后的差异具有统计学意义（$P<0.005$）。年龄 >50 岁的患者也被证明是一个获得普通或差临床疗效的风险因素，该论断也具有统计学意义（$P=0.021$）。32 名在入口段存在椎间孔狭窄并获得普通或差的临床疗效的患者，其中 22 个患者的年龄都 >50 岁。所有患者都未出现相关的并发症。

影像学分析和手术计划

采用经椎间孔内镜手术治疗椎间孔狭窄，术前仔细的计划对最终获得良好的临床疗效具有重要作用。虽然众多研究者已经证明了其在治疗椎间孔狭窄方面的有效性[1-11, 14-17]，但是相比于治疗椎间盘突出的优异表现，其并没有达到预期的 90% 的临床成功率。该作者的研究指出，只要行广泛的椎间孔成形术并选择具有合适适应证的患者，那么椎间孔狭窄的患者也能通过椎间孔入路得到成功的治疗。

由于坐骨神经痛和间歇性跛行是手术介入的主要原因，因此采用 VAS 评分来评估腿痛的减轻程度。在最后的随访中，我们考到 VAS 评分和临床疗效都有一个明显的改善。作者给出的临床疗效较进行椎板切除术的患者相比应该是成功的[17, 18]。

Lee 等[17] 也强调术前计划对采用椎间孔镜内镜摘除突出椎间盘手术的重要性，因此根据椎间盘突出的位置提出了一种分型系统。通过术前矢状位的 MRI，他根据通椎间盘区域的方位和距离定义了四个区域，如下所示：

- 区域 1：从上位椎弓根的下缘到离其以下 3 mm
- 区域 2：从上位椎弓根下缘 3 mm 到上位椎体的下缘
- 区域 3：从下位椎体的上缘到下位椎弓根的中央
- 区域 4：从下位椎弓根中央到下位椎弓根的下缘

在该研究中，作者应用了已发表的影像学分型系统[13, 14]对术前具有椎间孔狭窄症状的患者进行评估，并根据改良的 Mcnab 问卷对其临床疗效进行评估[13]。1988 年，Lee 将椎间孔分为三型，分别为入口段、中段及出口段。此外，椎间孔在腰椎关节突关节下的高度也可以用来对椎管狭窄进行分型。1995 年，Hasegawa 提出椎间孔的高度为 5 mm 或以上才是正常的[14]。他认为，高度在 3 ~ 4 mm 提示局部可以狭窄，如果为 2 mm 或更少则提示有 80% 的可能性伴有神经根压迫。

该研究指出，应用椎间孔影像学分型系统对选择正确的患者进行经椎间孔减压手术具有重要意义。作者的研究结果提示了椎间孔入口区域的狭窄较之其他部位狭窄，其临床疗效最差。该类型的狭窄可能选用椎板切除术更好。同时作者也认为，成功的通过通道使用各类工具，从而达到一个良好的视野，对进行更为复杂的内镜减压尤为重要。

结　论

通过经皮椎间孔内镜入路技术对椎间孔进行减压操作便捷，对于那些在椎间孔中段和出口段出现骨性或韧带增生的患者具有良好的治疗效果。当然，如果患者为入口区狭窄，那么应该考虑采用椎板切除术。因此，除了工具以外，术前对患者进行椎间孔区域的分型对临床医师最后的治疗选择也尤为重要。

参考文献

1. Yeung AT, Yeung CA. Minimally invasive techniques for the management of lumbar disc herniation. *Orthop Clin North Am* 2007;38:363–72.
2. Tsou PM, Alan Yeung C, Yeung AT. Posterolateral transforaminal selective endoscopic discectomy and thermal annuloplasty for chronic lumbar discogenic pain: a minimal access visualized intradiscal surgical procedure. *Spine J* 2004;4:564–73.
3. Tsou PM, Yeung AT. Transforaminal endoscopic decompression for radiculopathy secondary to intracanal noncontained lumbar disc herniations: outcome and technique. *Spine J* 2002;2:41–8.
4. Yeung AT, Yeung CA. Advances in endoscopic disc and spine surgery: foraminal approach. *Surg Technol Int* 2003;11:255–63.
5. Kambin P, Casey K, O'Brien E, et al. Transforaminal arthroscopic decompression of lateral recess stenosis. *J Neurosurg* 1996;84:462–7.
6. Kambin P, O'Brien E, Zhou L. Arthroscopic microdiscectomy and selective fragmentectomy. *Clin Orthop* 1998;347:150–67.
7. Hoogland T, Schubert M, Miklitz B, Ramirez A. Transforaminal posterolateral endoscopic discectomy with or without the combination of a low-dose chymopapain: a prospective randomized study in 280 consecutive cases. *Spine* 2006;31:E890–7.
8. Schubert M, Hoogland T. Endoscopic transforaminal nucleotomy with foraminoplasty for lumbar disk herniation. *Op Orthop Traumatol* 2005;17:641–61.
9. Schaller B. Failed back surgery syndrome: the role of symptomatic segmental single-level instability after lumbar microdiscectomy. *Eur Spine J* 2004;13:193–8.
10. Mullin BB, Rea GL, Irsik R, Catton M, Miner ME. The effect of postlaminectomy spinal instability on the outcome of lumbar spinal stenosis patients. *J Spinal Disord* 1996;9:107–16.
11. Papagelopoulos PJ, Peterson HA, Ebersold MJ, Emmanuel PR, Choudhury SN, Quast LM. Spinal column deformity and instability after lumbar or thoracolumbar laminectomy for intraspinal tumors in children and young adults. *Spine* 1997;22:442–51.
12. Macnab I. Negative disc exploration An analysis of the causes of nerve-root involvement in sixty-eight patients. *J Bone Joint Surg Am* 1971;53:891–903.
13. Lee CK, Rauschning W, Glenn W. Lateral lumbar spinal canal stenosis: classification, pathologic anatomy and surgical decompression. *Spine* 1988;13:313–20.
14. Hasegawa T, An HS, Haughton VM, Nowicki BH.

Lumbar foraminal stenosis: critical heights of the intervertebral discs and foramina. A cryomicrotome study in cadavera. *J Bone Joint Surg Am* 1995;77:32–8.

15. Kim MJ, Lee SH, Jung ES, et al. Targeted percutaneous transforaminal endoscopic diskectomy in 295 patients: comparison with results of microscopic diskectomy. *Surg Neurol* 2007;68:623–31.

16. Ahn Y, Lee SH, Park WM, Lee HY, Shin SW, Kang HY. Percutaneous endoscopic lumbar discectomy for recurrent disc herniation: surgical technique, outcome, and prognostic factors of 43 consecutive cases. *Spine* 2004;29:E326–32.

17. Lee S, Kim SK, Lee SH, et al. Percutaneous endoscopic lumbar discectomy for migrated disc herniation: Classification of disc migration and surgical approaches. *Eur Spine J* 2007;16:431–7.

18. Fokter SK, Yerby SA. Patient-based outcomes for the operative treatment of degenerative lumbar spinal stenosis. *Eur Spine J* 2006;15:1661–9.

19. Sengupta DK, Herkowitz HN. Lumbar spinal stenosis. Treatment strategies and indications for surgery. *Orthop Clin North Am* 2003;34:281–95.

（陈　誉 译，曾建成 校）

第23章

腰椎内镜术后并发症
Complications after lumbar spinal endoscopy

Menno Iprenburg

椎间盘减压或椎间盘摘除术的并发症发生率较为常见。根据严重程度以及危险因素，并发症发生率为 3% ～ 11%[1-3]。其中，腰椎间盘突出症手术治疗相关的常见并发症已在表 23.1 中列出，通常可分为术中和术后两类型并发症。在这个章节中，我们将分别讨论传统与经皮椎间孔显微椎间盘摘除术两种方式可能出现的相关并发症。

CBO（Central Guidance Organ/Quality Control for Healthcare in the Netherlands in collaboration with the Dutch Association of Neurology）发表的 Dutch 指南已明确指出传统椎间盘突出手术治疗神经根症状出现的并发症的发生率。大量相关文献研究数据可参照表 23.2。（CBO 于 1979 年，由 Dutch Association of Chief Medical Official 建立，具有同行监督的作用。

成立之初，CBO 主要集中提高医生或其他医疗保健专业人员的医疗水平。自从 1999 年之后，CBO 也专注提高医疗组织的医疗水平。同时，CBO 与医疗组织的合作系统可提高医疗治疗水平和患者医疗安全性；以患者为中心，提高医疗效率与医疗质量。近年，在提高医疗治疗的过程中，患者与患者之间已转变为直接协同合作的关系。）

有关手术并发症最新、最全面的文献综述已在 Spine 杂志发表[9]。从法医学的角度讲，在这篇文献综述中提供的脊椎手术并发症相关的临床研究证据同样具有重要意义。这篇综述共收集了1989 ～ 2009 年间 Medline、the Cochrane Database of Systematic Reviews 及其他个人图书馆文献数据库中相关文献的临床数据。但是，这些数据仅可作为腰椎间盘突出手术并发症的参考标准。

传统椎间盘手术的相关并发症

Gibson 网站（www.gilbsonspine.eu/id2. html），通过多种语言提供了有关颈椎、胸椎、腰椎间盘手术并发症的临床数据（表 23.3）。

表 23.1　腰椎间盘突出手术治疗术中与术后相关并发症

术中并发症	术后并发症
暴露非病变椎间盘	持续性腿痛
出血	感染和椎间盘炎
脑脊液渗漏	脑脊液渗漏
神经根损伤-腹膜后血管损伤	血栓
	髓核突出复发

表23.2 传统椎间盘摘除手术并发症发生率

并发症和频率	文 献
暴露非病变椎间盘：1.2% ~ 3.3%	Kraemer et al.(2003)[4]
出血过多：5%	Kraemer et al.(2003)[4]
脑脊液渗漏：3% ~ 4%	Ramirez and Thisted(1989)[5] Hernandez-Perez and Prinzo-Yamurri(2005)[2] Tafazal and Sell(2005)[6]
神经根损伤，包括：感觉缺失到运动力量消失（垂足）：0.3%	Ramirez and Thisted(1989)[5] Kraemer et al.(2003)[4] Hernandez-Perez and Prinzo-Yamurri(2005)[2]
危及生命的腹膜后出血：0.05%	Ramirez and Thisted(1989)[5] Kraemer et al.(2003)[4]
充分减压术后出现持续性腿痛（由于手术操作损伤神经根）：数天至数星期	Kraemer et al.(2003)[4]
伤口感染：2% ~ 3%	Ramirez and Thisted(1989)[5]
椎间盘炎：<1%（抗生素预防，明显减少）	Kraemer et al.(2003)[4] Hernandez-Perez and Prinzo-Yamurri(2005)[2] Barker(2002)[7]
脑脊液瘘：0.1%	Ramirez and Thisted(1989)[5]
硬膜外血肿伴发新的神经功能异常：0.1% ~ 0.2%	Lawton et al.(1995)[8] Hernandez-Perez and Prinzo-Yamurri(2005)[2]
血栓并发症	Ramirez and Thisted(1989)[5] Kraemer et al.(2003)[4]

内镜椎间盘手术的相关并发症

虽然椎间孔内镜手术的文献报道逐年增多，但是大多数文献报道仍主要关注传统椎间盘手术治疗。在以下内容中，作者重点讨论了几个关于术后并发症的重要研究。

1999年，Mayer提出经皮内镜椎间盘摘除术可作为一项摘除"包容型"突出椎间盘的新技术。本研究是一项前瞻性随机对照研究，纳入40例患者（包容型/小的非包容型椎间盘突出），每组20例，分别接受经皮内镜椎间盘摘除术或开放性显微椎间盘摘除术，比较两种手术方法的临床效果。L2-L3椎间盘突出（1例）、L3-L4（3例）、L4-L5（37例），未见严重并发症报道。作者提出经皮内镜椎间盘摘除术可作为替代开放显微椎间盘摘除术治疗包容型或非包容型小的椎间盘突出患者[10]。

Hoogland报道183例患者中有1例患者发生术后椎间盘炎[11]。3年后，Hoogland报道280例患者中3例出现暂时性神经根刺激征和3例发生伤口感染[12]。2008年，在一项前瞻的队列研究中，Hoogland报道262例患者中3例出现神经根刺激征和1例持续性腿痛。而在2005年，Schubert报道558例行椎间孔内镜手术患者中，0.5%发生短暂性轻瘫和3.6%出现椎间盘突出复发，其中无1例患者出现感染，患者的满意度高达95.3%[13]。

2009年，Ahn等[14]讨论如何在经皮椎间孔镜椎间盘摘除术中预防腹膜后出血，推荐在皮肤上

表 23.3　颈椎、胸椎、腰椎椎间盘摘除手术并发症

并发症	导致的症状或体征	比值比
神经根损伤	疼痛 / 无力 / 上肢或下肢麻木 损伤可能是暂时性或永久性	1：60
马尾综合征	大小便失禁 下肢无力、瘫痪	1：20
硬脊膜出现线性撕裂	头痛 少数二次手术修复撕裂（1：300）	1：20
感染	伤口渗出、发热和发冷	1：50
伤口水肿	皮下水肿 大多数自行吸收 少数开放引流	1：60
椎间盘突出复发	疼痛复发需再次手术（术后几天或术后任何时间）	1：20
呼吸困难	需要通气支持 少数急诊手术治疗	1：12
食道损伤	吞咽困难（多为暂时性）/ 少数手术治疗	1：12
喉神经损伤	声音嘶哑 – 暂时性（常见）/ 永久性（少见）	1：20
椎动脉损伤	出血	1：6
骨骼未愈合	持续性疼痛 / 骨骼变形	1：6
（外源性器械）置入骨部位疼痛	疼痛	1：8
置入器械损坏、松动、移位	疼痛 / 骨骼变形 / 二次手术复位或取出	1：100
椎弓根钉错位	无力 / 麻木 / 出血 / 肺损伤	1：25
肠梗阻	腹胀，呕吐，便秘	1：100
逆行性射精	不育	1：75
脊髓损伤	上肢或下肢功能缺失 四肢麻木 / 截瘫 – 永久性 四肢轻瘫 / 轻截瘫 – 暂时性或永久性	1：250

来源：www.gibsonspine.eu/id2.html.

标记椎体后缘线。同时，推荐穿刺针尖超过标记线腹下侧[14]。

Alfen[15] 在 189 例患者的临床研究发现并发症发生率达 5.5%，3 例患者有复发性椎间盘突出和 1 例患者患有椎间盘炎，无硬脊膜漏、血肿或麻痹发生。Ruetten[16] 在一项随机对照试验中，比较观察显微镜（MI）手术和内镜（FE）、椎板间（IL）和椎间孔（TF）手术：共 178 例，其中 87 例 MI、91 例 FE（38TF/53IL），复发率达 6.2%，组间比较无差异。FE 技术在以下方面具有明显优势：背痛、修复、并发症和精神创伤。Ruetten 研究证实 FE 技术的临床结果与显微外科技术相似，同时可减少精神创伤。随着外科设备的进步和"椎板间"或"后外侧至外侧椎间孔"入路技术的发展，椎管内和椎管外腰椎间盘突出可通过使用 FE 技术充分摘除。相对于传统的显微镜手术，FE 手术是一

项安全有效的补充替代操作。

Iprenburg 发现监护下行局部麻醉（MAC）及外科技术操作精细，内镜技术的并发症发生率极少[17]。在经济困难时期，患者在内镜术后快速恢复工作状态至关重要。Krappel 研究证实与开放手术相比，内镜手术瘢痕组织发生率更少[18]。Hermantin 进行显微镜和内镜比较，虽然两组的满意度大致相同，但是内镜微创椎间盘切除术的患者术后恢复更快，阿片类药物使用时间短[19]。

作者的临床体验

在作者自己的脊柱科室内，1 200 多例门诊患者在 MAC 下进行了椎间孔内镜下微创椎间盘切除术。这次调查的对象是在 2004 年 2 月至 2012 年 1 月期间使用椎间孔内镜系统（TESSYS）治疗突出间盘的患者，并记录以下并发症：

无感染或术中、术后出血并发症。1 例 35 岁的女性和 4 例年龄 >75 岁患者术后发生症状性脑脊液渗漏（占所有研究对象的 0.004%）。硬脊膜撕裂多发生在硬膜和突出间盘间有粘连的长期保守治疗的患者。在作者的系列研究中，硬脊膜腹侧部位发生小的撕裂患者术后多无症状（图 23.1），可能因后外侧入路的伤口较小而封闭迅速有关。有症状患者可通过几日的非手术支持治疗和卧床休息得以解决。5 例患者出现足下垂。另外，足下垂见于使用内镜技术的早期，且唯独发生在 L5-S1（在所有的研究对象里占 0.004%）。在 5 名患者中，经过 4 ～ 6 周的支持性治疗后均可治愈。从 2004 年～ 2010 年的 6 年时间里，其复发率达 8.4%。在作者的系列研究中，认为复发率较高似乎与过度纤维环或椎间盘切除有关。术后组织瘢痕发生率达 1%。较初次手术与椎间盘突出复发的二次手术相

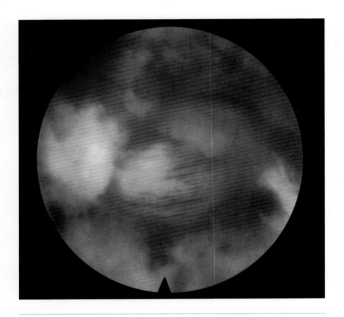

图 23.1 内镜下显示神经根经硬脊膜撕裂孔疝出（这例患者接受硬脊膜切开术后未行修补）。

比，作者发现，椎间孔手术操作的困难性无明显差异，与上关节面的部分峡部的骨质切除已经完成且很少发现瘢痕组织有关。总之，对于椎间盘突出复发行二次手术病例中经椎间孔技术的手术方法更容易。

讨　论

内镜术中由于可持续利用透视确定正确入路，从而避免暴露非病变椎间盘。Ruetten[16] 研究发现内镜下手术患者 2 年后腰背痛发生率较少。SR Ward[20] 的研究可提供一种解释：内镜下手术可避免破坏多裂肌结构。

总体来说，内镜下脊柱手术的并发症发生率并未高于传统的微创椎间盘切除术。内镜手术的学习曲线陡峭，因此开始学习手术之前，建议掌握相关的术前培训，比如尸体训练课或观察有实

践经验丰富的外科医生的操作。足够的训练，是有效降低术后并发症的有效方式。住院时间短，日间手术，MAC 手术，减少肌肉和神经源性损伤，利于患者恢复工作，相似的临床结果和并发症，均支持内镜手术的可行性。术后相关问题通常需支持性护理进行管理。对于椎间盘突出复发的患者，因瘢痕微小，内镜下的椎间孔手术在技术上并没有比原来的操作更困难。

在价值驱动的竞争性健康服务环境体系下，内镜操作的优点是显而易见的。除了经椎间孔内镜下椎间盘切除术后更快地返回工作岗位的宏观经济下的益处外，个人认为这个方法给患者提供

了一项保健福利金。荷兰健康和卫生保健委员会估计了一个身体健康状况良好的人每年的花费是 € 80 000。因此，根据委员会的计算 19 天的个人健康价值是 4 164 欧元 [19/365 (=0.052) × € 80 000]。

目前，内镜手术在东亚所有脊柱手术比例中高达 30%。在不远的将来，有可能出现更有效的设备和植入物技术。2012 年 5 月 Tros Radar 的一个消费者电视节目后，这项技术变得更加众所周知且对于这种手术的需求大大增加。因此，作者认为，与其他关节的关节镜手术相比，在内镜脊柱手术在被完全接受前，其发展仅仅是一个时间问题。

参考文献

1. Davis RA. A long-term outcome analysis of 984 surgically treated herniated lumbar discs. *J Neurosurg* 1994;80:415–21.

2. Hernandez-Perez PA, Prinzo-Yamurri H. Analysis of the lumbar discectomy complications. Article in Spanish. Source Cátedra de Neurocirugía. Hospital de Clínicas Dr. Manuel Quintela. Universidad de la República Oriental del Uruguay. *Neurocirugia (Astur)* 2005;16:419–26.

3. Rompe JD, Eysel P, Zöllner J, Heine J. Orthopädische Universitätsklinik Mainz. Intra- and postoperative risk analysis after lumbar intervertebral disk operation. *Z Orthop Ihre Grenzgeb* 1999;137:201–5.

4. Kraemer R, Wild A, Haak H, Herdmann J, Krauspe R, Kraemer J.SourceDepartment of Orthopedics, Heinrich-Heine University Hospital Düsseldorf. *Eur Spine J* 2003;12:239–46.

5. Ramirez LF, Thisted R. Complications and demographic characteristics of patients undergoing lumbar discectomy in community hospitals. *Neurosurgery* 1989;25:226–30; discussion 230–1.

6. Tafazal SI, Sell PJ. Incidental durotomy in lumbar spine surgery: incidence and management. *Eur Spine J* 2005;14:287–90.

7. Barker FG 2nd, for Neurosurgical Service, Massachusetts General Hospital, Boston, Massachusetts, USA. Efficacy of prophylactic antibiotic therapy in spinal surgery: a meta-analysis. *Neurosurgery* 2002;51:391–400; discussion 400–1.

8. Lawton MT, Porter RW, Heiserman JE, Jacobowitz R, Sonntag VK, Dickman CA. Surgical management of spinal epidural hematoma: relationship between surgical timing and neurological outcome. Division of Neurological Surgery, St Joseph's Hospital and Medical Center, Phoenix, Arizona, USA.

9. Ng, CY Gibson JNA. An aid to the explanation of surgical risks and complications. *Spine* 2011;36:2333–45.

10. Mayer HM, Brock M. Percutaneous endoscopic discectomy: surgical technique and preliminary results compared to microsurgical discectomy. *J Neurosurg* 1993;78:216–25.

11. Hoogland T. Transforaminal endoscopic discectomy with foraminoplasty for lumbar disc herniation. *Surg Tech Orthopaed Traumatol* 2003;55(120):C-40.

12. Hoogland T, Schubert M, Miklitz B, Ramirez A. Transforaminal posterolateral endoscopic discectomy with or without the combination of a low-dose chymopapain: a prospective randomized study in 280 consecutive cases. *Spine* 2006;31(24):E890.

13. Schubert M, Hoogland T. The endoscopic transforaminal nucleotomy of a low-dose chemonucleolysis: results of a prospective study with 2-year follow-up. IITS 18th annual Meeting, 2005: 24.

14. Ahn Y, Kim JU, Lee BH, et al. Postoperative retroperitineal hematoma following transforaminal percutaneous endoscopic lumbar discectomy. *J Neurosurg Spine* 2009;10:595–602.

15. Alfen FM. Endoscopic transforaminal nucleotomy (ETN). IMLAS 13th Congress, 2006: S3–1.

16. Ruetten S, Komp M, Merk H, Godolias G. Full-endoscopic interlaminar and transforaminal lumbar discectomy versus conventional microsurgical technique: a prospective, randomized, controlled study. *Spine* 2008;33:931–9.

17. Iprenburg M, Godschalx A. Transforaminal endoscopic surgery in lumbar disc herniation in an economic crisis—The TESSYS Method. *US Musculoskel Rev* 2008;3(2):47–9.

18. Krappel FA, Schmitz R, Bauer E, Harland U. Offenen oder endoscopische nukleotomie–ergebnisse einer kontrolierten studie mit unabhangiger nachuntersuchung, MRT und unter besonderer berücksichtigung der kosten-nutzen-relation. *Orthopädische Praxis* 2001;3:164–9.

19. Hermantin FU, Peters T, Quartararo L, Kambin P. A prospective, randomized study comparing the results of open discectomy with those of video-assisted arthroscopic microdiscectomy. *J Bone Joint Surg Am* 1999;81:958–65.

20. Ward SR, Kim CW, Eng CM, et al. *J Bone Joint Surg Am* 2009;91:176–85.

（陆阳洋 译，杨立强 校）

第24章

手术分类和编码问题
Procedural classification and coding problems
Marion R. McMillan, Kai-Uwe Lewandrowski

引 言

内镜下脊柱手术在拥有现代化的医疗保健制度的工业化国家正日益普及，并且在亚洲、欧洲、北美洲和南美洲的医疗保健市场中的应用也正在增多。在当今时代，微创手术在其他外科领域已成为常见的手术，门诊经皮脊柱微创手术的患者逐渐增加成为一个重要的驱动因素。

新型手术技术的引入并不总是受到支付人、医院和政府机构的欢迎，特别是如果这种新技术的出现，是以使用一次性耗材和植入物的形式增加预付费用时。这在基于价值的医疗保健制度中可能成为特殊问题，这种医疗保健制度的报销考虑因素是手术的安全性和有效性，同样还包括短期和长期的费用节约。缺乏良好对照、前瞻性、随机化的临床试验得出的临床证据，可能为那些想要给患者介绍这种新技术的外科医生带来特殊的问题，因为保险公司和支付人给他们贴上了"实验者"的标签而拒绝承保。

患者虽然常常是决定接受内镜微创脊柱手术的主要力量，但他们对具体问题并不了解，而且

在控制支付人授权过程的结果方面获得的信息量极少。这可能令医生和患者在如何最好地处理他们的临床问题和可能导致患者蒙受损失方面产生矛盾，除非他们有足够的财务手段来绕过该制度并直接使用全额现金的方法。

脊柱内镜属于微创脊柱手术一类，其临床应用价值时常受到挑战，特别是当其在新的医疗保健市场推出时和手术量的增加时。在一个给定的市场中，不同医生对于特定诊断的编码存在差异，若被支付人获得，作为其内部请求的方式，这时，典型的问题就出现了。当更新的、创伤更小的技术操作使用当前诊治专用码进行编码，或者通过"分类计价"，或者对特定手术的各部分分别进行编码时，上述面临的情况就变得特别实际；而这些专用编码是用来描述更老的，创伤更大的或者开放脊柱手术的。

例如，为神经内侧支或小关节面和电热纤维环成形术编码，可能会导致预授权被拒绝或反对，因为这些介入手术都有自己制定的治疗指南。因此，经皮内镜下手术时，一个神经内侧支或小关节阻滞术，可以作为局部麻醉的一部分用于改善患者的满意度。在内镜椎间盘切除术中，电热纤

维环成形术被用于收缩、恢复椎间盘组织，并控制硬膜外出血，改善手术过程中的可视化和术中减压效果，但付款人可以很容易地曲解这些手术代码。用于治疗下腰痛的内侧支阻滞，或射频椎间盘内电热消融术（IDET），这些操作因为缺乏临床疗效证明，它们通常不包括在许多保险公司付费项目中。拒绝纳入保险的这两类原因，从医生的角度来看有些不合理，因为患者症状是由急性椎间盘突出或侧隐窝狭窄导致的；但是从一个付款人或政府机构的观察角度看，这与所谓"证据为基础"保险范围指南相一致。

在这一章中，作者试图探讨编码和报销的问题，许多不同的国家和国际医疗保健市场的医生，都在使用美国当前存在争议的编码系统作为一个编码面临挑战的例子或者作为一个平台开发新的策略，以克服它们。在作者看来，这一问题有两个相关的方面：第一，支付人通常所要求的临床证据，要证明内镜脊柱外科手术优于传统的显微椎间盘和椎板手术，从而判断是否需要增加前期费用。第二，由付款人进行的手术操作错误分类是常见的，恰当应用现有的操作代码对报销是至关重要的。在本章中，作者讨论这两个问题。

分类判断错误的问题

在美国，当前诊治专用码（CPT）是由美国医学协会制定并认定的，用于编码外科手术的一种方法。它们被分为几类。Ⅰ类CPT代码是根据付款分配的相对值单位（RVUs）制定的。Ⅱ类CPT代码是用来衡量业绩的补充跟踪代码，以及旨在方便数据收集，支持全国性业绩测算。Ⅲ类CPT代码是针对新技术操作数据采集的临时代码。Ⅲ类CPT没有分配的RVUs。支付人将根据他们的

政策分配这些服务的支付，而通常不是依据每年的收费表或常规报销批准。

美国医学协会（AMA）CPT编辑研究与发展处公布的2012年CPT编码的建议，提出对特定腰椎和颈椎椎间盘突出症的全内镜脊柱外科手术，将重新归入Ⅲ类手术。所有形式的腰椎颈椎手术，单独使用全内镜可视化操作的，需提供不适用于传统开放显微椎间盘切除术所使用CPT修订代码63030和63020进行编码。作者们提出特定脊柱外科手术，使用全内镜可视化操作被认为是开放手术使用管状牵开器和标准的手术器械与技术，因此CPT代码63030和63020较合适。此外，根据公开的Ⅲ类CPT编码以下的分级和目前的专业实践及随机对照临床试验等，代码0274T和0275T所属的Ⅲ类编码不适合这些特定全内镜脊柱外科手术。

手术优势的问题

付款人经常要求有全内镜腰椎和颈椎外科手术比传统的显微椎间盘手术有优越性的临床证据。文献中有大量的证据表明，如Ruetten[1-3]、Wang[4]和McMillan等[6,7]描述了利用管状牵开器和完全内镜可视化技术，能够有效治疗椎间盘突出症和某些类型的腰椎管狭窄症。由Ruetten和其同事[1-3]组织的独立、前瞻性、随机化设计的临床试验是方法可靠的，并且最后表明，使用管状牵开器、标准的显微外科设备经椎弓根和背侧椎板间脊柱外科手术，还有单独直接内镜可视化手术达到治疗的效果等同于标准的开放脊柱手术，提高了患者安全并减少手术并发症，并具有更快的临床恢复过程。Wang和他的同事的报道，以及最近的由麦克米（McMilla）编写的教科书章节更进一步证明这些技术迅速同化到美国和国际学术界以及个人的

临床实践中。

管状牵开器外科技术相关的器械设备已通过美国食品和药品管理局（FDA）多年，带有放大镜、显微镜、内镜和可视化系统的第三代管状牵开器和设备系统可从多个供应商获得。目前的研究进一步扩大了全内镜和微创减压术治疗中央椎管狭窄和其他疾病的手术适应证，正在不断提高有关侧隐窝椎管狭窄和腰椎间盘突出症和颈椎间盘的治疗效果。

新旧比较

鉴于这些特殊的全内镜脊柱外科技术的疗效和安全性的强有力的证据，以及其他一些既定的开放手术威胁生命的风险[5]，任何以限制 I 类情形的努力可能会遭受道德质疑。作者可以肯定，这并不是 AMA 的 CPT 编码委员会及其代理人的真实意图，而是过度依赖传统开放脊柱手术者的意见和倡导，这些传统手术者反对即将发生变化的脊柱外科医护标准，并且缺乏对这方面技术近期文献的认识。

常见的误解

另有以下几个特殊部分可能会在与付款人和政府会议讨论时提出：

● 在考虑已完成的手术先例与地方、国家和国际经验，以及发表的临床试验数据，那种要求与"内镜辅助椎板切开术（半椎板切除术）手术需要开放和可直视化"是矛盾的。根据文献和经验积累，管状牵开系统的脊柱外科手术目前使用的

[METRX（美敦力，明尼阿波利斯，MN，USA）和 Depuy 公司（DePuy 骨科公司，华沙，IN，USA），卡尔斯托斯（卡尔斯托斯内镜，El Segundo CA，USA）和其他公司] 证明和内镜可视化系统提供"直接"手术可视化，并不需要开放式的可视化；同时，为具有脊柱外科手术指征的患者，提供更高的可视性和微创的方法。任何针对教育和信息服务、审查委员会和政府机构的反对意见是错误的，也是不受欢迎的。使用管状牵开器的两个"单纯"内镜和显微可视化系统是常见的脊柱微创手术。目前被 FDA 批准用于脊柱外科手术的所有管状牵开系统涉及做一个小的皮肤切口，其次是脊椎入路肌肉分离；逐级插入扩张器和不同直径的鞘管（"拉钩"），通过该通道完成手术操作。这些系统大多是与光源一起使用，显微镜和其他视频或视觉辅助工具，通过开放的或微小的通道获取手术直接可视化。

● 所有使用管状牵开器的手术操作步骤都是相同的，包括 Ruetten 等的全内镜入路，不管是否为直视下手术。切开皮肤并插入扩张器后，管状牵开器抵达目标节段的椎板或关节突关节。在直筒内镜、显微镜、放大镜可视化下，使用双极电凝和手动外科剥离切除用于骨性结构的准备。在全内镜技术条件下，用于切除骨结构和软组织分离的器械，如相同动力的旋切器和电钻、Kerrison 钳和软组织打孔器、micropituitary 咬骨钳、刮匙、组织切割钳、神经钩，以及软组织剥离器。用于内镜的可视化视频成像相机和系统是相同的。由 Ruetten 和他的同事描述的第三代内镜脊柱外科手术器械简要表明了这一技术和入路更加精致，具有更小的 8 mm 的管状牵开器，而且比其他大型管状通道系统减少了外科手术入路损伤。此外，不同于其他目前可用的管状牵开器系统，尺寸的缩小和较小的拉钩结构允许器械被插入到椎管内，紧邻的神经结构，以提供额外的神经保护并通过

移动"操纵杆"或"棒"直接将神经结构牵向内侧。在外科手术入路创伤的减少使得在局部麻醉和镇静下常规进行手术成为可能，减少了全身麻醉的风险和费用。作为备选方案，如果需要全身麻醉也可以使用。在手术过程中，可以与轻度镇静患者沟通，进一步提高患者的安全，并允许及时明确神经组织是否减压成功。在连续生理盐水灌注下，手术区域没有出血；同时该手术与开放手术、非灌溉管状牵开系统和（或）显微成像系统相比，大大提高了医生的可视化术野。

● 对于 Ruetten 等[1-3]所描述第三代全内镜脊柱外科手术，Ⅲ类 CPT 编码是不恰当的，并与已发表的临床试验数据不一致，同样还与管状牵开系统及器械的本地和国际使用经验不一致。根据目前 CPT 网站（2012 年）提供的信息，它提供了一个一年两次的Ⅲ类 CPT 代码的电子发布，Ⅲ类 CPT 代码描述如下：

CPT Ⅲ类代码是一组临时代码，用于新兴技术，服务项目和手术操作的数据收集。这些代码是拟用于证实广泛使用或为食品和药物管理局（FDA）批准操作提供文件。CPT Ⅲ类的代码可能不受通常的 CPT 代码要求的约束，具体如下：

· 服务或操作必须由许多卫生保健专业人员在全国各地进行

· 必须有 FDA 批准记录或者是在临近给定的 CPT 调整周期来临时确定

· 该服务或操作有成熟的临床疗效

· 该服务或操作必须有相关的研究，无论是正在进行或计划中

对于提到的原因，这些态度并不适用于 Ruetten 等[1-3]。Wang 等[4] 和 McMillan 所描述的内镜辅助脊柱外科（见第 9 章）内容隶属本章。利用管状牵开器，在直接内镜可视下进行椎间盘突出和椎管狭窄脊柱外科手术，这一手术操作已经广泛用于全美国和国际社会，并且早已被 FDA 批准；并根据近年来文献报道的临床研究，证明有临床疗效。CPT 三类代码指定显然是不合适的。

建议响应

由于脊柱内镜外科技术的不断进步，以及为了患者的利益，作者呼吁负责确定脊柱内镜手术指南覆盖面和费用报销的任何政府或独立的审查委员会应推荐如上所提到的技术，即使用管道牵开器的全脊柱内镜外科技术。在高质量的临床试验中，这些特殊的操作已被证明安全有效的，并且，患者的安全和微创脊柱外科治疗已取得了重要进展。继续全面认识 CPT Ⅰ类代码内镜辅助椎板切开术和显微椎间盘的操作是受公正保证的，不受限制。只要有机会，保险公司和报销审查委员会或全体委员会，以及支持新技术的个别医生之间的直接协商和谈判应及时得到安排。脊柱外科医生和其他医生，只要有兴趣将较新的、微创或内镜辅助的、管状牵开器技术整合他们临床实践的都可以参加。必须强调，与现有的操作相比，有文献证据证实新技术提高了手术安全性提高，降低长期花费并能提高患者满意度。作者认为，作为患者的支持者和临床科学家的主治医师，应能够有力证明许多新的、微创技术，能够有效改善成本效益和改善患者保健的体验。作者认为，有经验表明，在个人的医疗保健市场，这样的讨论和以证据为基础的游说努力能提供最即时和直接的路径报销审批。如在美国，根据医疗保险方案，设施费报销只用于门诊脊柱外科手术，以及在独立的有许多内镜辅助管状牵开器手术操作的日间手术中心，但目前尚未进入国家政策的指南中。外科医生回复对内镜脊柱外科手术有兴趣的直接询问的医疗保险受益人，较好的状态是：

"在没有覆盖关于脊柱内镜外科全国的保险时，这项服务是否有权被允许决定支付在于我们的合约人（姓名删节）。（合约人）根据本地的医疗实践模式，通过医疗和科学文档资料做决定。随着更多的科学和医学文档变为可用，我会鼓励（医生）提交该信息给（合约人）"（含个人通信、医疗保险费用及用于财务管理的服务操作）。

因此，与区域医疗董事及报销官员的谈判可能会对开发保险范围标准有所帮助。这说明了一个机会，个别医生往往要制定扩大保险范围的更多政策，这将有利于对实现报销的决定。在那些例子中，在公布的有利数据比较缺乏的情况下，医生必须愿意向当地保险公司出示个人实践数据和结果，其中记录的某些操作和（或）特定的分开计价的CPT编码，或与业界合作开发已发表的临床试验数据，支持新技术和增加前期成本等都是必要的理由。在特定的医疗保健市场的具体实例中，每个方案都已经被证明是有效的。

参考文献

1. Ruetten S, Komp M, Merk H, Godolias G. Full endoscopic interlaminar and transforaminal lumbar discectomy versus conventional microsurgical technique. A prospective, randomized, controlled study. *Spine* 2008;33:931.
2. Ruetten S, Komp M, Merk H, Godolias G. Full-endoscopic cervical posterior foraminotomy for the operation of lateral disc herniations using 5.9 mm endoscopes. *Spine* 2008;33:940–8.
3. Ruetten S, Komp M, Merk H, Godolias G. Surgical treatment for lumbar lateral recess stenosis with the full-endoscopic interlaminar approach versus conventional microsurgical technique: a prospective, randomized, controlled study. *J Neurosurg Spine* 2009;10:476.
4. Wang B, Lu G, Patel A, Ren, P, Cheng I. An evaluation of the learning curve for a complex surgical technique: the full endoscopic interlaminar approach for lumbar disc herniations. *Spine J* 2011;11:122–30.
5. Deyo RA, Mirza SK, Martin BI, et al. Trends, major medical complications, and charges associated with surgery for lumbar spinal stenosis in older adults. *JAMA* 2010;303:1259–65.
6. McMillan M. Lumbar endoscopic surgery of the spine. In: Lewandrowski K, Araghi A, Bruffey JD (eds), *Update in Minimally Invasive Spine (MIS) Surgery (MIS): Clinical examples of anatomy, indications, and surgical techniques*. Tucson, AZ: Center for Advanced Spinal Surgery of Southern Arizona (CASSA), 2011:25–37.

（徐大波 译，戎利民 校）